AF311838

Les Aveugles à travers les Ages ✳ ✳ ✳ ✳

La Clinique Nationale Ophtalmologique

DES QUINZE-VINGTS

AVEC UNE STATISTIQUE SUR LES CAUSES DE LA CÉCITÉ, BASÉE SUR 2.000 OBSERVATIONS

L'Hospice des Quinze-Vingts moderne ✳ ✳

PAR LE

DOCTEUR CONSTANTIN GOLESCEANO

PRÉFACE

DE MONSIEUR LE DOCTEUR J.-V. LABORDE

Membre de l'Académie de Médecine

Directeur des Travaux physiologiques à la Faculté
de Médecine de Paris.

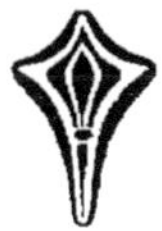

PARIS

1902

5

DU MÊME AUTEUR :

OPHTALMOPLÉGIE INCOMPLÈTE ET TRANSITOIRE DANS LE COURS DU DIABÈTE.

Communication faite à la Société Médicale des Bureaux de Bienfaisance. Novembre 1900.

CONSIDÉRATIONS PRATIQUES ET REMARQUES SUR LES VÉGÉTATIONS ADÉNOÏDES, SPÉCIALEMENT CHEZ LES NOURRISSONS, LEURS RAPPORTS ULTÉRIEURS AVEC LES AFFECTIONS OCULAIRES.

Communication faite à la Société Médicale du XVIIe Arrondissement. Décembre 1900.

SYSTÈME D'APPAREIL POUR LE LAVAGE ET LE TRAITEMENT DES OREILLES (OTOPLYNTER).

Communication faite à l'Académie de Médecine. 12 Mars 1901.

ASPHYXIE ET MORT APPARENTE : 1º PAR INTOXICATION OXYCARBONÉE ; 2º PAR SUFFOCATION LARYNGÉE MÉDICAMENTEUSE. RAPPEL A LA VIE PAR LES TRACTIONS RYTHMÉES DE LA LANGUE.

Tribune Médicale, Nº 4, Janvier 1902.

EN PRÉPARATION :

COMMENT ON DEVIENT AVEUGLE.

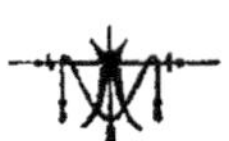

Les Aveugles à travers les Ages ✳ ✳ ✳ ✳

La Clinique Nationale Ophtalmologique

DES QUINZE-VINGTS

AVEC UNE STATISTIQUE SUR LES CAUSES DE LA CÉCITÉ, BASÉE SUR 2.000 OBSERVATIONS

L'Hospice des Quinze-Vingts moderne ✳ ✳

PAR LE

DOCTEUR CONSTANTIN GOLESCEANO

PRÉFACE

DE MONSIEUR LE DOCTEUR J.-V. LABORDE

Membre de l'Académie de Médecine

Directeur des Travaux physiologiques à la Faculté
de Médecine de Paris.

PARIS

—

1902

« *A Monsieur le Docteur GOLESCEANO.*

« Mon cher et très honoré Confrère,

I

« Vous avez entrepris, et vous accomplissez dans ce livre
« une noble tâche ; elle dit elle-même, par son propre objet
« et par son but, sa valeur et son importance ; car, dès le
« moment qu'elle touche au sort de l'aveugle, il n'en est pas
« de plus haute et de plus digne dans le domaine social et
« humanitaire, surtout quand le savant et le médecin y
« apportent le précieux et fécond tribut de leur compétence
« et de leur dévouement.

« Aussi n'était-il pas besoin d'une préface explicative à un
« travail si démonstratif, par la richesse des faits et des
« documents dont il est rempli, dont il déborde, en quelque
« sorte, et par l'œuvre de si haute portée sociale et utilitaire
« qui lui sert de base.

« Et si je défère au désir que vous m'avez fait le grand
« honneur de m'exprimer, en traçant ici ces quelques mots,
« c'est que j'y trouve l'heureuse occasion de vous adresser,
« tout d'abord, les justes félicitations que méritent votre en-
« treprise et sa réalisation ; et, ensuite, de me retremper
« dans des souvenirs qui me sont doublement chers, et par
« la grande et affectionnée mémoire des initiateurs et des
« protecteurs de l'*Œuvre d'assistance*, dont les germes féconds
« ont engendré une fructification et une maturité inespérées ;
« et par la participation personnelle — si modeste soit-elle —
« qu'il m'a été donné de prendre à son organisation et à son
« évolution. »

II

« S'il est vrai, s'il est incontestable que la Société d'Assis-
« tance des Aveugles, qui s'est donné la double mission
« d'organiser, sur de solides bases, la prévention de la cécité,

« et d'arracher à la mendicité et au vagabondage l'aveugle
« incurable pour en faire un citoyen et un professionnel, a
« pris naissance, grâce aux souffles puissants et animateurs
« qui ont présidé à son éclosion, et dont un seul, qui s'appe-
« lait Gambetta, suffisait à cette heureuse fécondation, elle
« n'en a pas moins eu à traverser dans ses développements
« progressifs, et pour arriver à pousser, dans toute leur expan-
« sion, ses deux branches dichotomiques et essentielles : la
« *Clinique ophtalmologique* et l'*École Braille*, une période de
« difficultés qu'il est permis d'appeler *héroïque*, par les véri-
« tables luttes qu'elle a suscitées, et qu'ont soutenues brave-
« ment de modestes mais dévoués collaborateurs qui, pour
« n'avoir pas été à la gloire et pour ne s'être pas mis en
« évidence, n'en ont pas moins réellement et efficacement
« contribué au triomphe définitif de l'œuvre.

« Aujourd'hui que ce triomphe est acquis, il est permis de
« rappeler, et il y a à cela un intérêt et un véritable devoir
« d'équité historique, que ces difficultés et ces luttes n'ont
« pas seulement été provoquées par ceux qui avaient quelque
« intérêt professionnel à les faire naître et à les entretenir,
« notamment et en particulier au sujet de la fondation de
« la *Clinique ophtalmologique;* mais encore et surtout par des
« administrateurs, dont le devoir le plus strict, le plus sacré
« eût été, au contraire, d'aider de toute leur intervention,
« de toutes leurs possibilités officielles, à des créations de
« cette sorte qui, par la nature et par le but essentiel d'as-
« sistance humanitaire de l'œuvre, le plus élevé, celui qui
« s'applique à l'infirmité la plus digne de pitié, ressortissent
« directement à la haute administration dont il s'agit.

« Sans rechercher, ici, les origines et les causes d'une
« opposition systématisée, qui, d'ailleurs, il est juste de le
« reconnaître, a désarmé, depuis, et s'est respectueusement
« incliné devant le fait accompli, il me suffira pour caracté-
« riser, de ce côté, la période de lutte en question, d'affirmer
« en parfaite connaissance de cause, que si l'homme qui
« personnifie, à si juste titre, l'œuvre dont il a été constam-
« ment l'âme agissante, si le Directeur des Quinze-Vingts et
« de l'École Braille n'avait pas été défendu et protégé contre
« cette opposition allant, dans sa poursuite sourde et te-

« nace, jusqu'à l'incessante imminence de la dépossession,
« l'œuvre elle-même eût été menacée dans son existence, et
« elle eût inévitablement périclité, surtout après la dispari-
« tion de son plus puissant protecteur.

« Heureusement, ce dernier laissait après lui des héri-
« tiers convaincus, dignes de lui, héritiers aussi de sa puis-
« sance et de son influence que sa grande ombre projetait
« sur eux, et qui s'appellent Constans, Lepère, Spuller, Wal-
« deck-Rousseau.

« Mais, si dévouées et si efficaces que fussent cette puis-
« sance et cette influence, c'est à des défenseurs et à des
« protecteurs plus modestes, guettant et parant les coups en
« silence dans les coulisses du combat, c'est-à-dire sur le
« terrain pratique des réalités, qu'il appartient d'avoir dé-
« joué ces oppositions et ces résistances, doublement con-
« damnables.

« Je ne veux pas prononcer, ici, des noms qui ne deman-
« dent qu'à rester modestement dans l'ombre du devoir
« accompli et de leur fidélité à l'amitié; mais il serait facile
« de les découvrir dans la *Commission des Quinze-Vingts* dont
« l'œuvre, quoique simplement et purement consultative, a
« pris, en ces vingt dernières années, une part contributive
« — et encore un coup défensive — telle, aux créations
« dont il s'agit, qu'elle n'en saurait être séparée, y étant inti-
« mement et indissolublement liée. »

III

« Ce n'est pas tout; la lutte, déjà engagée et soutenue sur
« le terrain administratif et d'organisation, dût prendre un
« caractère plus ouvertement actif et d'une réelle âpreté,
« lorsqu'elle eût à se consacrer à la défense de la mémoire
« de cet homme, à la probité impeccable, à la générosité in-
« comparable de l'esprit et du cœur qui usa ses forces à
« l'accomplissement d'une tâche écrasante, dont il suppor-
« tait, seul, le poids physique et moral; alors qu'elle est
« presque trop lourde pour de multiples interventions; de
« cet homme dont il suffit de prononcer le nom pour en pro-
« clamer le mérite : le Docteur Fieuzal.

  « Il ne m'appartient pas d'insister ici sur un sujet auquel
« se mêle trop directement mon intervention personnelle;
« mais je ne pouvais le passer complètement sous silence,
« alors que vous avez cru devoir évoquer, vous-même,
« pour lui rendre toute la justice posthume qu'il mérite, ce
« nom, les inoubliables souvenirs qui s'y attachent, et les
« services inappréciables qu'il personnifie dans la création,
« l'organisation, et le fonctionnement de la *Clinique nationale*
« *ophtalmologique.*

  « C'est sur cette grande, sur cette maîtresse question de la
« *prévention de la cécité* qu'il avait concentré ses plus légiti-
« mes préoccupations, et sa plus vive sollicitude scientifique
« et pratique; et s'il ne pouvait, à lui seul, réaliser la solu-
« tion complète de ce problème à la fois social, médical et
« humanitaire, il s'efforça, du moins, d'en montrer la haute
« et urgente importance et d'en poser les bases, sur les-
« quelles sont venues s'étayer, successivement, les créations
« et les perfectionnements additionnels de la *Clinique,* no-
« tamment les méthodes nouvelles et des plus efficaces de
« traitement préventif, s'attaquant à la terrible source elle-
« même, l'*ophtalmie purulente :* pavillon d'isolement, consul-
« tation externe, hospitalisation, laboratoire bactériologi-
« que, etc., etc. Ces divers services, qui constituent, en
« leur organisation et leur fonctionnement, également issus
« des délibérations de la commission consultative, un en-
« semble clinique des plus complets et des mieux appro-
« priés, sont assurés par la collaboration active et solidaire,
« sous une surveillance administrative et toujours en éveil,
« des quatre spécialistes de compétence et d'expérience
« éprouvées, auxquels vous avez rendu, au cours de votre
« travail, un juste hommage; et c'est à cette inépuisable
« source d'une pratique, dont la rapide et considérable
« extension montre bien les besoins auxquels elle répond,
« que vous avez emprunté, vous-même, pour traiter votre
« sujet, des documents statistiques d'une richesse, d'une
« valeur telles, que je me ferais un scrupule d'y insister, par
« la seule crainte de la déflorer.

  « Permettez-moi de me borner, ici, à considérer cette com-
« pendieuse étude et ses résultats, comme un tribut et un

« hommage des plus précieux et des plus dignes, rendus à
« la mémoire de l'homme, le Docteur Fieuzal, dont le nom
« est inséparable de ces créations hautement utilitaires,
« auxquelle il imprima la première et féconde impulsion ; et
« laissez-moi vous en remercier personnellement, au nom
« de l'amitié la plus fidèle, et de ses perpétuels regrets. »

IV

« Peut-être n'était-il pas inutile — et c'est pourquoi je me
« suis empressé de donner satisfaction à votre désir en tra-
« çant ces quelques lignes — de jeter ce coup d'œil rétros-
« pectif, si rapide et si incomplet qu'il soit, sur un passé
« dont les difficultés et les péripéties, jusqu'à présent
« ignorées, surtout dans certaines de leurs origines, confè-
« rent aux réalisations présentes plus de mérites encore, que
« ceux qui leur sont généralement attribués.

« Mais il y a, si je ne m'abuse, à ce rappel un autre inté-
« rêt, issu de votre propre entreprise : celui de montrer
« l'état de choses et son évolution, dans cette période d'en-
« fantement et de combat, qui a préparé la mise au point,
« que réalise si bien et si opportunément votre étude.
« Elle arrive, en effet, on ne peut mieux à propos, au mo-
« ment psychologique, où les résultats obtenus et les pro-
« grès accomplis indiquent et promettent ceux, qu'il reste
« encore à entreprendre et à accomplir.
« Il ne semble pas douteux que c'est à la création et à la
« multiplication des *établissements régionaux*, similaires de
« leurs aînés, tant de la *Clinique ophtalmologique* que de
« l'École mixte *Braille*, à la fois asile, école d'éducation, et
« école professionnelle, qu'appartiennent, comme vous le
« remarquez judicieusement vous-même, les progrès nou-
« veaux et l'avenir.
« Les bases en sont jetées, les jalons solidement plantés ;
« l'attention et la sollicitude des pouvoirs publics, en la
« haute mission d'assistance qui leur incombe, sont éveil-
« lées. Je me suis évertué moi-même à cette tâche, avec une

« inlassable insistance, dans mes *rapports annuels ;* il ne
« reste plus qu'à agir et à marcher vers l'achèvement de ce
« glorieux édifice humanitaire et national, auquel vous aurez
« eu l'honneur d'apporter votre pierre.

« J.-V. LABORDE.

« Janvier 1902. »

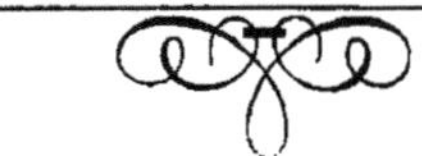

INTRODUCTION

Les nombreux travaux qui contribuèrent à relever l'état moral des aveugles prouvent à quel point ils furent l'objet de la commisération générale. J. Guadet, l'abbé Prompsault, Dufau, Desruelles, Welschinger, Barbier-Durozier, vicomte de Broc, Kilian, le Docteur Appia, Maurice de la Sizeranne, etc., etc., tous ces auteurs, quoique envisageant différemment la question, concordent néanmoins dans leurs conclusions à démontrer que l'aveugle est un être digne d'intérêt et qu'il doit occuper le même rang social que le voyant.

Les œuvres impérissables de Valentin Haüy et de Péphau sont une véritable gloire nationale.

L'école Braille, dont le fondateur peut être fier, est une des créations dont la haute portée morale et sociale n'est plus à faire. L'excellente monographie due à la plume de M. Péphau, parue en 1898, fait connaître l'état florissant et les résultats satisfaisants qu'on a obtenus dans cette école.

La clinique nationale des Quinze-Vingts trouve en M. Péphau un admirable interprète des idées de Gambetta avec lesquelles cette intuition fut fondée.

Le service immense que la clinique a rendu depuis sa fondation est détaillée dans une description parue dernièrement dans la revue philanthrophique et ayant pour auteur M. Péphau.

L'hospice des Quinze-Vingts fut décrit par M. Legrand Léon, 1887, dans un ouvrage consciencieusement étudié, où l'auteur montre l'établissement depuis sa fondation jusqu'à sa translation au faubourg Saint-Antoine. Si mon travail n'ajoute que peu de choses à ce qui a été déjà décrit au sujet de l'amélioration du sort des aveugles, ma satisfaction n'en est pas moins grande.

Depuis 1894, date où j'ai la bonne fortune de fréquenter la clinique nationale des Quinze-Vingts, j'ai pu voir les divers procédés opératoires employés par les chefs de service. La richesse de la consultation, sa variété, les observations intéressantes concernant certaines affections qui, en raison de leur durée, exigent un traitement spécial, sont minutieusement décrites dans mon travail. Il en est de même en ce qui concerne le bien-être du pensionnaire sous l'administration actuelle.

La création des cliniques régionales, si ardemment réclamées par M. Péphau, la loi sur l'organisation de l'assistance des aveugles indigents sont des projets d'avenir. Par les cliniques régionales, les malades, ayant à leur portée les prompts secours, pourront en bénéficier immédiatement; et si, dans quelques cas, les ravages de la maladie sont faits, au moins ils pourront être atténués sur une large échelle.

Les patientes recherches et les conclusions de Magnus, Cohn, Seidelmann, Trousseau établissent les causes les plus fréquentes de la cécité. D'après Trousseau, sur 627 cas des pensionnaires aveugles de l'hospice des Quinze-Vingts, il se trouve :

31 % de cécités inévitables ;

39 % de cécités évitables;

30 % de cécités absolument évitables.

Les travaux de Magnus, sur 2.528 cas, donnent la même statistique. Cohn et Siedelmann, de leur côté, arrivent au résultat suivant :

Cécité inévitable, 23.8;

Cécité évitable, 43.6;

Cécité absolument évitable, 32.6.

De mon côté, en poursuivant les recherches sur les aveugles, j'ai démontré, comme on le verra dans mon travail, que, sur 2.000 observations, ma statistique s'approche de celle de Cohn et de Magnus, soit :

Cécité inévitable. 32,5 %;

Cécité évitable, 39,5 %;

Cécité absolument évitable, 27,5 %.

Ces chiffres éloquents sont une démonstration bien évidente que, si plus de la moitié des aveugles avaient eu à temps les secours médicaux, beaucoup n'auraient pas perdu la vue.

En ce qui concerne la loi sur l'assistance de l'aveugle, l'Etat prenant à charge ces malheureux, le conducteur de l'aveugle sera rendu à la société et ne grossira pas le nombre des mendiants. La proposition de loi présentée à cet effet au Sénat par le Dr Labrousse, sénateur, le 11 janvier 1901, avec commission composée de MM. Bassinet, L'Abbé Léon, Dr Labrousse, Lefèvre, Dr Pedebidou, Rolland et Treille, trouve dans ces collaborateurs des admirables défenseurs pour cette classe des déshérités.

L'avenir prouvera que la France ne s'est jamais départie de ses nobles traditions et qu'elle sait prodiguer les nombreux bienfaits dont elle possède le secret.

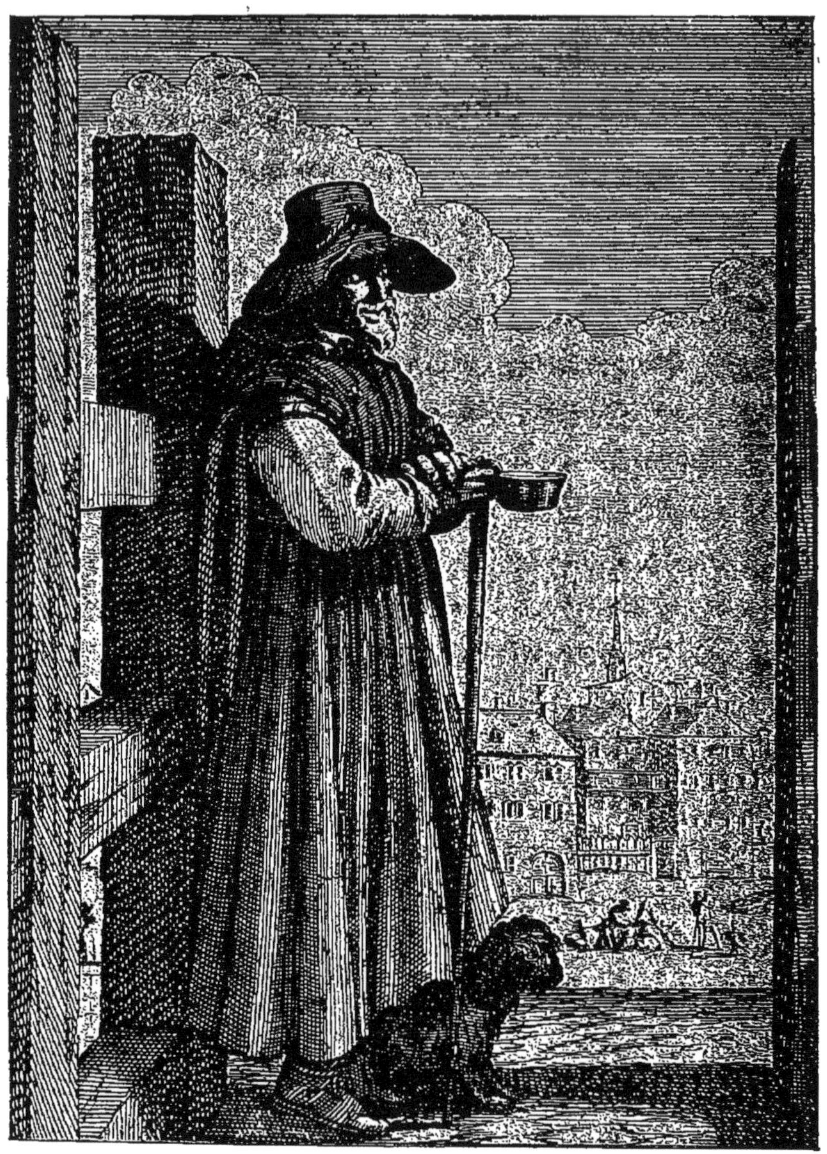

Faut il pas avoüer que je suis bien à pleindre, Et que dans les dangers qui m'obligent à creindre
Puis que j'ay ce malheur de vivre sans voir rien, Ma conduite dépend d'un baston et d'un chien
Bosse jn. et fe   le Blond exend avec Privilége du Rey

LES AVEUGLES A TRAVERS LES AGES

Les Institutions des Aveugles

Pendant des siècles, les aveugles sont victimes d'un préjugé que leur incapacité et leur abandon entraînent dans une déchéance morale et sociale. La société plus qu'indifférente se montre hostile envers eux.

A Sparte, les enfants aveugles étaient abandonnés ou jetés dans un gouffre qu'on désignait sous le nom de Barathron. La République athénienne ne voulait que des enfants physiquement bien faits. Dans le monde romain, l'existence de l'aveugle n'était pas meilleure : l'exil, l'indigence et la faim étaient les seules gratifications de ces malheureux. Le Moyen Age s'est caractérisé par ce fait que l'aveugle figurait comme une sorte de vagabond parcourant la campagne, le sac sur le dos. Plus tard, il devient mendiant à la porte des églises. Enfin, se voyant isolé, il se constitue en corporation : c'est l'esprit de la caste.

Avec le christianisme et suivant la remarque de M. Dufau, la religion rendit l'être à l'aveugle-né.

L'Orient, sans passer par les mêmes évolutions que nos aveugles, présentait presque la même organisation. En Egypte, la corporation des aveugles figurait dans les cérémonies funèbres. Au Japon, ils remplissaient œuvre utile près des malades en s'occupant du massage.

Dans le courant des premiers siècles, l'assistance de l'aveugle commence à poindre : elle est faite aux domiciles de ces malheureux. Les diacres et les fidèles remplissaient ce noble but.

Au IVe siècle, saint Basile fondait un hôpital à Césarie.

Au ve siècle, saint Linée fondait un refuge à Saint-Cyr.

Au viiie siècle, on trouvait des hôpitaux à Cherbourg, à Bayeux et à Caen.

En 805, Charlemagne devint le protecteur des aveugles en édictant des peines sévères contre ceux qui les maltraitaient.

Le xiiie siècle poursuivit l'œuvre de ses devanciers et on trouvait des hôpitaux pour les aveugles à Rouen, Châlons et près d'Orléans. A Chartres, on trouvait une communauté d'aveugles (les Six-Vingts).

A Paris, saint Louis fonde les Quinze-Vingts. Sous son règne, les aveugles forment une congrégation puissante dont les membres s'appellent Frères. C'est la Société de secours mutuel qui fraternise par le courage, la souffrance et le malheur. Ses membres se réunissaient dans un bois désigné sous le nom de Garenne, et, quand ce bois fut défriché, il prit le nom de Champovri (Champ du Pauvre).

La période qui s'étend entre saint Louis et Louis XVI est la période d'émancipation des aveugles, car ils jouissent de tous les privilèges royaux et de l'Eglise. Ils possèdent des richesses considérables. La description des Quinze-Vingts de cette époque a été faite ailleurs (1).

Dans mon travail, je m'efforcerai de rattacher toutes les œuvres qui contribuèrent à l'émancipation et à l'amélioration du sort de l'aveugle. L'idée d'émanciper cette classe passait autrefois pour une véritable hérésie. L'action bienfaisante de l'Eglise consistait en simples aumônes ou en permissions de quêter aux portes des cathédrales. Ce droit de quêter avait été stipulé par les évêques aux corporations ds Paris et de Chartres.

---

(1) Léon Le Grand. *Les Quinze-Vingts* (xiiie-xviiie siècle). Paris, 1887).

Ornés de la fleur de lys, ils parcouraient pendant les offices l'enceinte de la nef de Notre-Dame pour indiquer aux fidèles en prières le saint du jour et récitaient tout haut des oraisons pour mieux attirer l'attention du public. Telle était l'occupation journalière de ces déshérités sous le règne de saint Louis. Et s'ils jouissaient de la magnificence des rois, il faut bien reconnaître qu'ils restaient complètement isolés des vivants, confinant leur mémoire dans les psautiers et l'exercice des chants liturgiques. Combien ils diffèrent des aveugles célèbres tels qu'Homère, Milton, Jean de Luxembourg, roi de Bohême, et Georges V, roi de Hanovre, auxquels M. le vicomte de Broc a dédié son bel ouvrage (1). Ce maître fait ressortir que le malheur n'a pas de sélection et que la destinée est la même aussi bien pour la poésie que pour la couronne.

Il s'est trouvé des élites de tout temps parmi les aveugles.

Au IVe siècle, Didym occupa la chaire de philosophie d'Alexandrie.

Le XVe siècle donna Nicaise de Malines, professeur de droit canon et de droit civil à Cologne.

Au XVIe siècle, Pierre Dupont, à Paris, enseigna les lettres.

Au XVIIe siècle, Uldarick Schomberg, à Leipzig, enseigna les lettres.

Le XVIIIe siècle compte Sanderson et Moyses pour la science en Angleterre.

De notre temps, Maurice de la Sizeranne, M. l'abbé Dufresne, prédicateur à Sainte-Clotilde, le seul prêtre, quoique aveugle admis au sacerdoce, font partie de l'élite des aveugles.

La vie si active et pleine d'entraînement surpassant même celle du clairvoyant, se trouve chez le sculpteur

---

(1) *Des aveugles célèbres.* Abbeville.

Vidal, qui dirigea longtemps à l'école Braille la classe de modelage, et qui, hélas ! dut l'abandonner, vu que le souvenir des formes commença à s'effacer de ses doigts. Vidal entra à l'hospice des Quinze-Vingts et mourut le 10 mai 1892. Rapprochons de Vidal, John Marchant Mundy, de Farrytown (Etats-Unis, auteur d'une statue de Washington Irving.

Citons, en outre, Guilbeau, rapporteur de l'association Valentin Haüy. Guilbeau fut frappé de cécité dès l'âge de 4 ans, et acquit successivement une instruction remarquable, devint professeur d'histoire et de géographie à l'Institut national des aveugles, puis fondateur et conservateur du musée Valentin Haüy.

Chose très curieuse, Guilbeau a fait publier dernièrement, sous sa direction, une géographie s'adressant surtout aux clairvoyants.

Ses voyages en Angleterre, en Allemagne, en Autriche, en Suisse, ses excursions dans les Alpes et les Pyrénées, en Bretagne font de lui le plus intrépide des voyageurs ; toujours sans guide, le plus souvent il dirige ses conducteurs. A 20 ans, il se plaisait à dire qu'il était plus hardi dans la rue que dans un salon.

Il prenait le train seul, ainsi que sa place au théâtre, il montait à cheval, revenant à pied le soir sans guide, de la rue Pelletier à la gare Montparnasse.

Il publia deux volumes : *Chants du Matin* et *Chants et Légendes de l'Aveugle*. Mais si on envisage l'époque de l'émancipation des aveugles, bien qu'elle fut tentée en Angleterre, en Suisse, en Allemagne, en Italie, c'est encore la France qui eut la douce consolation de voir se réaliser le plus d'efforts à ce point de vue.

En 1749, le philosophe Diderot fut le premier écrivain qui s'occupa des aveugles. Pendant sa détention à Vincennes, il écrivit la célèbre lettre des aveugles à l'usage de ceux qui voient. On cite la fameuse lettre qu'il adressa au sieur Lenôtre, chimiste botaniste, aveugle, né dans la petite ville de Puiseaux, en Gâtinais, dans laquelle il lui demandait, après lui avoir expliqué l'usage des télescopes, s'il serait bien content d'avoir ses yeux et à laquelle Lenôtre répondit : « J'aimerais bien autant avoir les bras longs; il me semble, que mes mains m'instruiraient mieux de ce qui se passe dans la lune que vos yeux et vos instruments. »

C'est le xviie siècle qui donna aux aveugles la communication avec les voyants, l'isolement disparaît et une ère nouvelle commence à éclore à l'horizon. En 1784, Valentin Haüy fut le premier qui s'occupa de l'amélioration du sort de l'aveugle. Valentin Haüy naquit en 1745 dans un village de Picardie; fils d'un pauvre tisserand, frère du célèbre Haüy, créateur de la cristallographie, il fut, pour les aveugles, ce que fut l'abbé de l'Epée pour les sourds-muets. Si ceux-ci avaient l'ouïe dans la vue, ceux-là avaient la vue dans l'ouïe et le toucher. C'est à Paris, en 1771, le jour où Valentin Haüy visita la foire Saint-Ovide, qu'il vit dans une baraque le sieur Valandrin exposant des aveugles à la risée de la foule, en leur faisant jouer de la musique coiffés d'oreilles d'ânes. Le sentiment de la pitié s'empara de son âme et, dès cet instant, il chercha le moyen d'améliorer ces malheureux. Il s'occupa d'un de ces êtres, le nommé François Le Sueur, qui, sous le porche de l'église N.-D. de Bonne-Nouvelle, vivait de mendicité, en lui proposant une indemnité raisonnable pour le temps perdu à son instruction. Il eut le bonheur de voir triompher sa méthode. Le Sueur sut bientôt lire, grâce à l'instruction de Valentin Haüy, et ses progrès furent même si remarquables qu'il devint professeur en chef à l'Imprimerie de l'Institution, et, plus tard, il y remplissait les fonctions d'économe et apposait sa signature sur les pièces de comptabilité au moyen d'une griffe. Nous trouvons, dans la suite, Le Sueur pensionnaire des Quinze-Vingts où, jeune encore, il mourut.

En 1784, Valentin continue l'instruction d'autres élèves dans une maison située d'abord rue Coquillère et ensuite rue N.-D. des Victoires, en face de l'emplacement occupé aujourd'hui par la Bourse. Le 10 février 1785, une commission composée de MM. Desmarets-Demours, Vicq d'Alzir et du duc de la Rochefoucault, constate la valeur de la méthode, et à la suite de conclusions favorables, l'Académie royale des sciences ne tarde pas à donner son appprobation.

Enfin, le 26 décembre 1786, jour de Noël, Louis XVI, avec toute la cour, assiste aux exercices des élèves. Ceux-ci, au nombre de 24, dont 15 garçons et 9 filles, firent l'admiration de l'auditoire. Ils exécutèrent des exercices d'écriture, de lecture, de calcul, de géographie, de travaux manuels, de chant et terminèrent l'audition par un rondeau de Gossen, symphonie à plusieurs instruments. Dès ce jour, la cause de l'aveugle fut gagnée. Valentin Haüy publie son *Essai sur l Education des aveugles*, ouvrage composé et relié par eux-mêmes. L'œuvre de Valentin Haüy finit par compter de grands philanthropes, tels que Neker, Lafayette, Bailly, la Rochefoucault, dans lesquels elle trouve d'admirables défenseurs. Les aveugles sont réhabilités dans leurs droits d'homme et de citoyen.

La Révolution de 1789 n'oublie pas la création d'Haüy. Le 28 septembre 1791, l'Etat lui assigne une portion du couvent de l'Arsenal et lui affecte une somme de 200.000 livres pour l'entretien des maîtres et de leurs élèves. Malheureusement, le sort commença à abandonner cette belle création. Les crises de la Révolution, dont souffraient les établissements de bienfaisance, retentirent sur celui d'Haüy. Le Trésor ne payait plus les pensions des boursiers. Haüy, par son ardente charité, chercha des secours et protections pour faire vivre ses nombreuses pupilles. Il fait figurer l'élite de ses élèves dans les salons à la mode et l'orchestre de ses musiciens

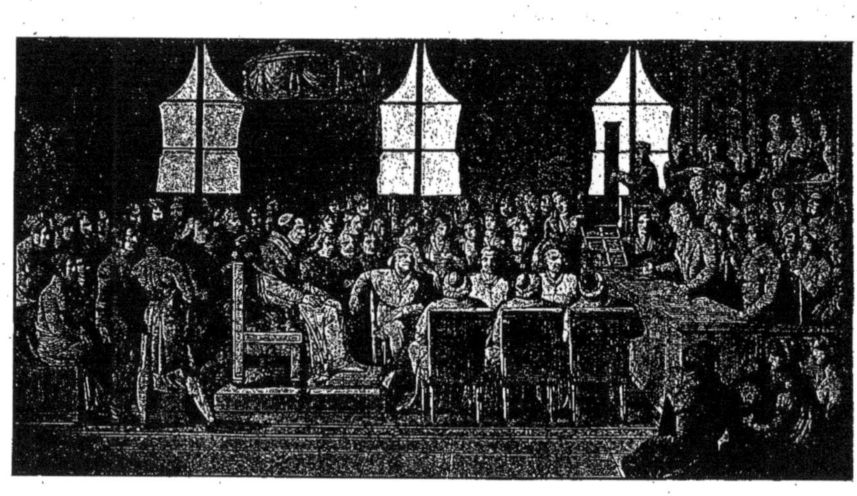

Pie VII Visitant l'Institution des Aveugles nés dirigée par M. Bertrand successeur de Mr. Hauy
le Jeudi 28 Février 1805
A Paris chez St Martin Editeur Rue Mazarine N° 13

à la procession de la Fête-Dieu et à la Fête de l'Etre suprême. De là, les reproches injustes qu'on lui fit d'avoir voulu parader les musiciens aveugles. Il est heureux encore que Valentin put sauver son œuvre et put échapper à la persécution d'une mort injuste, tel fut le sort fatal de Lavoisier et d'André Chenier. Sous le Directoire, l'existence de l'institution fut précaire ; elle est loin de la subvention d'aujourd'hui, s'élevant à la somme de 200.000 francs. Le poète Avisse, élève d'Haüy, dans une requête en vers, en date du 9 Thermidor an IV, adressée au ministre de l'intérieur implorant la bienveillance, fut heureux de gagner la protection du Directeur La Réveillère-Lepeaux. Malheureusement pour l'institution, la théo-philanthropie qu'on y pratiquait ou suivant la dénomination du premier consul : « Une religion en robe de chambre », fit que l'institution menaça de péricliter.

En 1801, le ministre Chaptal projette la réunion de l'établissement à l'hospice des Quinze-Vingts, où les élèves étaient employés à la manufacture de laine qu'elle venait d'ouvrir dans l'hospice.

Valentin Haüy ne reste pas longtemps. Il est mis à la retraite avec une pension de 2.000 francs. En 1802, il cherche à fonder, rue Saint-Avoye, le musée des aveugles, mais cette institution ne put prospérer faute de fonds. Il se rendit à l'appel de l'empereur Alexandre en Russie, où il resta pendant 11 ans. Il chercha à fonder un établissement pour les aveugles, mais ses efforts furent vains, vu que les fonctionnaires russes déclarèrent qu'il n'y avait pas d'aveugles.

Valentin revint en France et eut la douce consolation d'apprendre que l'institution était séparée des Quinze-Vingts et qu'elle se trouvait transférée dans l'ancien séminaire Saint-Firmin, rue Saint-Victor.

Louis XVII commença alors à réorganiser l'institution

et son école commença à être définitivement adoptée par l'Etat.

L'instruction que les aveugles y recevaient consistait en une partie théorique et une partie appliquée aux travaux manuels. La partie théorique affinait l'intelligence par l'usage de livres imprimés ayant pour but l'imprimerie, l'écriture, le calcul arithmétique, les langues, l'histoire, la géographie, les mathématiques, la musique, bref, tout ce qui tendait à mettre l'aveugle au même niveau intellectuel que le voyant. Sous la direction du docteur Guillé, la musique est poussée, à cette époque, à un tel degré de développement qu'elle sut captiver l'admiration des maîtres de l'époque : Dacosta, Dupont, Habenk, etc. L'impression des livres se faisait par les élèves. Des caractères mobiles, séparés et en relief, portaient à une de leurs extrémités une queue. Ces caractères introduits, disposés dans des cases, permettaient à l'aveugle, grâce à sa sensibilité tactile, de les grouper dans des entailles de planches pour constituer des lignes et former des pages. L'impression, qui était faite sur un papier fort, laissait un relief assez suffisant pour que le seul passage du doigt permette à l'aveugle d'en connaître le contenu.

Les travaux manuels des aveugles comprenaient tout ce qui concernait les arts et métiers, tels que : filet, tricot, brochure des livres, etc.

En somme, l'œuvre de Valentin Haüy, si admirable dans sa simplicité, remplissait deux buts :

1° Ignorer l'oisiveté ;

2° Soutenir l'aveugle en le mettant au même rang que le voyant.

Ces beaux principes s'appliquaient aussi bien à l'aveugle aisé qu'à celui qui ne jouissait pas des faveurs de la fortune ; l'un montrait sa capacité, l'autre prouvait qu'il n'avait pas des bras inutiles et n'était pas une charge ni pour l'Etat, ni pour la société.

Quelques années plus tard, les progrès de l'école se font sentir grâce à un autre génie, je veux parler de Braille. Braille est né à Coupeveray (Seine-et-Marne), le 4 janvier 1809. Fils d'un bourrelier, il devint aveugle à la suite d'une blessure à l'œil provoquée par un tranchet.

Admis à l'Institution des aveugles, il s'y distingua rapidement et fut désigné par ses maîtres pour devenir professeur à son tour. Chercheur obstiné, il perfectionna la méthode graphique due à l'idée de Barbier, officier d'artillerie, grand lecteur de Diderot.

En 1829, Braille publie sa méthode, très ingénieuse, consistant à donner différentes positions à six points placés sur deux lignes perpendiculaires. Grâce à ces changements, Braille trouve soixante combinaisons pour représenter tous les signes nécessaires à toutes les lettres de l'alphabet avec ou sans accent, la ponctuation, les chiffres, la musique, etc.

Un appareil avec un guide percé de rectangles égaux et un poinçon fait écrire l'aveugle aussi bien que le voyant avec la plume. Sa méthode fut officiellement adoptée en 1840, et, plus tard, le Congrès de l'Exposition lui donna la sanction de méthode universelle.

L'Institution, quoique pourvue de tous les moyens nécessaires, n'avait pas un local assez grand pour recevoir les élèves qui augmentaient tous les ans. La loi du 18 juillet 1838 vint combler cette lacune et fixa l'emplacement occupé actuellement par l'Institution, au 56, boulevard des Invalides. Le monument fut construit par l'architecte Philippon; l'installation définitive fut terminée en 1843. La cour d'entrée de l'Institut est ornée du groupe artistique dû à Latronchère, représentant Valentin Haüy posant la main sur la tête d'un petit aveugle et semblant lui apporter la douce consolation en lui disant : « Tu trouveras la lumière dans l'instruction et dans le travail. »

Les conditions à remplir pour être admis à l'Institution consistent :

1º A adresser une demande à M. le Ministre de l'Intérieur ;

2º A fournir l'acte de naissance constatant que le candidat a l'âge de dix ou treize ans au plus ;

3º Un certificat spécial délivré par un docteur en médecine déclarant que la cécité est complète et incurable, que l'enfant n'est atteint d'aucune infirmité qui puisse le rendre inhabile aux travaux dont les aveugles sont capables ;

4º Un certificat délivré par le maire de la commune indiquant la moralité des parents et leur situation de fortune.

L'Institution reçoit des internes, des demi-pensionnaires et des externes. Un certain nombre de bourses, dont la durée est limitée, ont été créées par l'Etat, les départements, les communes et des particuliers.

Le pas vers l'amélioration du sort des aveugles était fait ; mais, hélas ! le problème de l'avenir des élèves n'était nullement assuré. On y trouvait à peine un élève sur vingt qui se suffisait à lui-même. A la sortie de l'école, c'était cet état de choses de l'avenir incertain qui fut cause des termes peu flatteurs d'un philanthrope américain lors d'une visite à Paris et venu pour étudier la méthode de l'enseignement de l'école. Certes, constater les défauts des autres est le seul moyen de corriger les siens. Ce qui manquait chez nous, les Américains le savaient et ils y ont remédié en donnant plus d'élan et de développement à l'enseignement professionnel qu'à l'enseignement théorique, et aujourd'hui plus de cinquante établissements fonctionnent dans le Nouveau-Monde. Les variations des métiers, tels que la vannerie, la brosserie, la cordonnerie, le filet, etc., sont largement enseignés.

Comme on peut le remarquer, nous sommes loin des

errements de la première moitié de notre siècle. On a mis en usage tous les moyens pour arracher ces malheureux aux égarements et aux rêveries malsaines du désœuvrement. On n'a pas eu recours, suivant la spirituelle boutade du baron de Gérando, ancien administrateur des Quinze-Vingts « d'occuper les aveugles en leur apprenant à battre l'eau ». On a su mettre à profit les merveilleuses qualités de leurs facultés intellectuelles qui sont constamment tenues éveillées, et on est arrivé à changer l'état physique et moral de ces malheureux qui, autrefois, étaient condamnés à rester inactifs.

En 1849, on essaye la création d'une Société d'élites, ayant pour but d'améliorer davantage le sort de l'aveugle. La tentative de cette création est attribuée à Pigner, mais le créateur réel fut M. Dufau. La Société, réorganisée en 1855, fut reconnue d'utilité publique en 1866, et porte le titre de « Société de placement et de secours en faveur des jeunes élèves sortis de l'Institut national ».

Si le sort favorisait une minime partie des aveugles, on n'avait rien fait pour la masse de ces déshérités.

En effet, les statistiques de France de 1876 ne sont que trop plausibles. A cette époque, on en relève le nombre à 31.631. Sur ce nombre, 2.500 sont indigents. Le quinzième à peine recevait des Quinze-Vingts des secours ainsi répartis :

> 300 internes ou pensionnaires.
> 250 externes ayant une pension de 200 francs.
> 450 ayant une pension de 150 francs.
> 1.050 ayant une pension de 100 francs.

Total 2.050.

Les autres 23.000 aveugles que la France possédait n'avaient d'autres ressources que celles qui leur venaient de la commisération publique en vivant de mendicité. C'étaient des déshérités de la nature et du pouvoir public, et ils étaient certainement plus à plaindre que les aliénés auxquels, par la crainte de la sécurité publique, on assurait l'asile et le pain.

En 1851 et par approbation du décret du 24 août 1857, les Sœurs aveugles de Saint-Paul, 88, rue Denfert-Rochereau, fondent l'asile et secourent pour toujours les jeunes filles aveugles et même les demi-voyantes, qui sont reçues dès l'âge de quatre ans. Elles pourvoient à leur éducation, leur enseignent des travaux qu'elles sont capables de faire, et leur facilitent (si elles en ont la vocation) leur entrée en religion. L'œuvre admet également, moyennant pension, des dames pensionnaires aveugles.

En 1858, la maison des Frères Saint-Jean de Dieu, 223, rue Lecourbe, ouvre un asile pour les jeunes garçons aveugles de la classe ouvrière ou indigente. Dès l'âge de cinq et douze ans, ils reçoivent une bonne éducation primaire, une instruction musicale : orgue, piano, accord des instruments. De plus, ils sont exercés à des travaux d'imprimerie, à la reliure des livres. En outre, cet asile reçoit des jeunes garçons atteints de difformités ou d'affections ulcéreuses chroniques, qui, par leur état, se voient repoussés des ateliers et que les hôpitaux ne soignent pas.

La loi du 28 mars 1882 (art. 4), concernant l'instruction obligatoire pour les enfants de 6 à 13 ans, n'a fait d'exception ni pour les sourds-muets, ni pour les aveugles.

Elle assure par là les moyens d'atteindre le but d'émancipation de ces déshérités de la nature. Cette loi leur a été d'autant plus nécessaire que les chiffres des enfants n'ayant pas l'âge de quinze ans dépassait 4.000 et que l'Institution nationale ne pouvait en recevoir plus de 250 que la loi lui désignait, ne les admettait qu'à partir de l'âge de dix ans. Ces faits plausibles trou-

vèrent gain de cause près d'une élite de cœurs généreux
à la tête de laquelle il faut placer M. Péphau, directeur
de l'Hospice des Quinze-Vingts. Grâce à son dévouement, la Société d'assistance pour les aveugles fut fondée et déclarée d'utilité publique par décret du 4 mars
1886. Parmi les organisateurs de la Société, il faut citer :
Gambetta, M. Lepère, ministre de l'intérieur de cette
époque, puis les rangs sont grossis successivement par
M. Léon Say, président du Sénat, MM. J. Ferry, de
Freycinet, Constans, Fallières, Floquet, Goblet, Spuller.
La situation florissante de la Société d'assistance pour
les aveugles, si bien exposée par M. le Docteur Vincent
Laborde avec l'éloquence dont il possède le secret, montre une fois de plus que ce savant, dont l'autorité dans
le monde scientifique est universellement connue, et
malgré ses nombreux travaux, sait encore se sacrifier
pour le bien des humbles.

Les fonds sont reçus à la caisse de l'Hospice national
des Quinze-Vingts, 28, rue de Charenton.

La Société d'assistance pour les aveugles, qui est
d'initiative privée, puise ses ressources :

1º Parmi les dons et legs de toute nature : ainsi, en
1884, la Société a la bonne fortune de recevoir un legs
de 100.000 francs offert par M. Louis Tremblay;

2º Par des cotisations et souscriptions de ses membres;

3º Plus tard, sous l'initiative de M. Péphau, M. Spuller, ancien ministre de l'instruction publique et des
affaires étrangères, président du Conseil d'administration de la Société d'assistance pour les aveugles, adresse,
le 24 février 1892, de concert avec M. Gaufrès, conseiller
général de la Seine, président du Conseil de surveillance
et de perfectionnement de l'école Braille, un mémoire à
MM. les ministres de l'Agriculture et de l'Intérieur, sol-
licitant l'inscription de la Société parmi les œuvres de
bienfaisance, et, de cette époque, elle participe à la

répartition de fonds provenant du Pari mutuel et bénéficie de 400.000 francs pour les constructions dont je vais parler plus loin.

CONSEIL D'ADMINISTRATION. — Le président de la Société était M. Eugène Spuller, sénateur, ancien ministre de l'instruction publique.

Le 16 novembre 1896, la Société nomme M. Waldeck-Rousseau en remplacement de M. Spuller, décédé ; secrétaire, Dr Goujon, sénateur; trésorier, Dr Vincent Laborde, membre de l'Académie de médecine ; directeur, M. Alphonse Péphau, directeur de l'Hospice national des Quinze-Vingts ; membres : L. Barthou, ancien ministre; Louis Chambarand, conseiller à la Cour de cassation; comte Clouzel, conseiller-maître à la Cour des Comptes; duc Alphonse de Fery d'Esclands, conseiller-maître à la Cour des Comptes; Charles Mazeau, sénateur, président d'honneur de la Cour de cassation, ancien ministre de la Justice; MM. Paul Deschanel, président de la Chambre des députés; Raymond Poincaré, ancien ministre; Forichon; Ferdinand Sarrien, ancien ministre; Mme Marie Lozillon, inspectrice générale honoraire des Ecoles maternelles; Richtenberger, etc.

Le but noble que la Société s'impose est en grande partie atteint : la diminution du nombre des aveugles indigents et la création de la clinique avec son pavillon d'isolement. En outre, elle cherche à assurer le sort de ces malheureux, dès leur premier âge, à l'école Braille, où ils trouvent une instruction matérielle et professionnelle.

La conception désolante que nous avons de l'aveugle, par le tableau de Breughel (musée du Louvre), représentant les aveugles en troupe lamentable entraînés l'un après l'autre dans un gouffre mortel, et où ils vont, les mains tâtonnant, disparaît complètement lorsqu'on admire la situation actuelle faite aux aveugles dans ces derniers temps. L'aveugle est fier de se montrer en public pour mettre ses forces en évidence. L'exposition que le Salon du *Figaro* fit, en mars 1897, montra la réalité des choses. On se trouvait là vis-à-vis de gens du métier, éduqués, se suffisant à eux-mêmes, et non en présence de pauvres et de mendiants. Si on étudie l'aveugle sous l'état physique et moral ou intellectuel de tout âge, on arrive à des particularités caractéristiques. Ainsi, d'après Dufau, l'enfance de l'aveugle est toute différente de celle du clairvoyant. A cette époque, l'aveugle est craintif, hésitant dans tous les mouvements et nullement turbulent. On peut dire qu'il arrive à l'âge de raison sans avoir jamais couru. Les facultés intellectuelles de l'aveugle sont très développées et même supérieures à celles du clairvoyant. La distraction chez ce dernier, causée par le spectacle de tout ce qui l'entoure, manque chez l'aveugle. Selon Dufau et Klein, les garçons aveugles seraient plus intelligents que les filles.

La ténacité et la docilité envers leurs maîtres sont les qualités remarquables qui les favorisent. Parmi les organes des sens, l'ouïe et le toucher sont extrêmement développés. La voix d'une personne est pour l'aveugle la base du premier jugement. On raconte que dans une soirée, à Bruxelles, un aveugle sut dire l'âge de toutes les personnes présentes et ne se trompa qu'à l'égard de quelques dames qui, d'ailleurs, ne s'en plaignirent pas.

Le fait suivant concorde encore avec le récit décrit :

« Lors d'une visite faite à l'école Braille par M. Félix Faure, accompagné de M. Barthou, celui-ci, tout en gardant l'incognito, s'adressa à une jeune ouvrière en la priant de lui confectionner une fleur. Celle-ci, sans rien dire, se mit immédiatement à l'œuvre, et, au bout de quelques instants, la lui présenta en lui disant : « Voici, Monsieur le ministre. » — Mais, dit M. Barthou, je ne suis pas ministre. — Ta, ta, ta, répondit la jeune fille, vous êtes M. Barthou, je vous connais, il n'y a pas long-temps que vous êtes venu en visite officielle. Dites-nous qui vous accompagnez. »

La sensibilité tactile, considérée par la plupart des auteurs comme le sens le plus dévelopé, serait, selon l'expérience du docteur Hocheisen, au même degré que chez le clairvoyant, la sensibilité des phalanges des doigts et de la paume de la main ne présentant rien d'anormal. Cette faculté de se mettre en contact avec les objets, lecture, travail, etc., n'est due qu'à l'attention continuelle de l'aveugle et à l'agilité de ses doigts. Son odorat est très développé, il flaire les personnes et tout ce qui l'entoure. Si, par des faits isolés, on tirait des conclusions, on trouverait que l'aveugle aurait des tendances à être vindicatif. Ainsi est le cas du célèbre aveugle Bérenger qui, en 1805, était bien connu de tout Paris sous le nom d'Aveugle du Bonheur et que les célébrités de l'époque allaient consulter à sa station du Pont-Neuf.

Bérenger devint amoureux de sa conductrice, une jeune fille pour laquelle l'Amour n'était point aveugle. Celle-ci lui préféra un jeune homme dont la tante était pensionnaire de l'Hospice des Quinze-Vingts. Bérenger l'ayant appris, résolut de se venger. Le jour des fiançailles, qui se firent pendant l'hiver, la jeune fille, voulant ranimer le feu à l'aide de bûches, une de celles-ci tomba par hasard, laissant sortir une quantité assez grande de poudre et de clous. Les soupçons ne se firent pas attendre car, parmi les invités, manquaient Bérenger qui, du reste, avoua sans aucun détour son plan infernal. Traduit en cour d'assises, il fut condamné pour être guillotiné et ensuite gracié ; mais le malheur voulut qu'il n'en profitât pas, car la grâce, ayant été soumise à l'empereur absent, elle arriva trop tard et lorsque justice fut faite.

L'état pathologique de l'aveugle ne diffère pas de celui

du clairvoyant. Les affections pulmonaires sont plus rares qu'on le croirait au premier abord. L'aveugle n'est pas non plus exposé à des vertiges. Pour certains auteurs, on observerait chez les aveugles des manifestations du mal comitial sous la forme de vertiges épileptiformes convulsifs.

Sans nier ces faits, il se peut, jusqu'à leur confirmation, par des observations récentes, qu'il s'agisse plutôt des manifestations convulsives, suite de gastro-toxhemies, véritables anto-intoxications des dyspeptiques. Si on étudie l'aveugle sous le rapport de l'éducation intellectuelle, tous les auteurs qui se sont occupés de la question s'accordent éminemment à trouver chez l'aveugle des qualités d'instruction et d'éducation très solides.

Le Dr Desruelles (compte-rendu au Congrès universel, Paris, 1878, Congrès tenu du 23 au 30 septembre) insiste particulièrement sur le rôle de la famille près de ces malheureux. Selon cet auteur, c'est la famille qui doit avoir la noble mission d'éduquer ces êtres, attendu que l'abandon dans les institutions spéciales ne devrait être qu'une exception.

M. l'abbé Gridel partage cet avis (1), ces auteurs ayant comme principe que la famille peut la première veiller aux soins que nécessite son état.

Sans enlever le mérite de la famille par les grands sacrifices qu'elle s'impose, ni vouloir l'ingratitude, il m'est impossible de me ranger à l'avis de ces auteurs pour les motifs suivants : tout en admettant que les premiers pas de ces malheureux ne sauraient trouver un meilleur guide que dans le sein des leurs, et que les premières notions de l'attitude, de la propreté et des conditions hygiéniques puissent être, j'en suis con-

____

(1) *Mémoire sur l'instruction et l'éducation des aveugles.* Paris, 1879.

vaincu, aussi bien donnés que dans une institution ; toute cette éducation primitive, dis-je, certes sera utile, mais, hélas ! insuffisante, lorsque le petit être grandira. Les rares exceptions des familles très aisées prodiguant une vaste instruction à leurs enfants, ne pourraient constituer des exemples appréciables à l'instruction de la masse des aveugles. L'enfant aveugle issu d'une famille pauvre trouvera dans une institution tout ce que comporte son état; il s'habituera dès le début à toutes les difficultés de la vie, et il gagnera davantage, étant abandonné à sa propre intuition, car, dès le début, il ne connaîtra pas l'isolement, son état physique et intellectuel y trouveront leur compte. La crainte, l'hésitation, caractères si fréquents des aveugles, disparaîtront sans doute avec les premières notions solides que les institutions donnent à leurs familles.

L'éducation physique de l'enfant aveugle ne pourrait pas être faite dans les familles, car la sollicitude tendre que les parents prodiguent à leurs enfants sera toujours excessive, et comme ils redouteront pour eux un péril à chaque pas, dans chacun de leurs mouvements, leur sphère d'action deviendrait de plus en plus étroite. De là, il ne manquera qu'un pas à l'apathie, état si funeste à leur santé.

L'abbé Carton dit : « Que Dieu garde l'aveugle-né d'une mère qui fait tout pour lui. »

CONSIDÉRATIONS PSYCHO-PHYSIOLOGIQUES SUR L'ENFANT AVEUGLE

Les notions suivantes tendent à démontrer à quel degré est complexe la question de l'éducation de l'aveugle. Les corrélations physiologiques entre les cinq sens, leurs rapports avec les mouvements volontaires ne doivent jamais être perdus de vue par ceux qui sont chargés de l'éducation des aveugles.

La très intéressante communication faite par M. le Dr Appia (Congrès universel, 1879) fait ressortir les considérations suivantes : les révélations que nous communiquent les cinq sens sont absolument irréductibles les unes des autres. La notion des couleurs pour l'aveugle est tantôt sous l'influence du sens auditif, tantôt sous l'impression de la sensibilité tactile, lorsque l'aveugle les compare soit à un bruit d'une trompette ou aux dents d'une scie.

Les résultats des six observations communiquées par le Dr Fialla, de Bucarest (Roumanie), et celles du Dr Appia, confirment pleinement la loi physiologique de l'irréductibilité des sens.

Les aveugles-nés qui ont regagné leur vue après une opération ne purent nommer les objets qu'ils connaissaient déjà qu'après les avoir touchés.

Ces considérations sont utiles à connaître, surtout pour l'instituteur qui a la noble mission de l'éducation de l'aveugle. Il saura laisser l'élève faire la première description qui est celle qui correspond physiologiquement avec son état de cécité, puis après il le dirigera dans la bonne voie, en faisant la description de l'objet et en le remettant entre les mains de l'aveugle. Chez

l'aveugle, l'activité propre préexistante de l'écorce céré-
brale se trouve soumise à la sensibilité externe, la per-
manence des rêves visuels chez lui est un fait constant
et résulte des impressions de la sensibilité auditive et
tactile.

Tout en admettant le principe de l'irréductibilité des
sens, il faut admettre qu'il existe dans le cerveau un
point commun où convergent les sensations diverses.
Cet intermédiaire collectif a son importance dans l'éducation de l'aveugle, car si un des sens est plus pauvre,
l'autre saura cultiver le sens qui manque au profit des
autres.

Enfin, le dernier principe physiologique utile à l'enseignement, c'est l'association qui relie les sensations
avec la volonté, ou pour parler le langage médical l'association des courants sensitifs avec les courants mo-
teurs.

L'habitude n'est que le résultat du principe éducatif
et du principe du travail créateur. C'est en vertu de ces
principes que l'aveugle reproduit le modelage ou la
menuiserie. L'association entre l'image interne qui leur
sert de modèle et l'imitation reproductrice qui est l'œuvre de sa volonté forment des facteurs puissants et donnent la richesse et la précision à la vie interne des idées.

Toutes ces considérations physiologiques confirment
pleinement le résultat attendu de l'instruction que les
aveugles reçoivent journellement. La Société de l'Assistance de l'aveugle peut se glorifier de ses sacrifices. En
particulier, M. Péphau, le directeur des Quinze-Vingts,
qui est le fondateur de l'école Braille, a la satisfaction de
voir ce qu'on peut faire par la ténacité et la volonté.
Les sublimes pensées humanitaires et patriotiques de
son noble cœur en font le défenseur le plus ardent de la
cause de l'aveugle. La Patrie peut lui être reconnais-
sante, car, au lieu de mendiants et de vagabonds doublés d'infirmités, elle a des ouvriers et des citoyens.

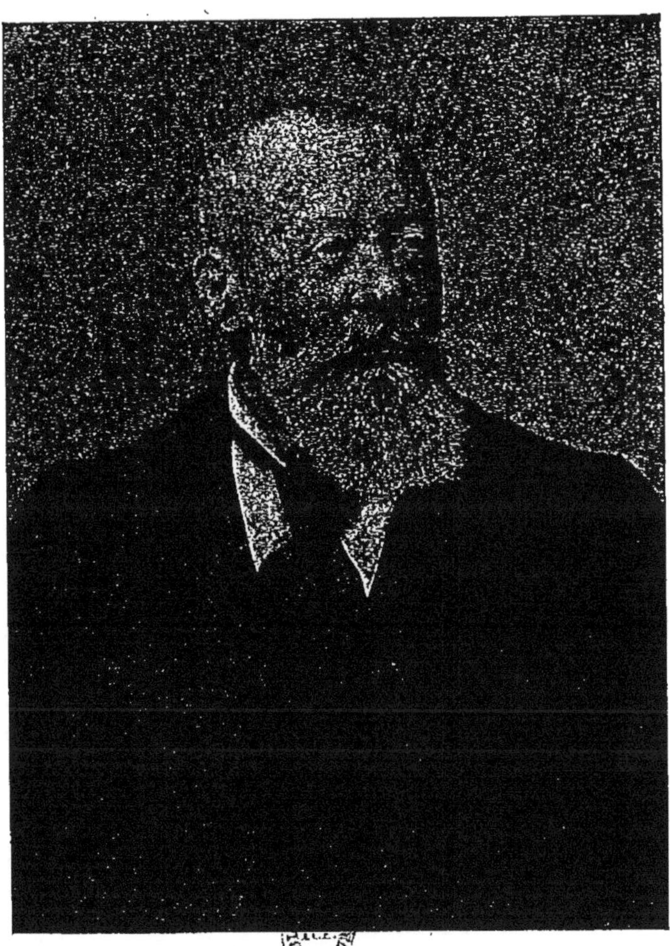

Monsieur A. Péphau.

BIOGRAPHIE DE M. PÉPHAU

Né dans le Gers, à Marsola, le 1er juillet 1837, il fit ses études au lycée d'Auch, puis au lycée de Cahors, où il se lia avec Gambetta d'une amitié qui ne se démentit jamais. Il vint à Paris pour faire son droit et obtint sa licence. Il se trouve comme chef de section au ministère des finances le 1er juillet 1859.

Pendant la guerre de 1870, Gambetta étant ministre de l'intérieur, appelle son ami auprès de lui, le 5 septembre 1870, pour prendre la direction à l'intérieur de l'ordonnancement des dépenses de la garde mobile, de la garde nationale de Paris et des corps francs. En novembre 1871, il fondait avec lui et l'élite de ses amis politiques la *République Française*, puis, en 1876, la *Petite République Française*. Le 20 septembre 1878, M. Péphau est appelé à la direction de l'hospice national des Quinze-Vingts et installé le 1er octobre suivant. C'est à partir de cette époque que le roi des aveugles, selon l'expression de M. Constans, introduit des améliorations successives et procure le bien-être de ses sujets. Diriger et administrer paternellement sous l'égide de M. le ministre de l'intérieur, avec 600.000 francs de revenus annuels de la maison, cela pouvait certainement satisfaire son ambition ; mais tout autre était son but : il étendit son intérêt à des aveugles du dehors, en leur accordant des pensions externes variant de 100 à 200 francs par an. L'étude des finances des Quinze-Vingts laissèrent voir que les ressources de la maison étaient insuffisantes pour secourir en dehors des 300 pensionnaires les 1.800 aveugles externes, et c'est alors qu'avec son ami le Dr Fieuzal, qui était médecin de l'hospice des Quinze-Vingts, il étudia le projet d'installer une clinique nationale pour diminuer dans les mesures possibles le nombre toujours augmentant des aveugles. Grâce à son activité, il fonda la Société d'Assistance pour les aveugles qui, en 1886, fut reconnue d'utilité publique. Sous l'impulsion de M. Péphau, la Société d'Assistance a donné : la clinique nationale des Quinze-Vingts, le pavillon d'isolement et l'école Braille, située à Saint-Mandé.

Le 13 juillet 1890, M. Péphau est nommé chevalier de la Légion d'honneur.

Le 18 octobre 1894, le Conseil général de la Seine décerne à M. Péphau, pour le dévouement et l'abnégation qui sont au-dessus de tous éloges, une médaille d'or d'une valeur de 200 francs.

Le 30 juillet 1896, il est promu officier de la Légion d'honneur. Ses grands services rendus à l'humanité retentissent dans tous les pays. C'est ainsi que la Roumanie, grande amie de la France, décerne, le 24 juillet 1900, à M. Péphau l'ordre de la couronne de Roumanie. Si quelques insinuations plus ou moins bienveillantes vinrent troubler ce fervent des grandes œuvres, elles n'eurent aucune prise ; tout au contraire, elles ne firent que stimuler la lutte et le zèle de M. Péphau.

Le désintéressement absolu dans son administration de l'école Braille, de l'hospice et de la clinique n'est plus à faire.

A l'école Braille, son but est de faire des heureux et des travailleurs. Il est lui-même le plus heureux des mortels en savourant la joie et les caresses de tous ces enfants lorsqu'il se trouve parmi eux. A l'hospice, il a la douce satisfaction de voir l'aveugle jouir paisiblement de la demeure que l'Etat lui prodigue. Enfin, la clinique et ses dépendances lui valent l'admiration et la reconnaissance nationale.

ÉCOLE BRAILLE

L'historique de l'école Braille est tout à fait contemporaine. Son promoteur, M. Péphau, dont la sollicitude paternelle pour les enfants aveugles est bien connue, fonda l'école le 1er janvier 1883 avec la somme de 58.000 francs environ en portefeuille, avec l'assentiment de la Société de l'Assistance pour les aveugles. L'école est déjà installée à Maisons-Alfort. Les débuts ne peuvent pas être plus modestes. L'école comptait, à son installation, deux élèves. Dès les mois d'avril, juin et juillet suivants, le Conseil général de la Seine et Conseil municipal de Paris lui envoyèrent quelques boursiers.

En 1885, les locaux devenant insuffisants, l'établissement fut transféré 152, rue Bagnolet, et, plus tard, en 1889, pour les mêmes raisons, à Saint-Mandé, 7, rue Mongenot (ancienne institution Ancelin), où elle prospère aujourd'hui. Les ressources financières furent assurées par une élite de souscripteurs. Les ministres, les représentants des deux assemblées, les conseillers généraux et municipaux, etc., etc., étaient la meilleure garantie de l'œuvre. Les hommes illustres, tels que Gambetta, Victor Hugo, Sadi Carnot, Félix Faure, le président de l'assistance sous l'auspice de M. Charles Lepère, ministre de l'intérieur de l'époque, en furent le meilleur stimulant.

La lettre flatteuse de Victor Hugo adressée à M. Péphan (1er juin 1884), montre à quel degré ce grand poète s'intéressa à cette œuvre. Cette lettre est ainsi conçue :

« Monsieur, vous avez fondé une institution pour les enfants aveugles, je ne puis vous dire à quel point m'émeut la réalisation de cette pensée. Je vous envoie ce que j'ai de meilleur dans le cœur.

« VICTOR HUGO. »

On trouve plus tard une lettre très élogieuse de Jean Massé.

A ce patronage, il faut ajouter l'appui financier par des legs et dons comme suit :

Louis Tremblay lègue en 1880	100.000	francs.
Veuve Peyrol (née Binet), en 1881	14.000	—
Alexandre Masset, en 1891	6.000	—
M. Simon-Auguste Savinat, en 1888	1.000	—
Mlle Krier, en 1894	4.000	—
Mlle Julie-Françoise Simon, en 1894	3.400	—

Tout récemment, la Société d'Assistance pour les aveugles encaissa, le 27 juillet 1891, la somme de 25.000 francs léguée par codicile par le baron Ed.-Ch. de Rotschild, dont la veuve a tenu d'acquitter le legs pieux.

L'école est située à l'entrée du Bois de Vincennes, ayant par là des conditions hygiéniques excellentes; elle occupe une superficie de plus de 8.000 mètres. L'établissement comprend quatre cours, dont trois sont affectées au service des élèves et ouvriers; elles sont divisées en grands, moyens et petits réfectoires, dortoirs, infirmeries, ateliers, le tout fort bien distribué. La façade de la cour d'honneur porte l'inscription : « Ecole Braille, A. Péphau, fondateur. »

Un bas-relief de Daniel Dupuis indique le but de la Société : éloigner les mendiants et protéger les travailleurs.

Les 9 et 22 juillet 1885, le Conseil général et départemental de la Seine envoyèrent officiellement leurs délégués à l'école Braille pour assister à la distribution des prix des élèves pour l'exercice de l'année 1885-1886. La solennité fut présidée par M. Delabrousse, vice-président du Conseil général de la Seine. L'éclat de la fête était rehaussé par la présence de M. Sarrien, ministre de l'intérieur, qui, selon ses propres paroles, fut émerveillé des résultats obtenus par la méthode orale de l'école. Ce moment décisif fut pour l'école le point de départ d'un avenir plus solide. Les délégués qui se trouvèrent présents promirent d'augmenter le nombre des bourses et des subventions spéciales pour la création d'un atelier, asile si ardemment réclamé par M. Péphau. En effet, suivant les justes remarques du distingué directeur, l'école, qui reçoit un nombre très restreint d'aveugles et d'ouvriers, est loin de répondre à l'amélioration des 36.000 aveugles répandus dans tous les coins de la France. La répartition suivante correspond exactement aux prévisions du bienfaiteur des aveugles :

Le département de la Seine compte....	2.000	aveugles.
Le Nord.	1.270	—
Le Pas-de-Calais	780	—
Le Finistère	750	—
Les Côtes-du-Nord	700	—
L'Hérault	680	—
Le Calvados	650	—
La Manche	620	—
Les Bouches-du-Rhône	590	—
La Haute-Garonne	540	—
La Corse	520	—
L'Aisne	600	—
Le Gard	500	—
La Seine-et-Oise	400	—

Pour remédier à cet état de choses, M. Péphau proposait la transformation de l'Institut national des jeunes aveugles pour la création d'une école normale qui formerait des professeurs, des musiciens, des maîtres ouvriers surtout.

Plus tard, par décision du 22 novembre 1886 et du 29 mars 1887, sur le rapport d'un conseiller général,

M. Marsoula, le Conseil général de la Seine accepte la charge des enfants recueillis par M. Péphau et adopta ses idées. Le 1er mars 1887, M. Péphau faisait cession officielle à M. le Préfet de la Seine de l'école Braille, et, à partir de cette date, elle devient école départementale. C'est ainsi que la petite école est devenue un palais. Dix ans après, en 1898, on y comptait 200 élèves.

Commission de surveillance de l'école Braille

Président : M. Marsoula, conseiller général;
Secrétaire : M. Squeville;
Directeur : M. Péphau, directeur fondateur;
Membres : MM. Auffray, Chenal, John Labusquière, conseillers généraux; Vorbe; Chaumeil, inspecteur général honoraire de l'Université; Rischmann; Dujardin-Beaumetz; Alex. Lefèvre, sénateur, receveur central de la Seine;
Mmes Mathé, Julie Toussaint, secrétaire général de l'enseignement professionnel des jeunes filles.

Organisation et fonctionnement de l'école Braille.

ADMISSION. — Les conditions d'amissibilité à l'école Braille en vue d'obtenir l'instruction gratuite sont :

D'être né de parents français et être domicilié dans le département de la Seine; fournir l'acte de naissance, un certificat d'indigence, un certificat d'incurabilité.

L'école reçoit également des élèves libres avec les conditions suivantes :

Pension interne	1.000 francs.
Demi-pensionnaires	600 —
Externes	400 —

Chaque élève doit verser d'avance une somme de 350 francs pour le montant du trousseau.

Les élèves portent un costume uniforme qui est en drap uni gros bleu pour les garçons, en cheviotte de même couleur pour les filles. En hiver, filles et garçons sont protégés du froid par un manteau court en drap bleu armé d'un capuchon. Le régime alimentaire varie avec la saison. Quatre repas : à 7 h. 1/2, à 11 h. 3/4, à 3 h. 1/4, à 6 h. 3/4.

Programme de l'école.

L'école donne un double enseignement : théorique et professionnel. C'est l'atelier que j'étudierai à la suite.

Les études durent dix ans : de 5 ans à 16 ans. Lorsque l'élève atteint sa treizième année, il passe à l'atelier, mais il est tenu, jusqu'à sa majorité, de consacrer chaque jour une heure au cours d'adultes.

LEVER. — La petite classe se lève à 7 heures, elle se couche à 8 h. 1/2 du soir. La grande classe se lève à 6 h. 1/2 et se couche à 8 h. 1/2. L'instruction théorique se poursuit dans le courant de l'année à partir du 20 septembre, date annuelle de la rentrée des classes. Le programme est le même que celui des écoles primaires des voyants, avec la seule différence que le matériel enseignant est spécialement confectionné pour les aveugles, surtout pour la géographie qui est une science essentiellement visuelle. A cet usage, on a construit deux sortes de cartes : une pour l'instruction collective et une autre pour l'instruction individuelle.

L'instruction individuelle de la carte de France se fait sur une carte spéciale dont la dimension est de 4 mètres carrés. Tous les détails sont désignés par des reliefs en cuir ou en cuivre. L'aveugle, en promenant son doigt, se familiarise avec ces détails et sait répondre. Pour l'enseignement collectif de la géographie, chaque élève possède la carte de France, décomposée par provinces, comme un jeu de patience.

La conception du globe terrestre est faite sur une grande sphère d'un mètre de diamètre. Tout ce matériel enseignant est fabriqué à l'école. L'histoire, la chronologie des souverains de la France, depuis Clodion jusqu'à Félix Faure, sont l'objet de l'enseignement soumis à la méthode d'aspect. Tant qu'à l'écriture et pour tracer simultanément l'écriture des aveugles et celle des voyants, l'école possède un appareil qui forme une sorte de clavier avec des touches. Lorsque l'aveugle appuie sur la touche représentant une lettre, celle-ci est immédiatement écrite en caractères pointillés et en écriture ordinaire. Cet appareil, construit d'abord sur l'instigation de M. Péphau et de M. Saint-Gorgon, professeur à l'école des Arts et Métiers d'Aix, portait le nom d'Imprimerie Péphau-Saint-Gorgon. En 1895, un concours fut ouvert pour le perfectionnement de cet appareil. Les prix de 500, 300 et 200 francs devaient être distribués. C'est en 1897 que l'école reçut un certain nombre de projets pleins d'intérêt. Trois mentions de 300, 200 et 100 francs furent accordées à MM. Bovyn, mécanicien à l'Institut physique de Lille; l'abbé Burg, curé de Molkirch (Alsace), et Marcel David, élève en pharmacie à Saint-Cloud. Un nouveau concours fut organisé en 1898 qui donna le résultat définitif. M. Saint-Gorgon, professeur à l'école des Arts et Métiers d'Aix, eut le prix de 1.000 francs. L'écriture inventée par Braille se fait de droite à gauche. Ce système nécessite pour le maître et pour l'élève une gymnastique intellectuelle très fatigante au début, aussi tous ceux qui se sont intéressés à l'instruction de l'aveugle et à la pédagogie de l'écriture ont-il cherché un système nouveau permettant à l'aveugle d'écrire comme il lit.

Après des tâtonnements successifs et des recherches sans nombre de différents inventeurs, M. Péphau eut la bonne fortune de faire la connaissance d'un chercheur et d'un inventeur scientifique et qui vient de résoudre

le problème que chacun se posait depuis Braille. .
M. Dussaud, qui est connu dans le monde scientifique
pour ses inventions télégraphiques, phonographiques et
microphonographiques, a bien voulu, sur la demande
du fondateur de la Société d'Assistance des aveugles,
construire une réglette écrivant le point Braille comme
il se lit, c'est-à-dire de gauche à droite.

Cette invention a été présentée à l'école Braille le jour
de la distribution des prix de cet établissement, le 29
juillet 1901, et serait, comme disait M. le président du
Conseil général, M. Adrien Weber, toute une révolution
dans la méthode de l'instruction de l'aveugle. La réglette Dussaud se compose de 3 plaquettes : l'inférieure
est pourvue des groupes de 6 fois 22 pointes ; la seconde,
percée des trous courrespondant aux 132 pointes, reçoit
le papier à écrire ; enfin, la troisième présente 22 losan-
ges correspondant au groupe des six pointes et qui permet à un poinçon dit *femelle* de s'adapter exactemeut
sur l'une des six pointes que l'aveugle rencontre pour
écrire sa lettre. De plus, quand la ligne est écrite,
l'aveugle remonte sa feuille mécaniquement et peut
s'assurer de suite s'il a commis une faute et la corriger
s'il y a lieu.

Il peut encore, avec la réglette Dussaud, se livrer à
toutes les opérations d'arithmétique et avoir sous son
doigt tous les chiffres qu'il aura à additionner, multi-
plier, diviser, etc.

La France peut être fière de rester le foyer intellectuel par excellence. Ses savants, par leurs grandes dé-
couvertes, lui ont toujours assuré sa réputation universelle.

En dehors de l'instruction théorique et professionnelle, l'aveugle n'ignore pas les monuments, les bois,
les squares, les promenades de Paris. Une carte construite à cet usage le renseigne complètement et lui sert
au moins par la pensée comme le meilleur guide à tra-

vers Paris, à travers les promenades, les grandes artè-
res, les ponts reliant les deux rives de la Seine. Le fait
suivant prouve que l'aveugle sait se conduire à travers
Paris. Lors d'une visite faite par le regretté président
M. Carnot à l'école Braille, le président interrogea un
des enfants et lui demanda de bien vouloir indiquer le
chemin qu'il avait suivi pour venir à l'école. Le gamin,
dans son ignorance de ce qui est cortège officiel, lan-
daus, cuirassiers, etc., répondit : « On m'a dit que vous
habitez le faubourg Saint-Honoré ; en conséquence,
vous avez pris l'omnibus Saint-Philippe-du-Roule-Gare-
de-Lyon qui vous conduit par la rue Royale, place de la
Concorde, rue de Rivoli, jusqu'à la Bastille. Là, vous
avez sauté dans le tramway Louvre-Vincennes qui passe
devant notre porte. » Bien, mon ami, répondit le président. « Bon, voilà que j'oublie quelque chose, dit-il. »
— Mais vous n'oubliez rien, mon petit, dit le président.
— « Mais si, en prenant l'omnibus Saint-Philippe-du-
Roule, vous avez demandé une correspondance. »

Cette historiette amusante, au fond sans valeur, montre néanmoins que les enfants sont au courant avec le
plan de Paris.

EDUCATION PHYSIQUE. — L'éducation physique vient
compléter l'éducation intellectuelle, elle marche de pair
avec elle. On surveille le port de la tête et du corps.
Tous les jours, l'aveugle est soumis à des exercices rai-
sonnés de gymnastique.

L'hydrothérapie, la natation dans les grandes pisci-
nes à eau chaude prouvent amplement la sûreté et la
confiance que les aveugles possèdent en eux-mêmes.
L'éducation de l'aveugle envisage, en outre, à apprendre
aux enfants à s'habiller et à se déshabiller, à se laver les
mains et le visage, à prendre tous les soins de propreté
nécessaires. De plus, on leur indique comment ils doivent manger, couper le pain, la viande, se tenir à table

en public, etc. On les corrige de leurs ridicules et de leurs tics.

En 1896, on inaugura à l'école Braille le système de jeux dits : « Jeux libres », pour stimuler les enfants à jouer en récréation plutôt que de rester immobiles.

L'instruction secondaire est développée par un musée scolaire et animalier. La musique y est cultivée sur une large échelle. Les compositeurs de talent, MM. Théodore Dubois et Declair, ont composé la *Marseillaise de l'Aveugle*. Cette composition est intitulée : « La Délivrance. » Elle est chantée par les chœurs de la maison dans toutes les fêtes et réunions.

Les passages suivants montrent l'état d'âme de l'aveugle :

LA DÉLIVRANCE

> Quand l'œil du corps s'éteint,
> L'œil de l'esprit s'allume.
> (Victor Hugo.)

L'aveugle était hors de la vie
Triste, inutile et rebuté.
Il semblait qu'avec la clarté
L'humanité lui fut ravie !
Pour lui pas de pensée aux cieux !
Au cœur des vivants pas de flamme,
Le désert était dans son âme
Et la tombe était sur ses yeux.

Chœur :

A présent nous vivons, nous sommes !
Par la République assisté
L'aveugle entre ressuscité
Dans la communion des hommes,
Dans l'essor de la liberté !

Gloire aux grands cœurs qui sur notre ombre
Et notre misère penchés,
Patients, nous ont arrachés,
A l'ignorance encore plus sombre !

Dans nos mains lassées de prier,
Dans nos mains lassées de se tendre,
Ils ont mis des yeux pour apprendre
Et des outils pour travailler.

CHŒUR :

A présent nous vivons, nous sommes! etc.

L'aveugle lit, l'aveugle pense!
Il est homme, il est ouvrier!
Il a la table et le foyer !
Il a la famille et la France!
Son front sent le baiser du ciel.
Son âme est du néant sortie
Et fait en chantant sa partie
Dans le concert universel.

CHŒUR :

A présent nous vivons, nous sommes! etc.

L'éducation manuelle réside dans l'atelier et sera plus tard une des meilleures ressources pour l'avenir de l'aveugle. Les beaux ateliers qui se trouvent dans le bâtiment de l'école répondent largement pour le moment au but que son noble fondateur s'était proposé. Ces ateliers furent construits sous la direction et sur les plans de M. Péphau, avec les fonds de la Société d'Assistance pour les aveugles. La remise officielle à M. le préfet de la Seine fut faite le 14 mai 1893.

Dès l'âge de 13 ans, quoique reçu à l'atelier, l'aveugle, jusqu'à la date de sa majorité, doit suivre l'école de l'adulte; mais, une fois majeur, il consacre tout son temps au travail professionnel. Grâce à l'organisation spéciale que le Conseil général de la Seine a adopté, l'aveugle n'a qu'à travailler sur place, à produire, et il aura la certitude de toucher son salaire. L'administration lui procure contre remboursement tout ce qui lui est nécessaire et se charge d'écouler ses produits.

Les ateliers de l'école Braille se trouvent dans un édifice de cinq étages desservis par deux escaliers, un à l'est pour les filles, l'autre à l'ouest pour les garçons. Les ateliers sont très aérés et peuvent recevoir trois cents ouvriers de métiers divers.

Le sous-sol abrite les matières premières et communique avec le rez-de-chaussée au moyen d'une trappe par laquelle on passe le matériel.

Le rez-de-chaussée comprend les vanniers et les chaisiers. La vannerie se trouve à l'ouest et est exclusivement pour les garçons. La fabrication des chaises, située à l'est, comprend des garçons et des filles. La séparation des filles et des garçons est faite à l'aide d'une cloison ayant une portre vitrée à travers laquelle le contremaître peut surveiller de sa place les ouvriers et les ouvrières.

Le premier étage renferme l'atelier de brosserie et le dépôt des matières réservées à cet usage.

Le deuxième étage est consacré aux ouvrières perlières, ainsi que tout ce qui concerne le matériel pour la confection des couronnes.

Le troisième étage comprend les ateliers d'imprimerie, de brochage et de reliure. Dans le courant de l'année 1898, l'école Braille s'est agrandie, grâce à la somme de 400.000 francs provenant des fonds du Pari mutuel. M. Péphau les destina à l'élévation de quatre étages, pour installer les réfectoires, la salle de réunion, les dortoirs et des logements pour le personnel supérieur.

Personnel de l'école Braille.

Pour 220 élèves ou ouvriers, le personnel comprend : un directeur qui contrôle tout ce qui concerne l'école et les ateliers. Le directeur est secondé par une gérante qui achète les matières premières et place les produits fabriqués, une sous-gérante des ateliers, un secrétaire-contrôleur, deux vendeuses qui deviennent responsables des objets confiés par la gérante. Elles remettent au secrétaire-contrôleur-caissier un bulletin qui, accepté, devient leur décharge. On compte encore sept institutrices, une surveillante générale, une sous-surveillante générale, trois maîtresses adjointes aveugles, deux monitrices, quatre chefs d'ateliers, quatorze sous-chefs d'ateliers ou premiers ouvriers, un médecin, un médecin-adjoint, un dentiste, un commis, un professeur de musique, un moniteur de solfège, un professeur et une monitrice de gymnastique, un professeur de modelage, trois concierges, deux aides-lingères, une cuisinière, trois aides-cuisinières, une réfectorière, trois aides-réfectorières, deux garçons livreurs, quatre surveillants ou hommes de service, douze surveillantes ou femmes de service. Le compte des salaires acquis par les aveugles est inscrit sur un livre; les fonds sont répartis de la manière suivante : une partie pour le budget de l'école sert à couvrir les avances qu'elle fait pour la nourriture et pour l'entretien. Une seconde partie, très faible, sert aux aveugles comme argent de poche. Enfin la troisième, la plus importante, est versée dans une caisse spéciale pour contribuer à la retraite à l'âge de 50 ans.

Les fonds de la caisse de retraite augmentent par le montant des prix, récompenses, dons accordés aux élèves et ouvriers par le département, par la Société d'Assistance ou par des bienfaiteurs.

Dans le cas où le pensionnaire décédé laisse un conjoint avec ou sans enfants mineurs, l'époux survivant aura une pension ainsi que les enfants mineurs. Quelques modifications concernant les jeunes ouvriers arrivés à la majorité méritent une mention particulière. Le jeune ouvrier est logé gratuitement dans des maisons acquises soit par la Société d'Assistance pour les aveugles, soit par le département de la Seine. L'aveugle pourvu de son diplôme d'ouvrier acquitte lui-même toutes les dépenses soit au dehors, soit au dedans. S'il accepte le régime alimentaire de l'école, il ne verse que 5 p. % de ses salaires. Il reçoit, en outre, 5 du %ο par le budget départemental à titre gracieux, somme qui, jointe à son premier versement, doublera ses capitaux.

Les logements des majeurs se trouvent dans des maisons attenantes à l'école, dans le passage Hirtz. C'est en 1898, à l'instigation de M. Marsoula, qui fit approuver par le Conseil général un rapport de la cinquième commission portant la création d'une cité pour 200 personnes soit célibataires, ou mariés, ou ménages avec enfants. La maison Braille s'occupe de l'avenir du conjoint, des enfants ; en un mot, elle est la tutrice de ces malheureux. L'esprit de solidarité de la maison peut servir de modèle pour ne citer que le fait suivant :

Quatre enfants de l'école Braille étant arrivés près de leur majorité, l'un d'eux n'ayant pas la somme suffisante pour acheter son mobilier, ses camarades prièrent M. Péphau de vouloir bien prélever sur leurs livrets particuliers une somme de 20 francs pour acheter le complément du mobilier. Le personnel administratif enseignant est animé du zèle que leur communique journellement son fondateur. Les efforts des maîtres dévoués et désintéressés de l'école, si bien secondés par l'institutrice de l'école, Mme Herbillon, ainsi que par les zélées adjointes, font tout ce qui contribue à l'instruction et à l'éducation de l'aveugle. L'amour, la confiance que M. Péphau inspire à ses pupilles les dispenseront amplement d'avoir recours aux mesures disciplinaires. Les récompenses matérielles et morales remplacent souvent les punitions. Chaque semaine, lecture est faite publiquement des notes obtenues par chacun. Les récompenses accordées consistent en bons points, sorties supplémentaires de faveur, attributions

de prix en argent inscrits sur le livret de la caisse des
retraites, dîners d'honneur trimestriels où prennent
place MM. les membres de la Commission de surveillance, les hauts fonctionnaires de la Préfecture, le personnel de l'école; promenades à la campagne, dans les
bois, en chemin de fer, en bateau, omnibus, etc., etc.,
sans compter les colonies scolaires que M. Péphau
organise tous les ans pendant les vacances.

Le Conseil général, l'administration préfectorale sou-
tiennent et secondent le fondateur dans la persévérance
de son œuvre admirable. Des témoignages à l'école sont
successivement donnés par les visites présidentielles de
M. Carnot, 27 mai 1890, qui disait : « On se sent tout
réconforté, on comprend le dévouement aux malheureux, aux infirmes quand on sort de visiter l'école, où la
véritable solidarité se passe de formule et se traduit par
des actes. » Le regretté président M. Félix Faure vint
aussi visiter l'école; le 9 mai 1899, M. Loubet, président de la République, inaugure les nouveaux bâtiments de l'école. Dans son admirable allocution, il fait
ressortir la grande utilité de l'école. M. Waldeck-Rousseau, président du Conseil et ministre de l'Intérieur, fait
la remise officielle des bâtiments à l'usage des services
généraux entre les mains du département de la Seine.
Si l'on jette un coup d'œil sur ce que l'école a produit,
on arrive à l'agréable surprise d'une augmentation successive des chiffres d'affaires. La première année, on
compta une vente de 4.000 francs. En 1896, on avait
dépassé le chiffre de 100.000 francs. A cette date, M. Péphau proposa à ses pupilles de fêter le premier cent
mille, et, à ce sujet, il leur tint le langage suivant :
« Demandez-moi ce qui vous ferait le plus plaisir. »
Quelques-uns demandèrent l'Opéra, d'autres le Français, le plus grand nombre restèrent silencieux. Alors
M. Péphau s'adressa à ce groupe : « Et vous autres ? »

Un seul cri sortit de 140 poitrines demandant Guignol.
« Eh bien ! vous aurez Guignol. »

La physiologie de la chose s'explique par ce fait qu'un
certain nombre d'entre ces enfants, ayant perdu la vue
après avoir acquis la notion des choses, ils se rappelè-
rent avoir vu Guignol étant tout petits.

Ecole maternelle.

La création d'une école maternelle annexée à l'école
Braille fut faite, en 1897, d'après le remarquable rapport
de M. Marsoula, qui traça le tableau effroyable du jeune
aveugle. De cette façon, le très jeune enfant aveugle
n'est plus une charge écrasante pour sa famille. Il ne
sera plus une source de mendicité, ni un outil de travail, pour servir à attirer la commisération publique.
C'est donc un véritable acte d'une haute moralité que
fut la création de l'école maternelle. Cette nouvelle
école fut installée dans les pavillons n°s 14, 14 *bis* et 16
de la villa Hirtz, à Saint-Mandé. Les dépenses s'élèvent
à 70.000 francs. On peut y recevoir 40 enfants de 2 à
6 ans. Les frais de première installation et le fonctionnement de l'école, pendant le deuxième semestre de
1897, entraîna une dépense de 34.910 francs. La méthode et les procédés d'éducation sont les mêmes qu'à
l'école Braille, avec les modifications qu'exige l'âge de
ces enfants.

Les moyens mis en usage à l'école Braille, tant pour
l'instruction théorique que nouvelle, quoique largement
suffisants pour assurer l'avenir de ses pensionnaires,
viennent d'augmenter dans le courant de l'année 1901,
grâce aux expériences qui furent entreprises à l'instigation de M. Péphau, pour trouver de nouveaux débou-
chés dans la vie. Il résulte de ces expériences qu'un
aveugle peut parfaitement être employé comme télépho-

niste ou dactylographe. Un appareil enregistreur reçoit une communication téléphonique et la transcrit soit au moyen du dactylographe ordinaire, soit au moyen de planches à écrire en usage dans les écoles d'aveugles. D'autres expériences, faites par M. Gariel et ensuite très bien exécutées par les aveugles, consistaient dans la transcription des paroles du phonographe haut parleur que celui-ci recevait d'un rouleau imprimeur d'un autre phonographe. Ces ressources nouvelles pour l'aveugle laissent entrevoir qu'il pourra, aussi bien que le voyant, remplir les fonctions de télégraphiste, de téléphoniste ou de secrétaire.

Déjà, dans une conception plus large, tendant à l'amélioration de l'avenir des aveugles, M. Barbier-Durozier (1) proposa l'enseignement des langues vivantes. Les enfants, jusqu'à l'âge de 13 ans, recevraient les cours élémentaires de langue anglaise et allemande. Un certain nombre pourrait aller en Angleterre, en Allemagne afin de se perfectionner. Ces polyglottes habiles trouveraient à se placer comme interprètes dans des grandes Compagnies, au bord des navires, dans les administrations de l'Etat. Les moyens dè correspondance n'étant nullement à craindre, grâce aux moyens que les aveugles emploient pour se mettre en relation avec les voyants, soit par la stylographie qu'on doit à M. le comte de Beaufort, soit par l'appareil Saint-Gorgon. N'oublions pas non plus que les aveugles peuvent devenir des ouvriers très habiles, des musiciens distingués, organistes, accordeurs, etc. Le champ est assez vaste pour qu'ils puissent trouver un placement de garantie pour l'avenir.

Au point de vue de l'instruction des aveugles, les membres du dernier Congrès tenu à l'Exposition de 1900 émirent le vœu que l'enseignement des enfants

---

(1) *Les aveugles et les langues vivantes.*

aveugles soit confié à des maîtres aveugles ; en ce qui concerne les soins physiques, les sports variés, la course à pied, etc., doivent être mis en usage. Campbel, de Londres, le Frère Isidore Clé, le Dr Truc, etc., se rangèrent à cet avis. Enfin, tant qu'à l'admission de l'aveugle dans les écoles primaires des clairvoyants, cela doit être une exception et seulement réservé au cas où il manquerait une école pour les aveugles. L'écriture Braille reste pour l'aveugle l'écriture universelle, et pour le clairvoyant cette écriture devrait être colorée, afin qu'il puisse la distinguer plus facilement.

ÉCOLE DES AVEUGLES EN PROVINCE
ET A L'ÉTRANGER

Parmi les écoles ayant une tendance à rivaliser avec Paris, il faut citer : Alençon, qui a son école pour les aveugles, rue de la Poterne ; Amiens, avec l'hospice Saint-Victor (école Poujon) ; Arras, rue des Augustines ; Bordeaux, 61, rue de Marseille ; Clermont-Ferrand, rue Sainte-Rose ; Dijon, à Fontaine-les-Dijon ; Gaillard, près Nantes ; Laon ; Lamay, près Poitiers ; Lille, 131, rue Royale ; Roucher ; Lille ; Limoges, 5, rue de Paris ; Lyon-Vaise, 49, chemin de Saint-Cyr ; Marseille, 2, montée de l'Oratoire ; Montpellier, rue Saint-Vincent-de-Paul ; Nancy (côté de Toul) ; Saint-Médard-lez-Soissons ; Saintes, rue des Ballets, 9 ; Toulouse, rue Montplaisir, 26 ; Villerbanne (Rhône).

Il est à remarquer que les villes comme Caen, Chartres, Cherbourg, Orléans, Rouen, là où existaient autrefois les premiers hospices pour les aveugles, il ne se trouve pas actuellement d'écoles pour les aveugles.

Les différentes institutions de l'étranger, telles que les institutions de Prague, de Munich, en Allemagne, Copenhague, l'institution de Philadelphie, de New-York et surtout celle de Boston méritent une attention particulière. A cette dernière, les enfants sont admis entre l'âge de 6 et 15 ans ; on les garde pendant 5 ans. Le programme de l'école est assez chargé : lever à 5 heures du matin, deux heures sont accordées pour les soins de la propreté, la prière, le déjeuner et la promenade avec exercices propres à fortifier le corps.

De 7 heures à 1 heure de l'après-midi, des études sont suivies avec interruption de 10 minutes entre chaque heure de classe. A partir de 1 heure, commence les travaux manuels ; le soir, on leur fait la lecture.

Après cinq ans de cette instruction primaire, les aveugles passent pendant deux ans dans une autre section et, pendant cet intervalle, ils font partie de la fabrique où on prépare des matelas, des coussins, des brosses, etc., etc.

Outre la Société de l'Assistance pour les aveugles, on trouve la Société des ateliers d'aveugles, reconnue d'utilité publique par décret du 7 août 1885. Le siège social et les ateliers se trouvent 1, rue Jacquier. Le but de cette Société est de procurer aux aveugles les moyens d'exercer un état. Elle correspond principalement au désir de ceux qui voulaient fonder des institutions pour les aveugles atteints de cécité après les années de l'enfance, en conséquence non admissibles dans les écoles. Dans ces ateliers on enseigne des métiers manuels, l'école professionnelle n'est qu'un externat. Les élèves sont rétribués et leur salaire augmente avec leurs capacités.

A la sortie de l'école d'apprentissage, l'ouvrier qui peut s'établir est secouru par la Société qui lui procure les matières premières et se charge d'écouler ses produits.

Les conditions d'admission sont : 1° être aveugle ; 2° avoir l'âge de 18 ans au moins et 40 au plus ; 3° être d'une bonne santé et posséder des aptitudes suffisantes pour le travail. Le nombre des places est fixé à 30. Pour les admissions, on adressera la demande au Directeur, 1, rue Jacquier.

La Société Valentin Haüy, pour le Bien des aveugles, est une autre Société qui fut reconnue d'utilité publique par le décret du 1er décembre 1891. Cette Société assiste l'aveugle par le travail et par l'instruction, à l'aide des livres et des journaux. L'Association exerce son patronage sur tous les aveugles, et parfois elle les arrache à des parents qui les maltraitent ou les exploitent. Elle leur procure des livres et des appareils d'écriture, les prépare à l'école spéciale et les y fait admettre. Aux adultes susceptibles d'apprendre un métier, elle leur facilite l'apprentissage. S'ils ont une profession, elle les aide à se procurer des instruments de travail, des matières premières.

Les vieillards ou impotents sont hospitalisés, ou, s'ils peuvent travailler, on leur donne un travail facile. En cas d'urgence, on les secoure.

L'assistance par le travail est faite dans plusieurs ateliers.

Un atelier d'apprentissage pour la fabrication des sacs en papier se trouve situé sur la rive gauche et a son siège sur la rive droite, 62, rue Saint-Sauveur.

Les femmes sont reçues dans l'atelier d'apprentissage de brosserie, chez les Sœurs aveugles de Saint-Paul, 88, rue Denfert-Rochereau, Paris.

Les jeunes filles sont assistées dans l'ouvroir des Dominicaines de Saintes (Charente-Inférieure).

On distribue du travail à domicile pour les femmes, soit des ouvrages en laine au crochet ou au tricot.

Tous les dimanches, de 1 heure à 5 heures, les hommes sont admis dans une salle de réunion et de récréation.

Tous les trois mois, les aveugles nécessiteux reçoivent une prime proportionnée à l'épargne réalisée. Cette somme les aide à payer leur loyer.

Tous les mercredis, de 2 à 4 heures, le secrétariat général de la Société délivre des bons et les aveugles sans famille peuvent faire réparer leurs vêtements à peu de frais ou même gratuitement.

La Société possède une bibliothèque renfermant plus de 4.000 volumes, en points saillants imprimés ou manuscrits. Beaucoup de femmes du monde ont appris l'écriture Braille, afin de pouvoir transcrire à l'usage des aveugles des ouvrages utiles ou agréables. Ces livres circulent dans toute la France.

La Société possède, en outre, des recueils périodiques : le *Louis Braille*, renfermant les renseignements et les conseils spéciaux utiles aux aveugles; la *Revue Braille,* hebdomadaire, imprimée en relief dans le type Braille (lettres, science, musique, chronique); le *Valentin Haüy*, revue universelle des questions relatives aux aveugles, bulletin mensuel de l'Association imprimé à l'usage des clairvoyants.

Le président de la Société est M. François Coppée, de l'Académie française; le secrétaire général, M. Maurice de la Sizeranne; la présidente du comité des dames dames patronesses, Mme la marquise de Raigecourt.

A Marseille, la Société marseillaise des ateliers d'aveugles, 20, boulevard de la Corniche, possède un externat gratuit d'école professionnelle pour les hommes et les femmes. Les aveugles, sans distinction de nationalité ou de culte, sont admis de 18 à 50 ans et ne la quittent qu'à la fin de l'apprentissage. La Société leur accorde 1 franc par jour et leur abandonne le produit de leur travail. On y enseigne la brosserie, la vannerie, la sparterie, la menuiserie grossière. Les illettrés reçoivent chacun une demi-heure de leçon de lecture, d'écriture et de musique.

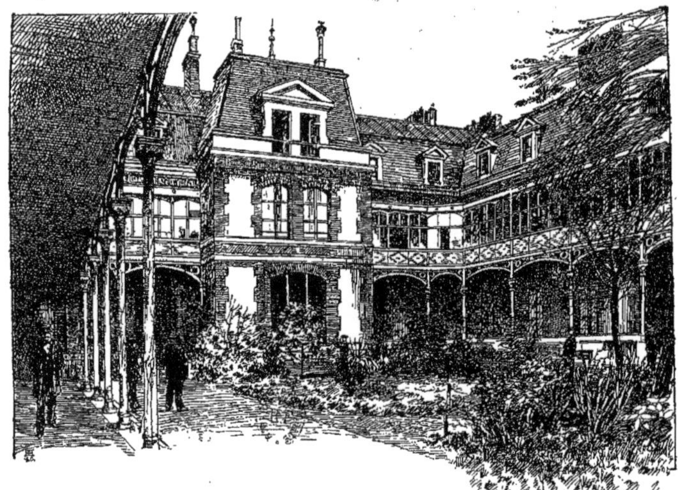

Cour intérieure de la Clinique.

CLINIQUE NATIONALE des QUINZE-VINGTS

L'idée de la fondation d'une maison pour ceux qui sont atteints d'une affection des yeux remonte au XVIIe siècle. C'est de cette époque qu'on essaye de donner des soins aux aveugles de l'hospice des Quinze-Vingts. Au premier abord, on est tout étonné de voir qu'on ne s'est jamais occupé dans cet hospice de traiter les affections oculaires ; mais la maison étant seulement destinée aux infirmes privés de lumière, on y pratiquait exclusivement l'œuvre de l'hospitalité, réservant une chambre garnie au moins de six lits aux aveugles passants.

C'est en 1780 qu'on commence à organiser une sorte de clinique ophtalmologique pour les aveugles de Paris et de la province. Quelques médecins, et surtout Thévenin, sur l'instigation de Richelieu, opère trois cataractes.

Ce projet devait être mis en exécution au moment de la translation de l'hospice de l'antique enclos de la rue Saint-Honoré à son emplacement actuel, qui n'est autre que l'ancienne caserne des mousquetaires noirs sous Louis XIV.

Dans les améliorations proposées à cette époque, figurait la création d'un hôpital de 25 lits pour le traitement des yeux des pauvres de province. On devait fonder un prix de 400 livres pour l'auteur du meilleur travail concernant les maladies des yeux.

Il faut croire que cette œuvre ne pouvait pas se continuer, car toute trace de son existence devient de plus en plus effacée et on arrive à une période où les tristes constatations des statistiques accusent un nombre considérable d'aveugles existant dans les différents Etats.

L'échelle suivante montre que le Portugal occupe la tête, puis suivent la Russie, la Finlande, l'Espagne, la Hongrie, l'Angleterre, l'Allemagne (sauf la Prusse), la France (8e rang), la Prusse, la Suède, la Belgique, l'Autriche, la Suisse, l'Italie, le Danemark et la Hollande.

En 1864, la Finlande comptait 287 aveugles sur 100.000 habitants; mais la création d'une clinique ophtalmologique voit diminuer successivement le nombre des aveugles. C'est ainsi qu'en 1890 on trouve 155 aveugles sur 100.000 habitants. Le trachome est l'affection qui y prédomine.

Ces faits plausibles furent le point de départ de l'ébauche d'une clinique pour les maladies des yeux. Le Directeur des Quinze-Vingts, M. Péphau, en juillet 1872, mit gracieusement à la disposition du Dr Fieuzal une salle pour les consultations des maladies des yeux.

La commission consultative donna tacitement son approbation à cette belle initiative, et le service qu'on rendit à la population du quartier des Quinze-Vingts fut immense et d'autant plus sensible que tous les malades pauvres qui se présentèrent à la consultation obtinrent non seulement les soins, mais encore les médicaments nécessaires pour pouvoir continuer le traitement à leur domicile, et ceux en nombre très restreint d'ailleurs dont l'état imposait une opération furent admis et opérés par le Dr Fieuzal. Cette œuvre bienfaisante, sous l'aspect de charité privée, sans subvention aucune, continua pendant huit ans.

La Société d'assistance pour les aveugles, dans la recherche de diminuer le grand nombre de ces malheureux, atteignit ce but avec la création de la clinique. Les arguments de principe basés sur des faits et le compte des opérations qui furent pratiquées sur les

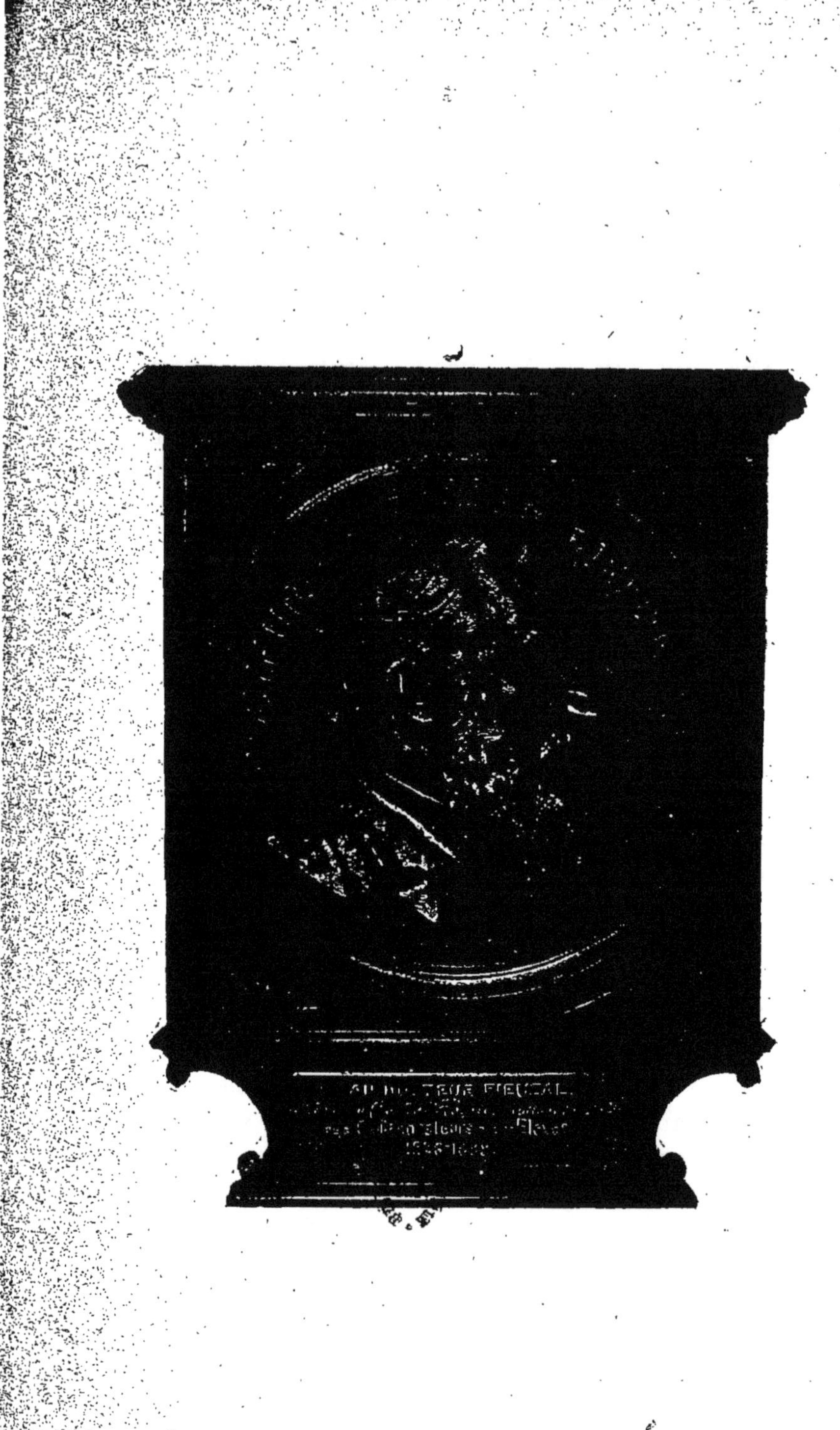

aveugles atteints de cataractes curables, émurent les pouvoirs publics.

Les conclusions d'un rapport spécial obtinrent gain de cause et la création de la clinique fut décidée. Les grands promoteurs, tels que Gambetta, M. Péphau et le regretté Dr Fieuzal, eurent la satisfaction de voir ériger l'établissemens désiré.

Le 15 décembre 1880, la clinique nationale des Quinze-Vingts reçut les premiers malades qui affluèrent de divers points du territoire. On installa quelques lits permettant leur hospitalisation, et les résultats, à la fin de la première année, furent des plus encourageants : le nombre des consultations s'éleva à 20.777, dont 6.946 nouveaux malades, soit un total de 27.723 consultations. La base de la clinique étant établie, l'Etat prit à sa charge les indigents aveugles et une subvention annuelle de 50.000 francs tendit à pourvoir aux frais pour les malades ou les opérés gardés jusqu'à leur guérison. Les malades externes furent admis à une consultation quotidienne. La création de la clinique n'a pas nécessité la réduction d'une seule pension d'aveugles ; l'hospice des Quinze-Vingts continue à secourir les indigents comme par le passé, avec cette différence, toutefois, que les secours qui sont distribués par l'établissement ne s'adressent plus qu'à des aveugles incurables ; les autres sont soignés à la consultation ou admis à la clinique lorsque leur état est sujet à la curabilité par une opération.

LA CLINIQUE

La clinique nationale fut construite par l'architecte Lisch, sous la direction et avec les capitaux des Quinze-Vingts. Les débuts modestes nous la montrent avec une installation de vingt-cinq lits, qui devinrent bientôt insuffisants par les différentes demandes venant de tous les points du territoire. Elle se vit obligée de doubler bientôt ses locaux et le nombre des lits fut porté à 107. Elle aménagea une nouvelle salle d'opérations et créa un laboratoire d'anatomie pathologique et d'hystologie, et comme indispensable au traitement des ophtalmies purulentes des nouveau-nés, ainsi que pour les affections contagieuses ou pour ceux dont l'état imposait l'hospitalisation dans des locaux isolés, elle fonda un pavillon d'isolement.

Les salles de la clinique

Le nombre des salles destinées à recevoir les malades qui se présentent à la consultation externe est de huit, y comprise la salle d'opérations.

L'entrée des malades se fait par la rue Moreau, n° 12. Une plaque indicatrice enseigne que les consultations se donnent tous les jours à partir de midi et demi, exceptés les jours de fêtes et les dimanches, quoique dans certaines circonstances les malades en traitement qui viennent à la clinique pour changer leur pansement journalier sont admis même les jours fériés; mais, dans ce cas, l'entrée des malades se fait par la grande porte de l'hospice des Quinze-Vingts, rue de Charenton, n° 28.

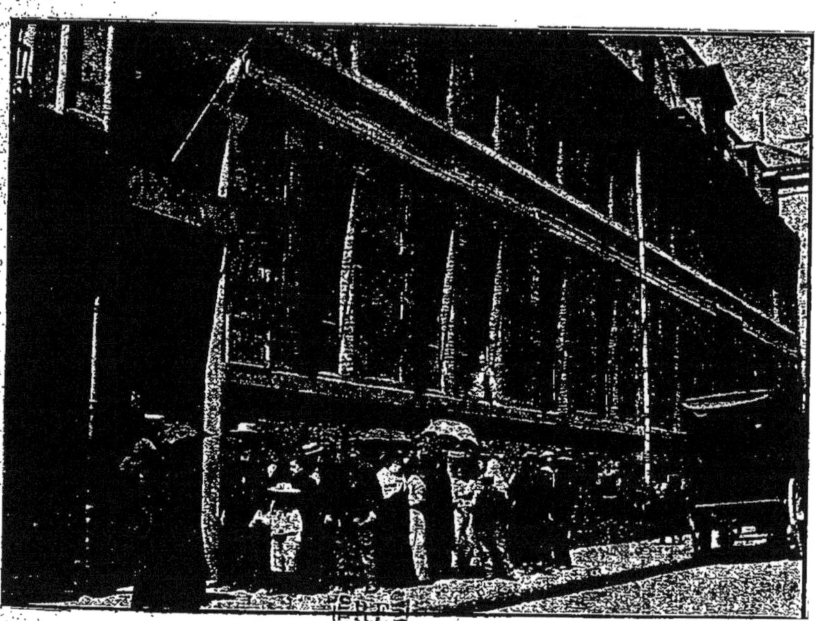

Bien avant midi, en attendant l'ouverture des portes.....

Bien avant midi, l'entrée de la clinique par la rue Moreau se trouve envahie par une foule nombreuse qui se presse pour pouvoir obtenir la première inscription.

Les malades pénètrent par un vestibule dans une grande salle d'attente, et là, munis d'un numéro d'ordre, ils sont inscrits dans un registre. Cette inscription est consignée en double sur un carton qui est gardé et sur lequel on écrit la marche de l'affection. La salle d'attente, quoique très spacieuse, est parfois bien insuffisante pour contenir le trop grand nombre des malades, les bancs sont remplis et même la plus grande partie de ces malades reste debout, attendant son tour, encore heureuse de trouver une place dans la salle, car certains jours les malades sont obligés de rester dans la rue. M. le Directeur, qui tient l'intérêt des malades, avait demandé l'agrandissement des locaux; mais, hélas ! la question budgétaire est là et c'est avec elle qu'on doit compter si on demande quelques réformes.

Outre les bancs, le mobilier qui orne la salle d'attente est restreint : des casiers, au nombre de 72, sont disposés à garder les cartons d'observations des malades. Les murs sont peints à l'ocre jaune et sont ornés, celui de gauche, de l'emblême de la République et d'une plaque en marbre noir portant l'inscription suivante :

LE 9 MAI 1880

JULES GRÉVY ÉTANT PRÉSIDENT DE LA RÉPUBLIQUE,

LA PREMIÈRE PIERRE DE LA CLINIQUE OPHTALMOLOGIQUE

A ÉTÉ POSÉE PAR :

MM. CH. LEPÈRE, MINISTRE DE L'INTÉRIEUR ;

CONSTANS, SOUS-SECRÉTAIRE D'ÉTAT ;

PÉPHAU, DIRECTEUR DE L'HOSPICE NATIONAL

DES QUINZE-VINGTS ;

FIEUZAL, MÉDECIN EN CHEF ;

J. LIESCH, ARCHITECTE.

Le mur de droite contient une photographie du Président de la République, M. Loubet.

La salle d'attente est chauffée par un calorifère pendant l'hiver.

Deux employés sont préposés à cette salle d'attente. Le premier inscrit les malades sur un registre, un autre les appelle par leurs noms pour qu'ils puissent pénétrer dans une autre pièce, dite salle de consultation.

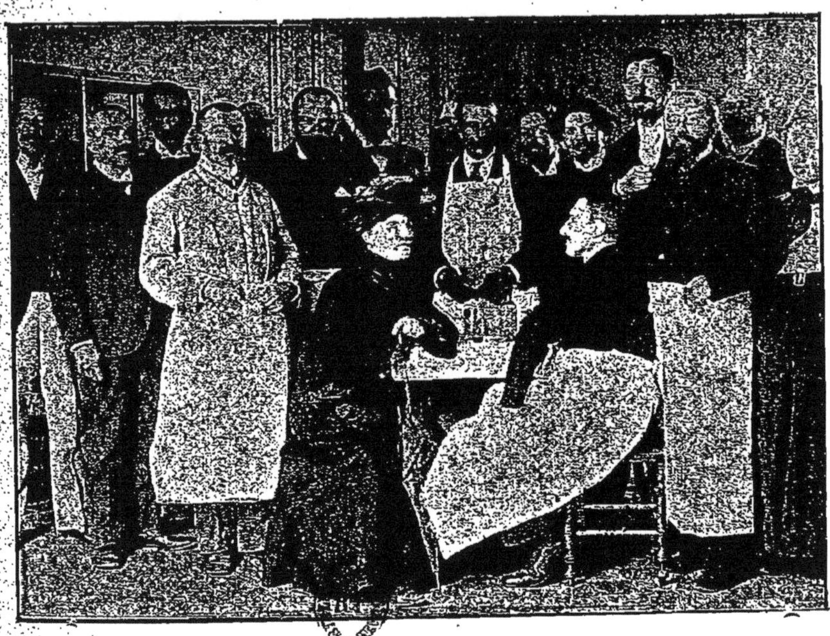

Une Consultation à la Clinique.

SALLE DE CONSULTATION

Nous venons de voir sa communication avec la salle
d'attente. La consultation qui était donnée par feu
Dr Fieuzal, vu le grand nombre des malades, fut bientôt assurée par MM. les Drs Trousseau et Chevallereau,
et, plus tard, le Dr Valude et le Dr Kalt furent nommés
médecins-adjoints et passèrent bientôt médecins titu-
laires.

Aujourd'hui, le service de la consultation est organisé
de la manière suivante :

Lundi, mercredi, vendredi : MM. les Drs Chevallerean
et Valude.

Mardi, jeudi, samedi : MM. les Drs Trousseau et Kalt.

Chaque chef de service est secondé par deux aides de
clinique.

Les consultations que les malades réclament sont
données dans la salle de consultation; mais si leur état
nécessite un examen ophtalmoscopique, ils sont dirigés
dans une pièce destinée à cet usage, où ils reçoivent le
traitement à suivre, et si la réfraction des yeux exige la
correction d'une amétropie, elle est faite dans une
chambre noire et les malades sont renvoyés dans une
troisième chambre où on corrige le vice de la réfraction
par un choix de lunettes.

Depuis sept ans que j'ai le bonheur de fréquenter la
clinique, il m'a été permis de voir au point de vue de la
population qui vient à la clinique, que sur une moyenne
de 150 personnes qui se présentent, deux ou trois à
peine pourraient payer, les autres sont la plupart des
pauvres des bureaux de bienfaisance ou des modestes
ouvriers. Il n'y a qu'un très petit nombre qui cherche à
profiter de la gratuité de la consultation et celui-là se
heurte à des formalités administratives, ce qui fait qu'il

ne peut réellement abuser ni d'une intervention, ni d'une opération.

La création de la clinique ne saurait donc constituer une concurrence sérieuse, ni être la bête noire du cabinet médical privé, car ce ne sont pas les cliniques qui sont une des causes de la crise actuelle de la vie médicale.

Sans avoir la prétention de donner à mon ouvrage le rôle d'un livre de didactique ou celui d'un guide, je m'efforcerai cependant de faire une description très minutieuse de tout ce que j'ai vu et consigné dans mes notes.

En faisant cette description des différents procédés opératoires qu'emploient les maîtres de la clinique, les médecins, et, parmi eux, ceux qui s'intéressent aux affections des yeux, trouveront tous les détails spéciaux à cette affection. Ceux qui n'habitent pas Paris pourront, si les circonstances les amènent, visiter la clinique, et, certes, ils n'auront rien à regretter, la moisson est toujours abondante, car parmi la quantité de malades, le hasard fait toujours découvrir des cas rares qui sont autant de stimulants pour le travailleur.

La consultation pour les affections externes de l'œil est la plus intéressante à tous les points de vue, aussi bien sous le rapport du nombre des malades que sur la variété des cas pathologiques. On y rencontre depuis la banale conjonctivite simple, des blépharites, des kératites phlycténulaires, des kératites interstitielles, des catarrhes printaniers, des néoplasmes de la paupière, même des affections du sinus frontal, des affections de la musculature de l'œil, des strabismes convergents ou divergents, et des affections plus sérieuses, telles que la paralysie de la 3e ou de la 6e paire, etc., etc., bref toute la gamme pathologique de l'œil se succède presque journellement et la clinique, quoique jeune, n'ayant pas encore trente années d'existence, est fière d'occuper un des premiers rangs parmi tous les établissements qui s'occupent d'affections oculaires.

Ainsi qu'il a été dit, l'examen du fond de l'œil se fait dans une chambre réservée, les bancs qui la garnissent ne sont jamais suffisants pour contenir tout le monde. Des lampes bien distribuées sur des pupitres entredistancés servent aux aides, aux étudiants et médecins qui fréquentent la clinique. Non seulement l'intérêt est immense pour le médecin spécialiste qui s'adonne à l'étude favorite des affections oculaires, mais le philosophe peut à son tour faire une étude psychologique concernant l'angoisse et l'état d'âme de celui qui ayant parcouru toute la France ou venant d'un pays très éloigné : Guadeloupe, Antilles, etc., s'entend dire après le diagnostic : « Eh ! bien, mon ami, vous subirez une opération et cela ira bien » ou cette autre sentence : « Avec le temps votre affection s'améliorera », pour ne pas dire à ce malade que son affection est incurable.

Le peintre aussi trouvera une étude en voyant ceux qui accompagnent les malades, telle la mère qui soutient son enfant atteint de cataracte congénitale, ou tel autre qui accompagne son père aveugle ; ce spectacle peut lui fournir l'immortalisation du pinceau.

La consultation de cette catégorie de malades peut être distinguée de la manière suivante :

1° Les incurables qui, sur leur demande, exigent un certificat. Ils le reçoivent libellé sur une feuille de papier ayant la formule suivante imprimée :

MINISTÈRE DE L'INTÉRIEUR

CLINIQUE NATIONALE OPHTALMOLOGIQUE
de l'Hospice des Quinze-Vingts

Je soussigné, médecin de l'Hospice national des Quinze-Vingts, certifie que le nommé   , âgé de   ans, résidant à   , est atteint de cécité complète et incurable par suite de (*suit diagnostic*).

Paris, le   1900.

Le Médecin,

Au premier abord, on pourrait croire que ce sont les médecins de l'hospice qui délivrent ces certificats. Il n'en est rien; les certificats sont délivrés par les médecins de la clinique. Il est probable que c'est une erreur d'impression et que le bulletin devrait mentionner : Je soussigné, médecin de la clinique nationale, etc...;

2º La deuxième catégorie de malades comprend ceux qui, quoique étant atteints d'une affection incurable, se livrent néanmoins difficilement à leurs occupations, mais dont le travail ne leur permet pas de se subvenir à eux-mêmes. Ceux-là reçoivent un certificat constatant qu'ils sont atteints d'une affection leur causant une diminution considérable de l'acuité visuelle et se trouvent dans l'impossibilité de travailler pour subvenir à leurs besoins.

Les malades à qui un vice de réfraction nécessite la correction à l'aide de verres, trouvent tout ce qui se rapporte à cette branche de l'ophtalmologie. Des boîtes complètes avec montures, des verres sphériques et sphéro-cylindriques, des verres prismatiques, etc., etc., des échelles métriques, un campimètre, un ophtalmomètre de Javal pour les astigmates.

Les malades qui ont besoin d'une opération peuvent la subir à la clinique, à condition d'établir leur indigence. Pour ceux qui habitent la province, ils ont à fournir des pièces à l'appui de toute demande d'admission gratuite à la clinique nationale des Quinze-Vingts.

L'instruction émanant du Ministère de l'Intérieur indique que tout malade à diriger sur la Clinique nationale devra, par les soins du maire de la commune, transmettre à M. le Directeur de l'Hospice national des Quinze-Vingts, sous le couvert de M. le Ministe de l'Intérieur :

1º Une demande indiquant ses nom, prénoms, âge et profession;

2º Un certificat d'un docteur en médecine attestant l'état d'intégrité absolue ou relative des membranes profondes de l'œil, et donnant aussi exactement que possible le diagnostic de la maladie. Ce certificat devra contenir, en outre, les renseignements relatifs à l'influence héréditaire ;

3° Un extrait du rôle des contributions directes indiquant le montant des impositions à la charge du malade ou à celle de sa famille ;

4° Un certificat d'indigence délivré par M. le Maire de la commune et dûment légalisé, visant la pièce n° 3 ci-dessus.

NOTA. — Avant de délivrer les certificats d'indigence, MM. les Maires devront exiger la reproduction de l'extrait des rôles des contributions dont la date sera relatée par eux.

Voici le modèle du certificat du docteur :

Nom ....

Prénoms ....

Age ....

Domicile ....

ŒIL GAUCHE	ŒIL DROIT
Perception lumineuse bonne.........	....
— — médiocre.	....
— — mauvaise......	....
— — réduite en dedans	....
— — — en haut..	....
— — — en bas...	....

DIAGNOSTIC

Œil gauche...

— droit ....

Cataracte, etc. ....

Renseignements sur la famille (hérédité), sur l'époque du début de la maladie, sur la santé générale du malade.

Les malades reçoivent alors le titre d'admission ainsi conçu :

Ministère de l'Intérieur

HOSPICE NATIONAL
des
QUINZE-VINGTS

CLINIQUE NATIONALE OPHTALMOLOGIQUE
28, Rue de Charenton

TITRE D'ADMISSION

Délivré à M ....
Domicilié à ....
Commune de ....
Département de ....

M .... , indigent, devra se présenter à la Clinique le ....

Il aura à se munir pour chacune des Compagnies de Chemins de Fer appelées à le transporter de deux réquisitions de transport à demi-tarif (une pour l'aller et l'autre pour le retour), pour la délivrance desquelles il devra s'adresser au Maire de la commune ou au Préfet du département.

Les réquisitions pour le voyage d'aller ne seront valables qu'à condition d'être utilisées dans le délai maximum de huit jours à compter de leur date. Les réquisitions pour le voyage de retour seront remises au bureau du Secrétariat, 13, rue Moreau, pour faire remplir le certificat de présence à la Clinique.

Lorsque l'aveugle indigent sera accompagné, il sera établi pour son retour et celui de son conducteur des réquisitions de transport distinctes.

Paris, le .... 1900.

*Le Directeur de l'Hospice national
des Quinze-Vingts,*

A. PÉPHAU.

NOTA. — Le malade devra apporter, pour le cas où il serait hospitalisé, du linge pour une période de dix jours en moyenne (article 12 du règlement).

M .... à ....

A Paris, où le contrôle de l'indigence est plus difficile à faire, les malades qui se présentent aux opérations de la Clinique doivent apporter :

1º La quittance de loyer ;

2º Un certificat d'indigence ;

3º Un extrait du rôle des contributions, délivré par M. le Percepteur du quartier.

Les propriétaires peuvent délivrer un certificat à leur locataire, constatant que dans leur maison, sise à Paris, rue   , nº   , le sieur (nom et prénoms), exerçant la profession de   , ne possède pas à leur connaissance les ressources nécessaires pour se faire soigner à ses frais. En foi de quoi le certificat lui permettra d'obtenir à titre d'indigent l'admission gratuite à la Clinique nationale Ophtalmologique des Quinze-Vingts.

Paris, le   1900,

(Signature)

Légalisation de la signature par M. le Commissaire du quartier.

Les malades reçoivent une lettre de convocation ainsi conçue :

Ministère de l'Intérieur

HOSPICE NATIONAL
des
QUINZE-VINGTS

Paris, le .... *1900.*

M   , veuillez vous présenter à la Clinique nationale, 13, rue Moreau, le .... , à midi et demi précis, pour y être opéré suivant votre demande.

Le Directeur,
A. PÉPHAU.

Nota. — Ne pas oublier de remettre au Secrétariat, 13, rue Moreau, une attestation d'indigence, ou toute autre pièce en tenant lieu.

M ....

Tout en réservant un chapitre distinct aux opérations pratiquées dans les différents services, je décrirai rapidement les petites interventions urgentes que les aides pratiquent journellement dans ces services, ou si le cas échéant il doit être fait une plus grande intervention par le chef de service le jour même, sans la remettre au jour fixé habituellement aux opérations.

CORPS ÉTRANGERS DE LA CORNÉE

La Clinique des Quinze-Vingts étant située dans un centre très populeux et éminemment industriel, elle est journellement fréquentée par des ouvriers forgerons, mécaniciens, maçons, etc., etc., bref, par tous ceux qui, accidentellement, peuvent recevoir un corps étranger dans la cornée. Dans les deux services qui fonctionnent simultanément, on compte par jour, en moyenne, une dizaine de corps étrangers de la cornée.

Le manuel de l'extraction est des plus simples : un léger lavage avec une solution de cyanure de Hg 1 : 1500 est faite, on instille quelques gouttes d'une solution de chlorhydrate de cocaïne 1 %, le malade attend quelques minutes, jusqu'à la complète anesthésie de la cornée, et on procède après à l'extraction de ce corps étranger. On saupoudre la petite érosion tantôt avec un peu de iodoforme en poudre, ou on applique une légère couche de pommade d'oxyde jaune d'hydrargyre 1 %, une rondelle de gaze antiseptique simple, un peu d'ouate hydrophile et un bandeau complète l'intervention. Le lendemain, le malade revient à la consultation, et si l'œil ne présente aucune irritation le bandeau est supprimé. D'une façon générale, nous avons remarqué sur plusieurs centaines de malades que les suites sont presque toujours bonnes ; je dis presque toujours, car dans certaines circonstances, quoique rares, si le malade a déjà subi la tentative d'extraction de ce corps étranger ailleurs, tentative qui a été infructueuse, s'il arrive le 3e jour après avoir subi l'intervention d'un de ses camarades qui aura cherché à faire l'extraction, soit avec un instrument malpropre, soit avec ses ongles plus ou moins nettoyés, eh bien, dans ces cas, le malade se présente avec son corps étranger et une infection localisée, et si ce n'est un

iritis, encore bien heureux s'il ne porte pas un hypopyon. Alors le malade doit venir tous les jours et se
soumettre au pansement suivant : atropine 1/200, attou-
chement au galvano, saupoudrer au iodoforme, bandeau
avec la gaze et la ouate antiseptique. Si l'infection est
très limitée et très légère, on cherche à faire l'extraction,
mais si peu étendue qu'elle soit on n'intervient pas, car
la partie infectée subissant une légère nécrose elle
éliminera le corps étranger.

Les corps étrangers d'une importance plus grande,
comme ceux qui pénètrent dans le globe oculaire,
étaient jusqu'ici pendant des mois soumis à des questions de probabilité et non de certitude. Actuellement,
sur l'instigation de M. le Dr Kalt, le dévoué et si distingué directeur des Quinze-Vingts M. Péphau a fait obtenir un sidéroscope qui se trouve installé à la Clinique;
la sensibilité de cet instrument est réellement très
grande. Fabriqué par l'ingénieur constructeur M. Char-
pentier, cet instrument décèle la présence de parcelles
très minimes d'éclat de fer dans le fond de l'œil. La conception de l'instrument repose sur le fait qu'un œil por-
teur d'un corps étranger, et placé près de cet appareil,
produit une déviation. Cette oscillation projette une
ombre sur une règle graduée. Depuis le peu de temps
que cet instrument est installé, son fonctionnement a
rendu déjà de bons services, car une fois le corps étranger reconnu l'électro-aimant termine la besogne.

Si, dans certaines circonstances, les corps étrangers
séjournent un temps plus ou moins long sans amener
aucune réaction inflammatoire, il n'en est pas de même
pour la généralité des cas où il faut être fixé sur la présence du corps étranger. Les dégâts seraient bien moins
grands par l'intervention immédiate que par les imflam-
mations graves d'une hyalite suppurée ou d'une choroïdite atrophique du globe de l'œil, ou encore l'ophtalmie
sympathique qui est toujours suspendue sur la tête du
malade comme l'épée de Damoclès.

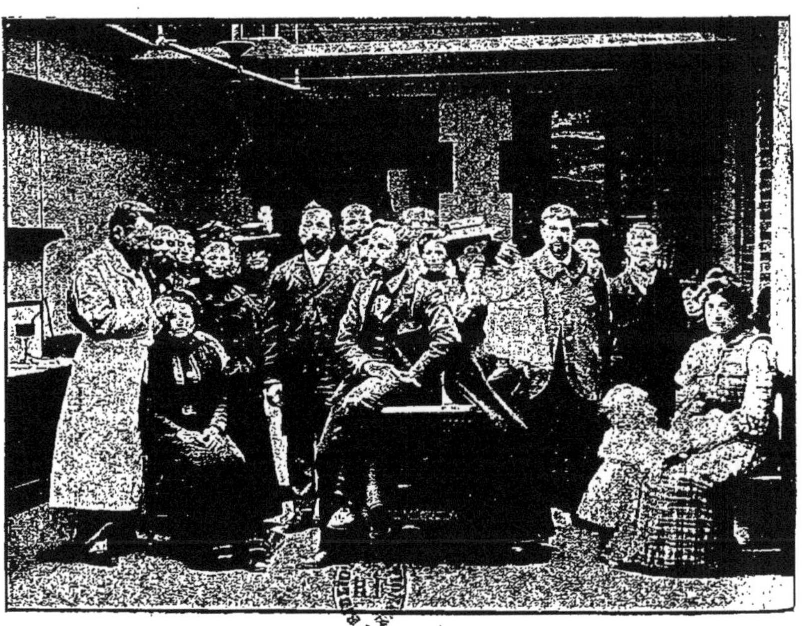

Le traitement du larmoiement.

LE LARMOIEMENT

Cette affection, si fréquente et si longue à guérir, se rencontre à la Clinique journellement. Il se présente des malades tantôt avec le larmoiement simple, uni ou bilatéral, tantôt le larmoiement avec tout son cortège dévastatoire : ectropion, abcès de la cornée, même quelquefois la cornée est complètement détruite par l'abcès. Ces derniers cas, ainsi que les ectropions larges non susceptibles d'une amélioration par le cathétérisme, sont l'objet de soins particuliers sur lesquels je reviendrai au moment où je parlerai des affections traitées au pavillon d'isolement. Lorsqu'il s'agit d'un larmoiement simple, en général le cathétérisme horizontal avec le stylet conique est suffisant, ou encore le débridement et l'incision en arrière du conduit lacrymal à l'aide du couteau de Weber. Sur plusieurs centaines de malades, dont j'ai eu la bonne fortune de diriger le traitement dans le service du Dr Kalt, et sur ses conseils, je me suis maintenu aux indications suivantes en tirant des conclusions décisives qui peuvent servir de guide fidèle pour ces sortes d'affections :

Le larmoiement simple, uni ou bilatéral et non de longue date, ne remontant pas à plus d'un an, est traité par un simple cathétérisme horizontal suivi de débridement en arrière et du passage d'une sonde n° 2 ou n° 3. Plusieurs points sont à remarquer : 1° le débridement en arrière ne doit pas être fait avec un canal lacrymal inflammé ; 2° le rétrécissement du canal lacrymal siégeant habituellement au carrefour de l'entrée du conduit nasal et à la portion terminale du conduit palpébral, c'est à l'endroit où siège habituellement le rétrécissement qu'est la cause du non passage de la sonde. Si la première tentative échoue dès le début, il faut s'abstenir de brusquer, car la seconde tentative couronnera le succès. Il est évident que dès le premier passage on peut réussir, mais la première victoire ne vaut pas les déboires qui suivent : fausses routes, déchirure de la muqueuse nasale et son saignement.

Un deuxième point important, et sur lequel il faut toujours insister, c'est que les cathétérismes doivent se faire dans une pièce séparée. A la Clinique, la pièce réservée à cet effet est très vaste, le jour vient d'en haut, le toit étant vitré. Ayant à ma disposition un fauteuil ophtalmologique et tout ce qui est utile aux cathétérismes, j'ai l'habitude de faire coucher les malades, surtout pendant les premiers jours du traitement. Le grand avantage de réunir les malades qui subissent le même traitement est considérable, car ils s'encouragent mutuellement. Faire coucher le malade ne doit pas être une question négligée, on évite d'abord le mouvement de recul du malade et ensuite on lui épargne la syncope encore assez fréquente, et ce ne sont pas des scènes encourageantes pour ceux qui attendent leur tour. Le seul point désagréable du traitement des larmoiements en commun, c'est lorsque le hasard de la Clinique amène une femme douée d'accès hystériques et qui trouve le moment favorable à les manifester. La scène est vraiment regrettable, car ce jour-là les malades, même les anciens, vous donneront des désagréments, et ceux qui ont subi plusieurs cathétérismes se plaindront aussi que la sonde leur fait mal. Le procédé de douceur est une condition indispensable pour éviter les fausses routes et la déchirure de la muqueuse nasale. Tant que nous n'avons pas de pus dans les voies lacrymales, nous évitons les injections de toute sorte. Quant aux larmoiements avec légère distension du sac avec un contenu muqueux ou même purulent, le procédé de choix est le suivant : même traitement que pour le larmoiement simple : cathétérisme horizontal, débridement, passage d'une sonde nᵛ 2 ou n° 3 et augmentant successivement jusqu'au n° 6, puis nous recommandons aux malades de faire chez eux le massage dans la région du sac avec l'index enduit de la pommade à l'oxyde jaune d'Hg 1 °/o. Le massage ne consiste pas dans l'effleurement de la peau à la région du sac, au contraire, c'est une pression plus ou moins accentuée faite à la région de l'angle interne de l'œil. Cette pression doit être faite de bas en haut, pendant un quart d'heure, et répétée deux fois par jour si possible. Cette pratique donne des résultats incontestables et m'a paru remplir un double but : par la pression exercée, le contenu du sac se vide et on tonifie la musculature de cette région; l'ectropion qui survient plus tard pourra être sinon évité, mais au moins atténué. Sur la quantité de malades qui viennent trois fois par semaine pour subir cette pratique, j'ai obtenu de bons résultats lorsque je suis arrivé à faire passer le n° 4 des sondes et que j'ai pu commencer à faire des injections. J'ai essayé quelques liquides : eau oxygénée ainsi qu'on la trouve dans le commerce, à condition de l'avoir fraîche, et j'ai obtenu des résultats peut-être plus encourageants qu'avec l'eau boriquée. Le seul inconvénient, c'est que l'eau oxygénée s'altère rapidement; il faut la renouveler presque toutes les semaines, et si on veut savoir qu'elle conserve toutes ses qualités, le signe suivant est caractéristique : quand elle est fraîche, le liquide mousse aussi bien sur la muqueuse conjonctivale qu'à travers le canal nasal; le liquide n'est pas caustique, mais légèrement irritant; cette irritation dure à peine quelques minutes. Il y a aussi un autre procédé que j'ai employé et qui consiste à injecter à travers les voies lacrymales une petite quantité de pommade d'oxyde jaune à l'aide d'une seringue d'Anel. La pommade à l'oxyde jaune est nullement irritante, et par sa légère quantité d'oxyde elle est antiseptique aussi bien pour les voies lacrymales que pour les paupières ; mais le liquide communément employé est l'eau boriquée, c'est par elle, par le sondage, et surtout par le massage que j'ai compté le plus grand nombre de succès. Je n'ai jamais employé l'électrolyse ou d'autres injections à travers les voies lacrymales et je ne puis juger ces méthodes.

Enfin, dans le cas où la dacryocystite présente une large distension du sac, celui-ci est enlevé. L'ablation est suivie ou non d'une cautérisation au thermo.

Le larmoiement congénital ne demande guère un traitement spécial : cathéthérisme simple est le procédé de la clinique. En général, un ou deux cathéthérismes suivis d'un massage qu'on recommande aux mères de faire dans la région du sac donne les meilleurs résultats.

L'unilatéralité de l'affection surpasse toujours la bilatéralité. Sur neuf cas unilatéraux, un est bilatéral. Cette prédisposition a toujours intrigué les auteurs; Bressegen prétend que toute dacryosistite a son origine dans une affection nasale, tels que catarrhe sec, ozène, rhinite hypertrophique, etc.

Sans être trop absolu, j'ai trouvé, sur cent larmoiements, dix affections nasales sus décrites, ou encore des déviations considérables de la cloison nasale : polypes, sinusites maxillaires, ethmo ou sphénoïdales. Bref, tout ce qui contribue à fournir la purulence. Que cette suppuration vienne du sinus ou de masses polypoïdes, ou d'une hypertrophie considérable du cornet, le méat inférieur du canal nasal sera fermé. Une fois la purulence établie, elle est entretenue par la stagnation du pus dans une cavité close. Cette manière de voir semble d'autant plus juste lorsqu'on pense que les ophtalmies purulentes des nouveau-nés sont parfois intarissables si on a pas soin de chercher la cause dans une dacryocystite purulente.

La grande importance qu'on attache actuellement aux affections nasales dès qu'il s'agit d'une dacryocistite qui ne cède pas aux moyens ordinaires est pleinement justifiée, car par le traitement rationnel qu'on impose à la cause primitive les améliorations et la guérison de la lésion oculaire ne se font pas attendre.

Le rapport constant des affections du naso-pharynx avec les affections oculaires mériterait l'organisation d'un service spécial de rhinologie et d'otologie, le bénéfice que les malades en retireraient serait inappréciable.

Considérations et remarques sur le traitement employé à la consultation externe pour les affections les plus fréquentes ne nécessitant pas une intervention chirurgicale.

Quoique la richesse de la consultation externe fournisse à la clinique la sélection de tel ou tel traitement, ce traitement varie néanmoins d'après chaque chef de service ou selon les circonstances dans lesquelles l'affection se présente.

Les *Blépharites*, les *Blépharoconjonctivites*, les *Kératites* récentes ou à poussées inflammatoires, bien que leur traitement soit des plus simples, il mérite une attention toute particulière. La thérapeutique de ces affections est la suivante : Lavages au sublimé (Kalt), formule ainsi composée :

Bichlorure d'Hg........ 0.10 centigr.

Eau distillée.......... 500 grammes (sans alcool)

Compresses et lavages deux et trois fois par jour. Ce traitement est le même dans les autres services, mais parfois on alterne avec l'emploi d'une solution de :

Cyanure d'Hg....... .... 0.05 centigr.

Eau distillée............ .... 500 grammes

Le sol ciliaire est sujet à une attention toute particulière par l'usage de la pommade suivante :

Trousseau et Kalt	Oxyde jaune d'Hg.......	0.10	centigr.
	Vaseline neutre.........	15	grammes
Valude	Vaseline neutre.........	10	grammes
	Précipité rouge.........	0.10	centigr.
Chevalereau	Précipité blanc.........	0.05	centigr.
	Axonge fraîche benzoïnée	5	grammes

à mettre le soir en dedans des paupières. M. Chevallereau emploie aussi très fréquemment la pommade à l'oxyde jaune.

Les *Conjonctivites* à forme *pseudo-membraneuse* non diphtéritiques ne sont pas sujettes à un traitement spécial. Des lavages simples 4 à 5 fois par jour à l'eau boriquée :

Acide borique..	20 grammes	
Eau distillée....................	500	—

donnent de bons résultats ; mais, dans la forme diphtéritique, on fait couramment une injection de sérum de Roux selon les règles habituelles.

Les *Blépharites traînantes* avec des abcès meïbomiens fréquents sont soumises à l'épilation complète des cils et à un massage avec la pommade jaune. Les résultats obtenus sont des meilleurs.

Les affections de la cornée en apparence si simples exigent un traitement varié selon les indications suivantes : Pour les Kératites phlyctenulaires avec hyperhemie irienne, M. Kalt emploie les instillations d'atropine selon cette formule :

Sulfate neutre d'atropine.	0.05	centigr.
Eau distillée............	10	grammes

à instiller une à deux fois par jour selon les cas. La pommade à l'oxyde jaune et l'application d'un bandeau sur un pansement complètent le traitement. Si cette affection présente un caractère de gravité par la menace de

perforation de la cornée due à un abcès, on fait l'attou-
chement de cet abcès au galvano et on instille quelques
gouttes d'une solution de pilocarpine à titre de 1 o/o
plus le pansement sus décrit. Le malade doit revenir
tous les jours se soumettre au pansement.

M. Trousseau donne la préférence au traitement suivant : Pour les Kératites phlycténulaires ou pour les
ulcères légers de la cornée avec hyperhémie irienne,
ainsi que dans les cas où l'ulcération menace la perforation, il emploie la pilocarpine, tandis que dans les ulcérations avec iritis grave il emploie l'atropine. Il arrive
fréquemment que malgré tout les améliorations se font
attendre. Les enfants ont un Blépharo-spasme considérable ; il est impossible de les approcher, leur tête enfoncée dans le plis du coude ou se pelotonnant près de
leur mère ils poussent des cris déchirants et offrent un
spectacle navrant, de plus avec cela l'affection traîne.

La conduite que je tiens et qui me donne de très bons
résultats (bien entendu si on prend l'affection au début)
est de faire coucher l'enfant, de lui mettre un ou deux
écarteurs selon qu'un ou deux yeux sont pris ; au moment où les paupières sont écartées je prends de l'ouate
trempée dans une solution de cyanure d'Hg 1/1500 et je
laisse couler à grands flots ce liquide entre les paupières.
Après cette irrigation, je mets quelques gouttes de cocaïne solution 1 o/o, atropine ensuite, enfin un peu de
pommade à l'oxyde jaune, j'enlève les écarteurs qui sont
restés en place peut-être 30 secondes, puis l'enfant est
rendu libre à sa mère sans aucun pansement. Il arrive
parfois des cas où l'enfant ne supporte pas la pommade
jaune, alors on lui met de la vaseline pure ou bien si l'a-
tropine lui donne des poussées de conjonctivites et éter-
nuements, on instille la cocaïne à la place d'atropine.
Ces pansements sont répétés tous les jours. Dans les cas
graves où les paupières sont fortement œdématisées, présentant un spasme considérable, on fait la canthoplastie

Les *brûlures de la cornée* par les caustiques, tels la chaux, le ciment, le plomb fondu, etc., etc., n'auraient pas, j'en suis convaincu, un pronostic fatal si le traitement était institué de bonne heure. Je sais bien que souvent, malgré l'assiduité du malade et le dévouement du médecin, les ravages sont considérables surtout lorsque l'étendue du mal amène des cicatrices vicieuses, le symblépharon palpebro-conjonctival, encore dans ce cas admettons qu'un nombre très restreint serait épargné de ces cicatrices vicieuses si on intervenait fréquemment pour empêcher ces adhérences à l'aide d'une sonde qu'on promène à plusieurs reprises dans le cul de sac conjonctival, puis en ajoutant ensuite un peu de vaseline et cela tous les jours.

Les *infections graves* de la cornée avec iritis et hypopyon se trouvent fort bien des injections sous-conjonctivales de la moitié d'une seringue de Pravaz contenant une solution de cyanure 1/3000.

Le *catarrhe printanier*, affection si rebelle, n'est pas soumis à un traitement spécial ; M. Kalt emploie la pommade à l'oxyde jaune, M. Chevallereau le sulfate de zinc, de plus, il attache une importance aux affections nasales de ces enfants. La pommade jaune introduite dans les narines lui a rendu les meilleurs résultats.

L'*Iritis rhumatismal* bénéficie de la thérapeutique suivante : atropine, salicylate de soude, 2 grammes par jour.

Les *Irido-kératites*, les *Iritis plastiques*, les *Chorio-rétinites* sont soumises par M. Kalt à des injections intra musculaires dans la région fessière d'un centimètre cube d'une solution de cyanure d'Hg 1 o/o tous les deux jours. Les jours que le malade ne vient pas aux piqûres, il fait des frictions mercurielles. Afin d'éviter les douleurs, M. Valude formule la solution de cyanure de la manière suivante :

```
Cyanure Hg.......................... ⎫
Cocaïne chloryd........ ............ ⎬ aa 1 gr.
Eau distillée.................... .. ...   100
```

MM. Trousseau et Chevallereau ordonnent exclusivement les frictions mercurielles ou sirop de Gibert. Les Irido-kératosclérites à poussées récidivantes se trouvent fort bien, d'après M. Kalt, des injections sous-conjonctivales d'un demi-centimètre cube d'une solution de cyanure 1/3000. Atropine et bandeau complètent toujours ce traitement qui doit être continué tant qu'il existe des poussées inflammatoires. En général, les malades tirent de grands bénéfices de ces injections, l'amélioration ne tarde pas à survenir au bout de dix injections sous-conjonctivales.

Pour ce qui touche les *névrites* avec atrophie *papillaire* incomplète, on ordonne soit la noix vomique ainsi formulée :

```
Teinture de noix vomique......   10 grammes
Eau distillée ...................   300      —
```

Une cuillerée à soupe dans un peu d'eau avant les deux principaux repas ou encore des injections intramusculaires fessières d'une solution d'antipyrine d'un centimètre cube trois fois par semaine.

```
      Antipyrine ....................... 25 grammes
      Eau.............................. 50      —
ou
      Sulfate neutre de strychnine....... 0.50
      Eau............................. 50 grammes
```

Dans d'autres cas, on emploie l'électricité par les courants continus.

Les *névrites toxiques* dues à l'alcoolisme chronique et au tabac ont un traitement presque identique aux atrophies papillaires incomplètes; mais, dans le service de M. Kalt, les amblyopies toxiques sont soumises à un traitement des plus énergiques :

1º Abstention complète de l'alcool et du tabac (ce qu'on obtient difficilement);

2º Par le traitement intensif d'injections intra-musculaires fessières d'une seringue de Roux contenant 20 cc. de sérum artificiel formulé ainsi :

Chlorure de na	2 grammes	
Phosphate de soude	4	—
Sulfate de soude	8	—
Acide phénique neigeux	1	—
Eau pure stérilisée	100	—

Je possède en ce moment 50 observations de névrites toxiques : 5 femmes et 45 hommes, qui, au moment où ils se présentèrent à la consultation, avaient une acuité visuelle des plus défectueuses ; certains malades ne pouvaient distinguer les doigts à un mètre à peine. Les autres avaient l'acuité visuelle de 1/10, 1/8, 1/6 et même 1/4 tout en comptant leur scotome central pour le vert et le jaune, et, de plus, la décoloration ou l'hyperhémie de la papille qu'on trouvait à l'examen ophtalmoscopique. Parmi ces malades, plusieurs d'entre eux s'étaient fait traiter ailleurs sans amélioration, et lorsqu'ils suivirent le traitement de la clinique en venant régulièrement quatre fois par semaine, au bout de six semaines leur acuité visuelle remonta considérablement. Bien entendu, les malades et ceux qui veulent guérir nous aident par l'abstention ; mais, d'ores et déjà, je peux dire que l'abstention seule ne suffit pas. Quelques données urologiques très importantes m'ont fourni des surprises très intéressantes. Ayant à compléter des recherches, je reviendrai sur ce sujet d'une façon plus développée et plus détaillée dans une prochaine publication.

Les injections intra-musculaires massives de 20 centimètres cubes de sérum sont parfaitement supportées par nos malades. Quelques-uns se plaignent d'une douleur qui disparaît rapidement, chez d'autres elle persiste pendant quatre heures au plus. Jamais je n'ai observé aucune réaction locale ou poussée inflammatoire quelconque. Au point de vue du résultat, il est des plus encourageants.

Le *strabisme convergent* des enfants (Kalt) qui n'ont pas atteint l'âge de 7 ans est soumis au traitement de l'atropine et à la surcorrection de la réfraction par des verres appropriés.

C'est surtout dans les amblyopies par défaut d'usage chez les jeunes sujets que ce traitement est des plus efficaces. L'atropine est continuée pendant un ou deux mois, en surveillance au point de vue toxique. Les verres correcteurs sur l'œil malade et un bandeau appliqué plusieurs fois dans la journée sur l'œil sain donnent d'excellents résultats. Plusieurs cas de ces amblyopies ayant une acuité des plus défectueuses, comptant les doigts à peine à un mètre furent améliorées au point de ramener l'acuité visuelle à la normale : V. = 1.

J'aurai terminé avec ces particularités de la consultation externe si j'ajoute un mot sur les simulants.

Sans parler de la cécité simulée qui ne peut pas échapper grâce aux moyens dont on dispose, j'ai eu l'occasion d'observer une malade réclamant des soins pour une affection de la conjonctivite qui ne cédait à aucun traitement ; c'était une jeune fille accompagnée de sa mère désolée de ne pas la voir guérir. Cette jeune apprentie voulant échapper à ses devoirs, avait introduit dans le cul-de-sac conjonctival une partie minuscule d'une pelote de fil noir qui entretenait continuellement l'irritation. En écartant le cul-de-sac de sa paupière inférieure, je trouvais le bout de pelote en question et à partir de ce jour je n'ai pas revu la malade.

Les *indications* thérapeutiques dans les cas d'extrême urgence varient surtout lorsqu'il s'agit de plaies pénétrantes du globe.

Les accidents traumatiques du globe sont plus fréquents après les fêtes du 14 juillet. A cette époque, c'est soit par l'éclat d'une capsule ou par l'explosion d'une préparation d'un fulminant quelconque que les yeux sont atteints.

Dans bien des circonstances, les enfants se font eux-mêmes la section traumatique du globe par la maladresse suivante : en voulant sectionner une ficelle formant une anse dont les deux extrémités sont tenues par la main gauche et en introduisant un couteau à l'autre extrémité qu'ils veulent couper. Ce couteau étant tiré vers leur droite, leur échappe et va se loger dans l'œil.

Chez les ouvriers, c'est un crochet ou autre corps contondant qui provoque la section traumatique. Sans vouloir examiner toutes les causes accidentelles tels coup de canne, coup de parapluie, éclat de verre, etc., etc., je me suis demandé quel serait l'avenir de ces yeux. L'occasion m'a été fournie par cinq blessures graves de l'œil que j'ai suivies à longue distance. En voici les résultats : dans le service de M. Kalt, les malades s'étant présentés immédiatement après l'accident, ils furent soumis à un lavage des plus minutieux de la plaie en cherchant si toutefois il ne restait pas des débris de corps étrangers. Le malade, préalablement couché, on réséqua la hernie de l'iris si elle existait, puis détachant la conjonctive autour de la cornée on fit une suture de la conjonctive. Cette suture fut selon les cas partielle ou recouvrant complètement la cornée. Les malades vinrent régulièrement tous les jours au pansement. Généralement il n'y eut aucune réaction, les fils restèrent en place pendant huit à dix jours. Sur les cinq cas que j'ai suivis, deux ayant eu la section dans la région ciliaire, région des plus graves, le malade s'en tira avec la perspective d'une atrophie du globe, chez trois autres la section portant plus loin, malgré la béance énorme de la plaie scléroticale, l'acuité visuelle fut comparativement bonne : V. = d. à

2 mètres. Chez une autre : V. $=$ 1 mètre. Enfin, un troisième : V. $=$ d. à 0.50.

M. Trousseau est partisan de la suture conjonctivale en bourse.

M. Chevallereau emploie aussi ce procédé ; dans d'autres cas, il ne fait qu'un pansement simple.

LES GRANDES OPÉRATIONS

La salle où on pratique les grandes opérations, telles que les cataractes, les iridectomies, etc., etc., faisant suite à la salle du choix des lunettes, est très grande et bien éclairée. Du côté de la rue Moreau, elle reçoit une lumière diffuse à travers des vitres blanchies, et du côté du jardin de la maison elle reçoit le jour par une immense baie. Peints à l'huile, ses murs peuvent être lavés. Les angles sont arrondis, le sol pavé d'un bon carrelage; elle est éclairée l'hiver, lorsque les jours sont fort diminués, par un lustre pourvu de six becs, et elle est chauffée par un calorifère. Bref, elle constitue non seulement une belle pièce pour les opérations, mais elle peut recevoir un grand nombre d'auditeurs pour les cours que chacun des maîtres fait dans le courant de l'année. Tout en restant sur le terrain pratique, ces cours sont très instructifs, doublés de la bienveillance de ceux qui les professent, et ils sont suivis de la présentation des malades ou des opérations. Ils constituent la partie la plus utile pour les médecins qui fréquentent la Clinique.

Le mobilier de la salle d'opération est le suivant : deux grands lavabos disposés dans chaque angle de la pièce, dont un à eau chaude servant à faire l'asepsie préalable des mains. Deux fauteuils ophtalmologiques, une étagère mobile pour les instruments. Un irrigateur placé sur une coulisse glissante peut être monté ou descendu à la hauteur voulue au moment de s'en servir. Un fourneau à gaz pour faire bouillir préalablement les instruments, le matériel à pansement stérilisé dans un autoclave, ainsi qu'une armoire fenêtrée renfermant des boîtes ophtal-

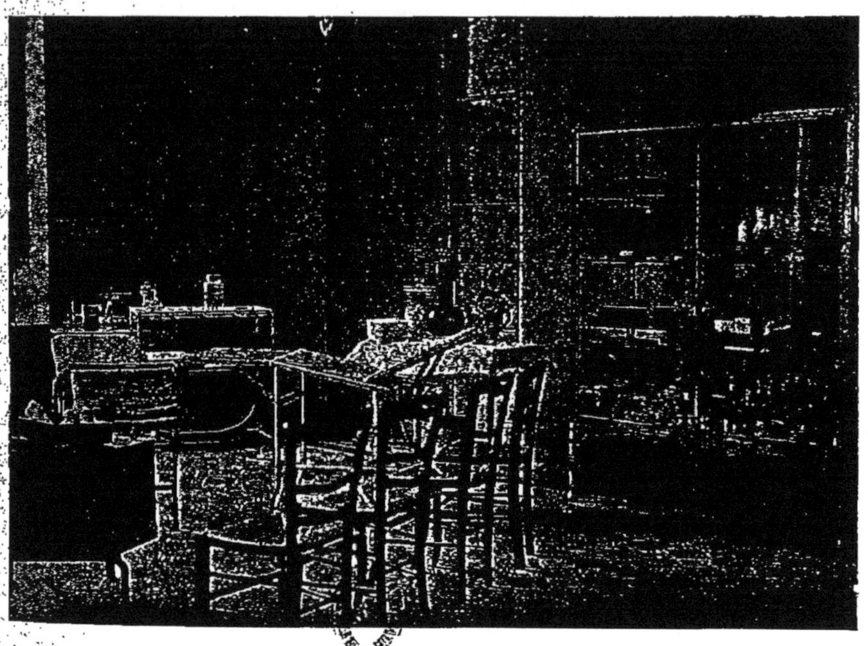

Salle d'Opérations.

mologiques pour chaque chef de service tels qu'un galvano-cautère, un thermo-cautère, un appareil à électrolyse, un électro-aimant, forment l'outillage complet chirurgical.

Un outillage spécial pour les végétations adénoïdes se trouve disponible : des amygdalotomes, une curette, etc.; tout ce matériel m'a fourni souvent l'occasion d'intervenir, sur la demande de mon maître le Dr Kalt, pour pratiquer plusieurs curetages et des amygdalotomies sur des enfants présentant simultanément des lésions oculaires et des lésions naso-pharyngiennes. On trouve aussi des instruments spéciaux pour la trépanation du sinus frontal.

Le liquide qui sert à laver le champ opératoire se compose d'une solution de cyannre de H g 1/1500.

Jours d'opérations

Comme nous venons de le dire, les cas urgents ne sont pas remis aux jours que chaque chef de service a l'habitude d'opérer, mais en temps ordinaire les jours d'opérations sont ainsi qu'il suit, en suivant par ordre des jours de la semaine :

Mercredi, à partir de 1 heure, M. le Dr KALT.

Jeudi, à partir de 1 heure, M. le Dr VALUDE.

Vendredi, à partir de midi et demi, M. le Dr TROUSSEAU.

Samedi, à partir de midi et demi, M. le Dr CHEVALLE-REAU.

Préparation des malades

Une préparation spéciale du champ opératoire des paupières n'est pas faite pour les cataractes, l'affection la plus fréquente de la Clinique. Néanmoins, si toutefois le malade est atteint d'une conjonctivite catarrhale ou d'une dacryocystite purulente, ces affections sont soignées avant l'opération de la cataracte; mais si les paupières et les voies lacrymales n'ont rien d'anormal, le champ opératoire est savonné et lavé avec la solution de cyanure d'Hg tiédie, ayant le titre de 1/1500.

La pratique de la désinfection conjonctivale, faite autrefois dans le service de M. le Dr Kalt à l'aide d'une irrigation continuelle par le permanganate de chaux, est complètement abandonnée aujourd'hui, vu que selon les propres paroles du Dr Kalt la désinfection conjonctivale est illusoire (*Bulletin de la Clinique* de 1894, p. 40). En somme, on se tient sur le terrain de l'asepsie.

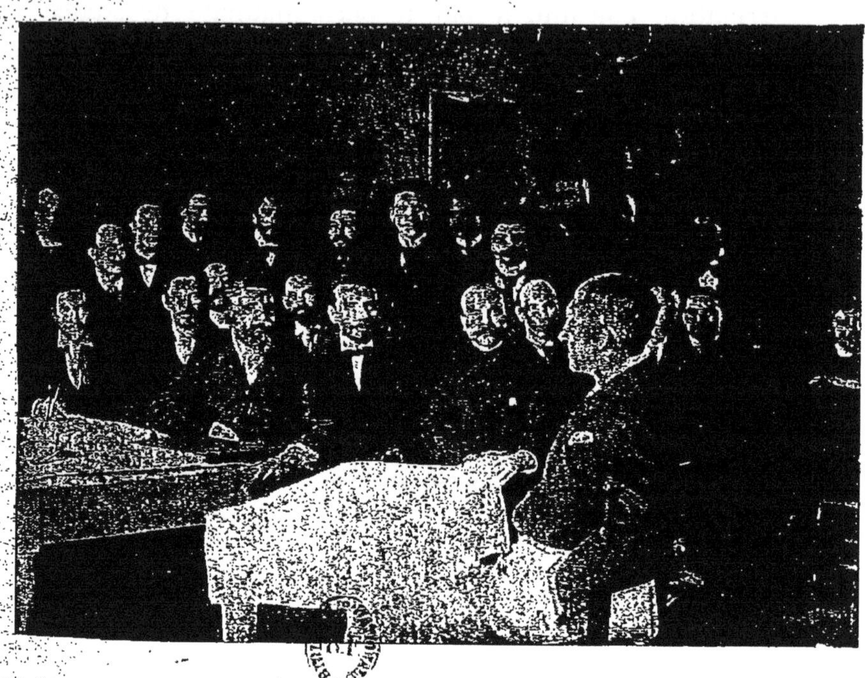

Une Conférence à la Clinique.

MODE OPÉRATOIRE DE CHAQUE
CHEF DE SERVICE

Ayant eu l'occasion de suivre les services depuis de nombreuses années, il m'a été permis de consigner les différentes manières d'opérer de chaque chef de service. Je m'efforcerai de mon mieux de traduire fidèlement ce que la pratique de nos maîtres met journellement en usage.

Selon l'ordre d'ancienneté des chefs, je décrirai d'abord le service du Dr Trousseau, ensuite celui du Dr Chevallereau, du Dr Valude et enfin du Dr Kalt.

SERVICE DE M. LE Dr TROUSSEAU

Tout en réservant à la statistique les opérations pratiquées dans ce service, j'ai pensé d'en faire ressortir quelques particularités.

Parmi les opérations, il est incontestable que celles sur les cataractes occupent la première place. La manière d'opérer les cataractes est tout à fait personnelle et digne d'éloges pour ce distingué maître. Bien entendu, asepsie préalable des paupières par le savonnage, et comme toute instrumentation le seul couteau de Grœfe, pas d'écarteur, pas de pince, pas de kystitome.

En introduisant le couteau dans la chambre antérieure, il fait la taille du lambeau de la cornée selon les règles habituelles, et en même temps il déchire avec la pointe du couteau la capsule antérieure ; le couteau étant retiré, c'est le dos du même instrument qui sert à l'expulsion du cristallin cataracté. Il faut moins de temps à cet excellent maître pour faire l'opération de la cataracte que le lecteur mettra pour lire le manuel opératoire.

Les assistants, qui sont en grand nombre à son jour des opérations, sont en admiration devant cette grande dextérité. Nous pouvons dire, selon la formule latine : *cito, luto* et même *jucunde.*

M. le Dr Trousseau évite d'introduire à travers la chambre antérieure un autre instrument que le couteau. Les hernies de l'iris à la suite de ces extractions ne sont pas plus fréquentes que par les autres méthodes opératoires. Contrairement à la pratique du Dr Parinaud, qui considère que le retard dans la cicatrisation prévient la hernie de l'iris, M. Trousseau recherche une coaptation parfaite et une cicatrisation aussi rapide que possible, partant du principe que plus tôt la plaie sera fermée, plus vite on est à l'abri des divers accidents.

La cataracte hémorragique, d'après la grande expérience de ce maître, ne l'oblige nullement à faire l'énucléation. Le Dr Trousseau a pu conserver l'œil dans maintes circonstances. Les cataractes traumatiques sont opérées lorsque les phénomènes réactionnels sont bien passés. Le procédé de choix est l'aspiration dans le cas de cataractes très molles ou bien l'extraction avec iridectomie.

Les cataractes congénitales sont opérées de préférence avec iridectomie. M. le Dr Trousseau dit qu'il a intérêt à opérer les sujets jeunes pour favoriser leur éducation visuelle et pour ne pas être obligé de trop rapprocher les discissions ou la traction de la capsule qui en est la règle.

Pour les cataractes luxées, ce maître préfère la curette. Il n'a eu que des beaux succès grâce à cet instrument. Les cataractes secondaires sont opérées avec la pince-ciseaux ou bien par une vraie iridectomie.

Cette dernière opération est d'autant plus rationnelle quand on a lieu de supposer que l'iris n'est pas doublé d'une membrane opaque. M. le Dr Trousseau n'est pas partisan de l'iridectomie optique, à moins qu'elle ne soit faite sur un œil dont la cornée seule a souffert, à condition que l'opacité soit nette et limitée. Dans d'autres circonstances, l'iridectomie optique relève très peu l'acuité visuelle. D'autre part, elle nuit réellement à la vision binoculaire. Les malades sont bien plus gênés avec un œil qui voit partiellement qu'avec un œil qui qui ne voit pas du tout.

L'iridectomie comme moyen d'éclaircissement d'une cornée opaque n'est pas pratiquée par M. le Dr Trousseau, cette intervention augmentant l'opacité de la cornée.

Pour ce qui touche à l'extraction du cristallin transparent dans la myopie forte, M. Trousseau n'en est pas partisan que dans des cas exceptionnels, savoir si le sujet ne peut presque pas gagner sa vie. La condition essentielle qui détermine l'opération dépend de l'état de l'œil, qui ne doit pas présenter des lésions profondes et étendues. Enfin, règle générale, il n'intervient que sur un seul œil.

Dans la sclérite, M. Trousseau préconise des pointes de feu sans autre traitement.

Pour le décollement de la rétine, il emploie le traitement mercuriel. Dans le glaucome chronique, pas d'iridectomie, il estime que cette opération donne de mauvais résultats. Pour le ptosis congénital, le procédé de Gillet de Grammont est l'opération de choix de M. Trousseau.

Pour le strabisme, il fait la ténotomie et un avancement capsulaire très modéré, surtout lorsqu'il s'agit des enfants.

La Dacryocystite purulente avec distension du sac est soumise au traitement suivant : Dilatation du point lacrymal supérieur, débridement de ce point, introduction d'un couteau de Weber pour faire la section des parois du sac afin de pouvoir permettre le passage d'une curette à travers ces parties et faire le grattage du sac. Un pansement complète ces interventions.

M. Trousseau n'emploie jamais le thermo-cautère.

Les opérations sur le globe de l'œil, savoir : l'amputation du segment antérieur du globe dans le staphylome de la cornée, M. Trousseau emploie la méthode de Critchett. L'éviscération du globe est une opération que M. Trousseau emploie rarement, là où il peut, il fait l'énucléation.

SERVICE DE M. LE Dr CHEVALLEREAU

Comme pour les autres services, je m'efforcerai de décrire l'originalité de certains procédés opératoires dont la simplicité donne des résultats satisfaisants. Le témoignage porté à M. le Dr Chevallereau est traduit par une nombreuse assistance aussi bien au jour de la consultation externe qu'au jour des opérations. Les assistants du service de M. le Dr Chevallereau lui savent gré de la cordialité avec laquelle il donne toutes les explications.

Tout en décrivant sa manière de faire dans les différentes opérations, son procédé du traitement du ptosis, qu'il applique depuis quatorze ans, mérite une mention particulière. Le procédé est une modification de ceux de Dransart et de Pagenstecher, et il lui a donné de bons résultats : il prend un fil assez fort muni d'une aiguille à chaque extrémité; il enfonce une aiguille dans la peau, à 5 ou 6 millimètres au-dessus du bord libre de la paupière supérieure, lorsque l'œil est ouvert. Il dirige l'aiguille verticalement en haut en la faisant cheminer sous la peau et l'orbiculaire, en sentant avec la pointe de l'aiguille le rebord supérieur de l'orbite; puis il ramène l'aiguille en avant en sortant au-dessus du sourcil et laisse ainsi en avant du fil toute la masse des muscles de la région sourcilière. L'autre aiguille est enfoncée de même à 5 ou 6 millimètres au-dessus du bord libre de la paupière supérieure et à 4 ou 5 millimètres du point d'entrée de l'aiguille précédente. Cette aiguille parcourt verticalement le même trajet que la première et sort à 5 ou 6 millimètres de l'autre. De cette façon, on a une anse de fil dont la partie inférieure seule dirigée transversalement est placée en dehors de la peau. Si on tire sur les deux fils, on remonte la paupière de la quantité voulue en produisant un sillon transversal absolument physiologique qui n'existe pas, au contraire, chez le malade dont la paupière supérieure est pendante. Les deux extrémités libres du fil sont nouées sur un morceau de drain. Parfois un fil suffit, dans d'autres cas il faut employer deux ou trois fils, cela dépend du degré du ptosis et de l'étendue de sa paupière. Les points d'entrée des divers fils seront toujours entre distants de 4 à 5 millimètres.

L'œil qui reste fortement découvert ne subit aucune altération de la cornée soit par le pansement, soit par l'exposition à l'air.

Les fils restent en place aussi longtemps que possible, et, contrairement à ce que l'on prétend, on évite la suppuration. Au bout de 8 à 15 jours, d'après l'âge du malade, la peau est coupée par la partie transversale du fil, et les parties molles comprises dans l'anse subissent le même sort. En serrant le fil tous les deux jours, on s'aperçoit que l'anse est arrivée sous la peau de la région frontale d'où on le retire. Quand tout est enlevé, il reste un sillon profond sur la paupière supérieure. La cicatrice est cachée au fond de ce sillon qui ne disparaît pas. Au-dessus du sourcil, il reste également des petites cicatrices au niveau des points de sortie des fils ; mais ces cicatrices sont très petites et se voient peu.

Le *Ptosis congénital* est opéré d'après le procédé de Gillet de Grammont. Résection du tarse et de la paupière.

Les cataractes sont opérées tantôt par l'extraction simple, tantôt par l'extraction combinée, enfin dans quelques cas avec une iridectomie préparatoire.

Les hernies de l'iris sont en petite proportion comparables avec le grand nombre des extractions. Dans le Bulletin de la clinique, on relève pour l'année 1894 8,5 %. Suivant M. le Dr Chevallereau, ces hernies sont dues tantôt à l'indocilité des malades (une surveillance spéciale pour chaque malade après l'opération n'étant guère possible dans une grande clinique), tantôt la hernie serait plus fréquente aux cataractes demi-molles, où l'évacuation des masses molles impose un frottement plus ou moins répété sur le sphincter irien.

Les cataractes secondaires sont opérées par l'extraction de la capsule ou par discission.

Les interventions énumérées ci-dessous, bien qu'étant celles de la pratique courante, sont faites de la manière suivante. Les cataractes congénitales sont opérées par l'aspiration simple et sans iridectomie.

Les luxations du cristallin, dues à un traumatisme mais ne présentant pas de réaction inflammatoire, sont extraites à l'aide de l'anse fenêtrée. L'extraction du cristallin transparent dans la myopie forte n'a jamais été pratiquée par M. Chevallereau. Donc, il ne peut pas juger cette méthode. L'Iridectomie optique est une opération dont M. Chevallereau est peu partisan, il fait tout au plus des petites iridectomies. L'iridectomie, comme moyen d'éclaircissement d'une cornée opaque, est complètement illusoire. Tout au contraire, dans certains cas, cette opération a provoqué une sclérose complète de la cornée. L'iridectomie dans le glaucome chronique n'est faite par M. Chevallereau que dans les cas où il y a excès de tension.

Le glaucome irritatif douloureux bénéficie du traitement suivant. Les instillations d'extrait de capsule surrénale décongestionnent immédiatement l'œil et la sclérotomie ou l'iridectomie est faite après.

Pour les glaucomes hémorrhagiques, il emploie les myotiques d'abord, puis il instille quelques gouttes d'une solution de dionine 1, 2 ou 4 o o.

Dans les interventions sur la sclérotique, savoir : sclérite, décollement de la rétine, les pointes de feu sont le seul traitement qu'il préfère.

Les strabismes trouvent en M. Chevallereau un fervent de la méthode suivante. Dans le strabisme convergent et selon les cas la ténotomie du droit interne ou ténotomie et avancement capsulaire, mais surtout ce qu'il préfère c'est la méthode de Knapp. Après avoir détaché le droit interne, il passe l'une des extrémités d'nn gros fil dans le tissu episcléral de la partie externe de la cornée, tandis que l'autre extrémité est placée dans la peau de l'angle externe de l'œil. Ces deux chefs noués ramènent le globe oculaire dans la divergence voulue. Le fil reste en place deux à trois jours.

La Dacryosistite purulente avec distension considérable du sac est traitée par l'ouverture du sac, cautérisation avec le nitrate d'argent ou tout au plus le thermo-cautère.

L'éviscération est pour M. Chevallereau une opération qui donne un moignon insuffisant.

L'amputation du segment antérieur du globe (opération de Critchett), surtout dans les cas de staphylome de la cornée est une des opérations complètement délaissée, surtout depuis qu'il a eu le mécompte d'une ophtalmie sympathique de l'autre œil. Il préfère à cette opération la kératotomie partielle, savoir : après avoir fait la section transversale de la cornée, il enlève le cristallin, fait l'arrachement de l'iris et applique le pansement sans faire la suture de la cornée.

SERVICE DE M. VALUDE

Ce service, qui marche de pair avec ceux que nous venons de décrire, est digne du maître dont l'éloge n'est plus à faire. Il est vraiment intéressant de connaître ce maître dont la besogne énorme et variée le fait nous donner de remarquables travaux qu'il résume dans ses archives et dans un manuel d'ophtalmologie qui est pour ceux qui le consultent un véritable *vade mecum*.

Il m'est d'un doux devoir de lui exprimer ici toute ma gratitude pour la bienveillance avec laquelle il a mis à ma disposition un bagage inédit d'observations renfermant sa manière de faire depuis dix années à la clinique et que je résume dans ces lignes :

1° Les conjonctivites granuleuses avec entropion ont été traitées selon la méthode d'Anagnostakis modifiée par M. Valude ; le résultat a toujours été satisfaisant ;

2° L'ectropion cicatriciel, autant que les parties voisines le permettent, est corrigé par la blépharoplastie au moyen d'un lambeau pris par pivotement à côté de la paupière libérée de ses adhérences.

Les greffes dermiques sont toujours sujettes à la résorbtion et fournissent une étoffe mal nourrie, exception à faire (selon M. Valude) pour les greffes de Thiersch appliquées à la réparation des paupières. Les résultats de ces opérations sont assez encourageants. Pour l'appareil lacrymal, avec distension anormale du sac, le cathétérisme simple est insuffisant, l'extirpation du sac suivie d'une réunion par première intention est le procédé préféré de l'auteur. Cette opération doit primer la destruction ignée, le curetage par la peau ou par la voie naturelle.

Affections de la conjonctive. — Le pterygion est détaché de la pointe à sa base, tout près de la cornée, ensuite excisé, une pointe fine de galvano cautérise la surface d'implantation au limbe ou sur la cornée, mais très légèrement.

Les granulations sont traitées par des scarifications, puis par le brossage ou par l'écrasement sous la pince à rouleau de Knapp. Dans le cas où les granulations siègent au fond du cul de sac, il fait, selon la méthode de Galezowski, l'excision.

Les opérations sur la sclérotique ne présentent pas une chirurgie spéciale, à part la sclérite ou l'episclérite auxquelles les pointes de feu sont fort recommandables. Il en est de même pour le décollement de la rétine, l'igni poncture et le repos prolongé produisent l'amélioration.

Cristallin. - Les opérations faites sur le cristallin s'élèvent au chiffre de 2000. De ce nombre, M. Valude reste partisan convaincu de l'extraction sans iridectomie néanmoins cette opération a sa raison : 1º dans les cas où l'iris rentre difficilement ; 2º s'il reste des masses molles à extraire avec la curette.

L'extraction de la cataracte secondaire est considérée, par M. Valude, comme une opération dangereuse.

Des trois méthodes dont on dispose, savoir : la dilacération ou discission, la section, l'extraction, il rejette la discission comme infidèle, donnant des résultats incertains et pouvant exercer des tractions dangereuses sur la zonule.

L'extraction avec la pince semble être l'opération idéale, malheureusement les complications tardives, irritation ciliaire, troubles des corps vitrés, décollement de la rétine sont à craindre.

La section au couteau ou avec la pince-ciseaux serait préférable, car cette opération n'exerce pas de traction et on peut entamer la membranule à plusieurs endroits, si une seule incision est insuffisante.

Myopie forte. — L'extraction du cristallin transparent après discission est l'opération qui est recommandée par M. Valude, surtout lorsque le sujet se sert difficilement de ses yeux.

Rétine. — Pour le décollement, je viens de dire à l'instant que les pointes de feu, le repos prolongé sont les procédés qu'il recommande. Toutes les autres interventions : l'électrolyse, la ponction simple sont complètement bannies, car l'hyalite et la perte du peu d'acuité visuelle que le malade conserve sont le résultat de ces interventions. M. le Dr Valude impose ce principe : « *Primo non nocere* » et il s'en trouve fort bien.

Nerf optique. · La résection du nerf optique dans l'ophtalmie sympathique a été complètement abandonnée par M. le Dr Valude.

Muscles de l'œil. — Partisan convaincu de la ténotomie du muscle et l'avancement capsulaire, M. Valude trouve avantage de cette manière de faire : il agit sur un seul œil, et si la première intervention ne suffit pas, il obtient un meilleur résultat par une seconde opération faite toujours sur le même œil et non sur l'autre, comme le pratiquent certains opérateurs.

La deuxième ténotomie de l'œil est faite quelques semaines après la première intervention.

Chirurgie du globe

La chirurgie du globe oculaire, actuellement toute conservatrice, trouve en le Dr Valude un grand fervent et les faits le prouvent, car du moment que l'ophtalmie sympathique n'a pas été enrayée, il est inutile d'agir sur l'œil traumatisé, la conservation de cet œil difforme est préférable à toute prothèse. Les essais faits par lui de substituer à l'œil enuclé un moignon artificiel pour rendre cette prothèse plus parfaite ne lui ont pas donne des résultats encourageants, vu que ces substances introduites se sont résorbées ou ont été intolérables en exposant l'autre œil à l'ophtalmie sympathique.

Dans un certain nombre de cas, M. Valude substitue dans la cavité d'un œil eviscéré à l'aide d'un instrument d'après la méthode de Mule, des boules en verre. M. Valude se trouve satisfait de cette opération. Les boules en verre sont parfaitement supportées et il sera toujours disposé à recommencer l'opération dès qu'il en aura l'occasion.

La chirurgie orbitaire. — Depuis Krönlein, l'intervention est devenue plus inovatrice. L'accès dans la cavité orbitaire par la voie temporale, tout en laissant en place le globe oculaire, est une opération de prédilection qui trouve sa place dans les cas où on veut enlever les tumeurs les plus profondes en conservant l'œil. Cette opération s'impose aussi bien là où on voudra agir à un curettage de la cavité orbitaire, car celui-ci, fait par les voies naturelles, rendra la prothèse impossible et laissera à la suite une difformité des plus choquantes.

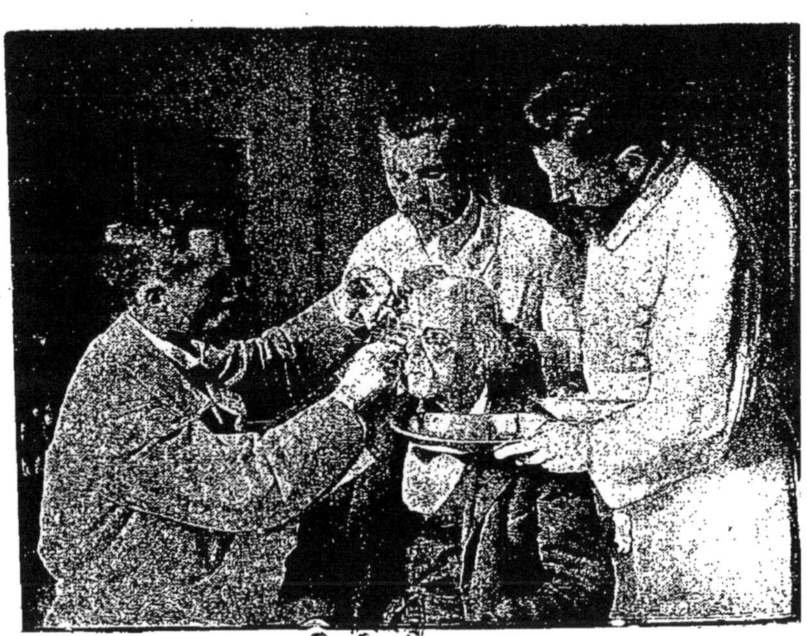

Le lavage des voies lacrymales.

La pléiade des jeunes étudiants et les médecins qui fréquentent ce service savent apprécier les grands avantages qu'ils peuvent en tirer.

Les jeunes s'instruisent et les autres se perfectionnent. Il ne suffit pas de poser un diagnostic, il faut savoir prendre les symptômes qui sont caractéristiques à chaque organe, les réunir, former un groupe pathognomique et constituer ainsi l'affection du malade. Tel est l'enseignement du maître. Regardez à distance votre malade, ne le touchez pas et vous entreverrez une foule de choses; examinez successivement sa fente palpébrale plus ou moins ouverte, ses cils bien ou mal implantés, sa paupière en entropion ou ectropion, son canal lacrymal en éversion ou béant, la ligne brillante le long des bords libres des paupières surtout chez le larmoyant. Sa conjonctive palpébrale, conjonctivale, la cornée nette ou floue, l'image de la fenêtre mal dessinée ou effacée, l'iris décolorée ou hyperhemiée, la pupille rétrécie ou dilatée, le champ pupillaire terne ou noir. Bref, il fait toucher par les yeux ce qu'on peut toucher par les doigts.

Une revue rapide, relatant les grandes opérations, permettra d'en signaler les points caractéristiques surtout en ce qui concerne les cataractes.

Préparation du malade

Au point de vue de l'antisepsie de l'opéré, si le malade présente les paupières ou les voies lacrymales atteintes, on traite celles-ci; mais dans le cas où ces parties sont

saines, le malade ne subit aucune préparation préalable.
Autrefois, on pratiquait avec l'entonnoir laveur un lavage des culs-de-sac conjonctivaux à l'aide d'une solution de permanganate de chaux ou encore on cherchait à assurer l'antisepsie du cul-de-sac supérieur avec un coton monté sur une pince et trempé dans cette solution. M. Kalt en est revenu pour plusieurs raisons : soit que ces irrigations faites au moment de l'opération déterminent un catarrhe conjonctival dont les sécrétions sont remplies de microbes. Tout au contraire, en ce qui concerne l'antisepsie des mains et des instruments, elle est rigoureusement observée. Les mains, une fois lavées, sont constamment trempées dans une solution de cyanure de mercure de 1 p. 1.500. De plus, on évite soigneusement de toucher au globe lui-même.

En ce qui concerne les instruments, ils sont bouillis dans une solution renfermant 5 p. "/o de carbonate de soude.

Le manuel opératoire de la cataracte diffère de celui des autres services par l'application de la suture de la cornée.

Pour l'anesthésie de la cornée, on se sert d'une solution de chlorydrate de cocaïne à 5 p. °/o. Pour que la cocaïne réagisse bien, il faut qu'elle pénètre dans la profondeur du cul-de-sac supérieur, et cela est obtenu par le renversement de la tête en arrière pendant que le malade se trouve couché sur le fauteuil opératoire. Une à deux gouttes de cocaïne introduites dans le carrefour lacrymal de l'autre œil est un usage dans le service du Dr Kalt, afin que le malade évite le clignotement et la contraction synergique des paupières.

MANUEL OPÉRATOIRE. — L'écarteur reste en place jusqu'à ce que le lambeau soit taillé. Il en est de même pour la pince à fixer.

La suture de la cornée est faite d'une façon générale, excepté des cas où une iridectomie préparatoire a été faite. La technique de la suture comporte l'emploi d'un fil de soie muni d'une petite aiguille courbe, le tout stérilisé d'avance. Un porte-aiguille saisit l'aiguille, la fait traverser dans les tissus superficiels de la cornée de dehors en dedans et à un millimètre de son bord.

Cette première excursion achevée, l'aiguille fait une deuxième excursion dans le tissu scléro-conjonctival, tout près du limbe de la cornée. Les deux points du passage de l'aiguille sont entre-séparés par l'anse du fil, et dans cet espace, bien entendu, le fil étant ménagé, le couteau de Greafe pourra faire la taille du lambeau.

La taille du lambeau est assez grande, elle occupe presque la moitié de la cornée. La discission au kystitome et l'extraction à la curette termine la sortie de la cataracte. Enfin, on enlève à l'aide de la curette les masses molles qui restent. La persistance des masses molles dans la section de la plaie serait pour M. Kalt une cause qui s'oppose à la cicatrisation de la plaie. De plus, les hernies iriennes ne se reproduiraient pas lorsque le champ pupillaire est bien noir. Dans certains cas, le nettoyage de ces masses molles est complété par l'aspirateur de Redard.

La suture de la cornée se termine en tirant sur le bout libre du fil scléro-conjonctival et en faisant un nœud avec le fil cornéen. Les fils sont coupés en gardant un bout assez long et restent en place pendant quatre jours, et ensuite on les enlève en sectionnant le nœud avec des ciseaux mousses. L'importance d'enlever les masses molles empêchera l'iritis traînante suivie d'une occlusion pupillaire. Si on fait une intervention secondaire, elle doit être pratiquée quatre jusqu'à six mois au plus tard, lorsqu'on veut faire une discission ou iridocapsulotomie, afin d'éviter les poussées d'iritis ou des manifestations glaucomateuses qui peuvent compromettre à jamais l'avenir de l'œil. Enfin, quelle que soit la méthode dont on dispose pour l'extraction de la cataracte secondaire, savoir : discission, la section avec la pince-ciseaux ou l'extraction avec la pince, M. Kalt fait toujours prendre le champ visuel afin de s'assurer s'il n'existe pas un décollement de la rétine.

Je n'ai pas la prétention de discuter la valeur de la suture de la cornée. les monographies récentes et les bienfaits de cette pratique sont largement discutés, car, outre les cas ordinaires, cataractes séniles, à gros noyaux, avec menace de la perte du corps vitré, surtout chez des sujets qui toussent, dans les cas où la cicatrisation de la plaie tarde à se faire, ou encore dans des circonstances si bien énumérées dans le travail de Bourgeois, de Reims (*Annales d'oculistique*, janvier 1901). D'après cet auteur, la suture s'impose : 1º chez les sujets indociles; 2º chez les sourds; 3º chez les individus ayant le globe oculaire saillant; 4º dans les cataractes régressives où la zonule paraît susceptible de se rompre. Enfin, dans les cas où le cristallin est subluxé et atteint d'une cataracte, tout cela impose la suture de la cornée.

En ce qui concerne les hernies de l'iris, elles sont très rares : à peine 3 du %.

L'infection au niveau du fil n'est pas à compter, et, si elle s'est produite, elle reste toute limitée sans retentir sur le globe.

L'ablation du fil est faite de la manière suivante : Après anesthésie préalable de la conjonctive à l'aide de quelques gouttes d'une solution de cocaïne 1 p. 20, le malade est couché sur le fauteuil opératoire ; on écarte la paupière supérieure à l'aide du pouce de la main gauche, l'opérateur étant placé à droite du malade, le fil est coupé avec des ciseaux mousse. Un pansement sec est fait et gardé pendant quelques jours par le malade.

Les cataractes congénitales sont généralement pratiqnées sous le chloroforme, suture de la cornée, taille d'un petit lambeau cornéen et l'aspiration de la cata-

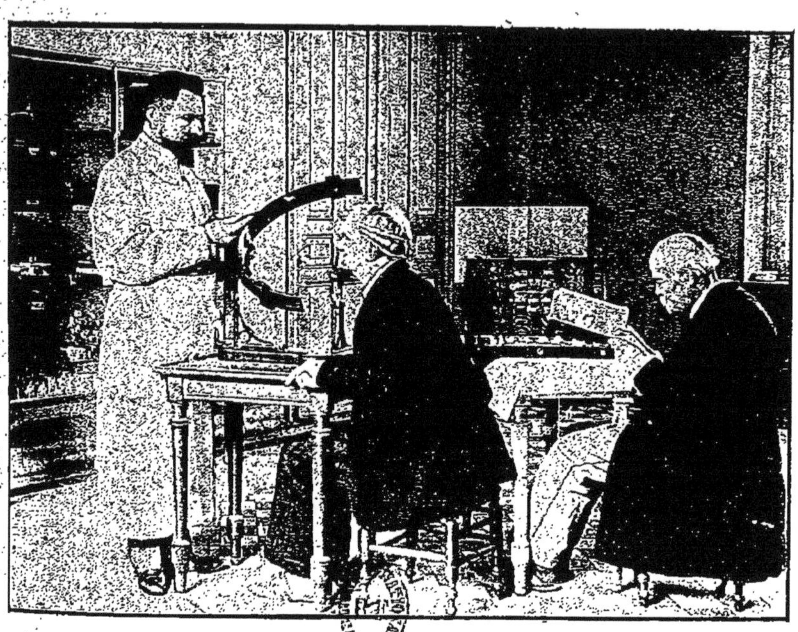
L'examen du champ visuel.

racte. M. Kalt est plus que jamais dans ces cas un fervent de la suture de la cornée, vu que la hernie de l'iris
chez les enfants est très fréquente. Après l'opération,
un bandeau sur les yeux est la règle.

Pour la luxation du cristallin dans la chambre antérieure, les myotiques d'abord et ensuite l'extraction du
cristallin avec l'anse fenêtrée ou la curette de Daviel.

Les opérations sur la sclérotique et surtout dans la
sclérite méritent une mention particulière. M. Kalt a
excisé plusieurs fois des boutons de sclérite et les résultats ont été des plus encourageants. Pour la myopie
forte, l'extraction du cristallin transparent après la discission a été pratiquée plusieurs fois avec succès. Les
opérations antiglaucomateuses sont faites surtout pour
le glaucome aigu par l'iridectomie. Tandis que pour le
glaucome chronique l'iridectomie est complètement
abandonnée, vu que les bénéfices que les malades reti-
rent de cette opération sont illusoires, au contraire, le
peu d'acuité visuelle qu'ils avaient auparavant est perdu
par cette opération.

Dans le *glaucome* infantile, M. Kalt emploie les scléro-
tomies et les myotiques d'abord, puis quelques temps
après il fait l'iridectomie.

Dans l'ulcère infectant de la cornée avec hypopion,
suite d'une infection des voies lacrymales ou autres
infections exogènes, l'évacuation du pus de la chambre
intérieure est faite avec la pointe fine du thermocautère.

Partant du principe que la perforation tardive de la
cornée avec enclavement de l'iris est l'issue fatale de
cette lésion, M. Kalt, en favorisant la perforation,
abrège aussi la durée du mal, quitte à intervenir plus
tard, ce qui est inévitable, par une iridectomie.

Les opérations sur la conjonctive, surtout pour le
pterygion, ont cela d'original en détachant le pterygion
de son insertion cornéenne et le lambeau ainsi détaché
est transplanté sur la conjonctive bulbaire. Pour les

lésions de l'appareil lacrymal surtout, lorsque le sac est fortement distendu son ablation étant de règle, est parfois suivie d'une application de thermo-cautère.

Le curetage du sac serait, pour M. Kalt, une intervention tout illusoire et nullement employée par lui.

Dans l'ectropion de moyenne intensité, cet excellent maître a une prédilection toute particulière pour la résection triangulaire du tarse et les résultats sont brillants.

La chirurgie orbitaire par la voie temporale (opération de Krönlein), pratiquée deux fois, quoique très satisfaisante au point de vue du manuel opératoire, ne fut, hélas ! pas favorable aux malades. Les suites éloignées furent, pour l'un, une paralysie musculaire partielle ; pour l'autre, une atrophie optique. Tant qu'aux opérations sur les muscles, tels que les strabismes, rien de particulier à noter. Tenotomie simple ou tenotomie avec avancement capsulaire selon les cas

Dans l'Ectropion cicatriciel de la paupière inférieure, M. Kalt emploie souvent l'autoplastie, dite de Wharton-Jones.

Le Pannus de la cornée est subordonné au traitement des granulations, scarifications, brossage, péritomie, et surtout l'hospitalisation qui amène une sédation des plus remarquables dans les poussées inflammatoires. Dans le Trichiasis partiel, l'Epilation ou l'Electrolyse sont employés ; mais dès que le Trichiasis est général et l'Entropion prononcé, le procédé de choix est le redressement du tarse par la méthode d'Anagnostakis.

Le staphylôme de la cornée avec ectasie du globe est soumis à l'amputation du globe par la méthode de Critchett.

Dans la Lagophtalmie paralytique, M. Kalt fait la Tarsorrhaphie médiane. Cette opération est pratiquée de

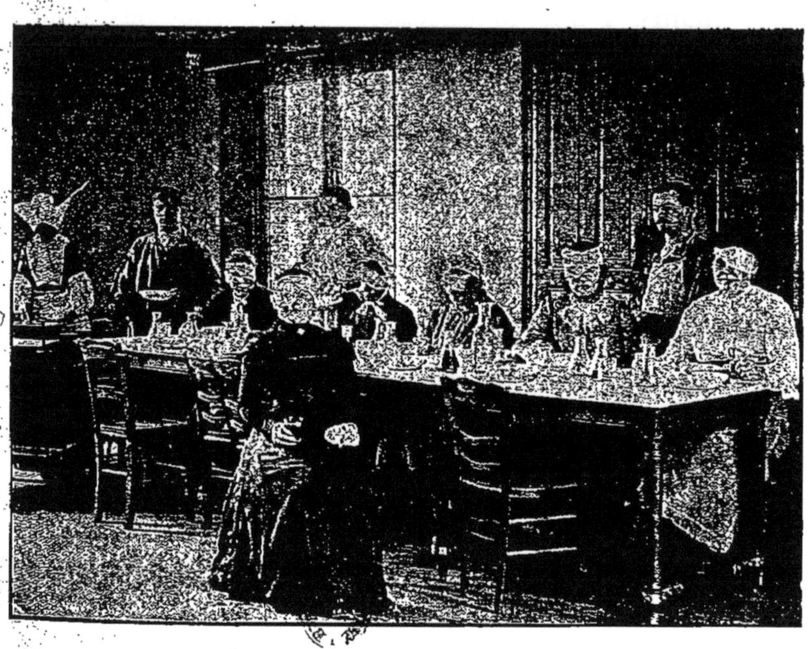

Les opérées au repas.

même dans les cas de brûlures qui laissent une rétraction vicieuse et cicatricielle des paupières.

Les Nœvis de petite dimension sont opérés par l'extirpation ; dans d'autres cas, on emploie l'électrolyse.

La chirurgie des voies accessoires (sinusites frontales) fait honneur à M. Kalt, et, dans ces cas, les résultats furent des meilleurs. Enfin, les grandes opérations, comme l'autoplastie des paupières, qu'il pratique assez souvent dans son service, peuvent rivaliser avec celles pratiquées dans les grands hôpitaux de Paris.

Les suites opératoires

Après les grandes opérations, les soins consécutifs ne diffèrent nullement de ceux qu'exigent les malades d'un service chirurgical : pansement, repos, régime.

Le pansement avec le matériel à cet usage est complètement stérilisé dans l'appareil de Poupinel.

Les malades, une fois opérés, sont transportés à l'aide d'un ascenseur depuis le rez-de-chaussée au premier ou au second étage ; de cette façon, ils ne sont pas exposés à des accidents de marche en montant les escaliers.

Les salles pour les malades se trouvent au premier étage pour les femmes et au deuxième étage pour les hommes.

Les salles sont bien aménagées et comprennent des lits de fer dont 34 pour les hommes, 31 pour les femmes et quelques lits pour les enfants.

Chaque lit comprend : un sommier, un oreiller, un coussin, une à deux couvertures selon la saison.

Le repos des malades opérés de cataracte est imposé pour une durée de quatre jours (service de Trousseau, Valude, Chevallereau). Dans le service de M. Kalt, les malades peuvent se lever dès le lendemain.

Régime. — En général, le régime des malades ne diffère pas d'un régime ordinaire :

Le matin, à 7 heures, soupe.

A 10 heures, viande, légumes, pain, vin 250 grammes.

A 5 heures, soupe, viande, pain, vin 250 grammes.

M. Chevallereau impose à ses malades, dans les quatre premiers jours qui suivent l'opération de la cataracte, un régime distinct, savoir :

Trois soupes, deux litres de lait, vin.

Les pansements sont faits dès le deuxième jour dans le service de M. Kalt. Le fil de la suture de la cornée, pour les opérations de cataractes, est enlevé le quatrième jour. Les malades, une fois levés, prennent leurs repas au réfectoire; de même reçoivent à certaines heures de la journée les visites de leurs parents ou amis; ils peuvent se promener dans les préaux et jardins. Enfin, après huit ou dix jours de séjour, ils quittent la clinique.

Chaque exeat des convalescents est rédigé sur une ordonnance qui leur est remise au moment du départ avec un bulletin imprimé qu'ils doivent retourner, dans les deux mois, à la direction en mentionnant leur état.

Le personnel infirmier et servant de la clinique et du pavillon comprend : un surveillant, une surveillante, des Sœurs de l'ordre de Saint-Vincent-de-Paul, un sous-surveillant, quatre infirmières, trois lingères, deux garçons de salle.

Ce personnel soumis seconde admirablement bien les médecins dans la lourde tâche qu'ils se sont imposés.

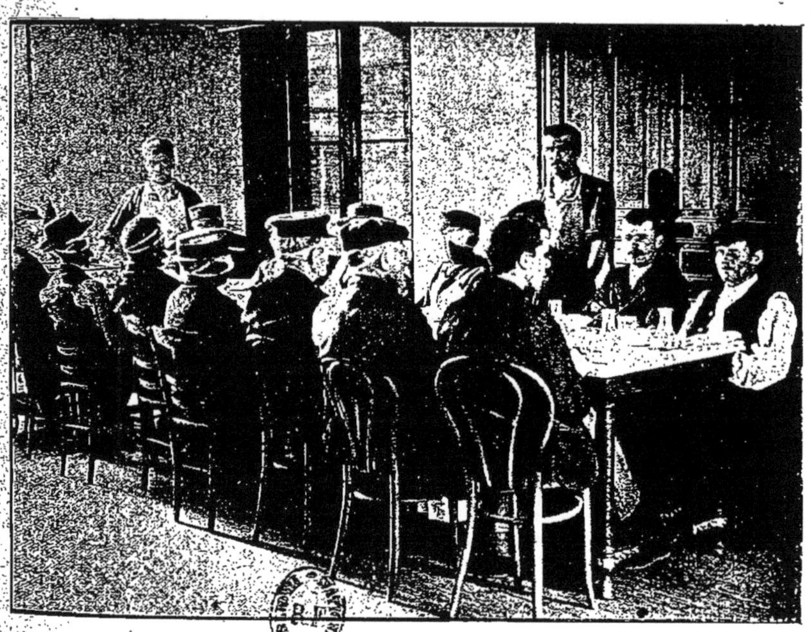

Les opérés au repas.

TRAVAUX DU LABORATOIRE DE LA CLINIQUE

Service du Dr H. Dubief.

Le laboratoire de la clinique, anciennement compris sur l'emplacement où s'élève aujourd'hui le pavillon d'isolement, qui était exigu et défectueux, présente actuellement un laboratoire vaste, bien aménagé, pourvu des appareils (étuves, autoclaves, etc.), si utiles aux travaux de bactériologie. Cette nouvelle installation, confortable et presque luxueuse, peut être enviée par bien des laboratoires officiels. Chauffé par un système à l'eau chaude, il n'a rien à craindre contre le mauvais fonctionnement du chauffage par le gaz, ni la gelée des étuves à eau.

On y trouve de vastes vitrines où tous les instruments nécessaires trouvent place.

Une chambre noire bien perfectionnée est organisée tant pour les travaux photo-micrographiques et les recherches sacharométriques des analyses d'urine qui se font au laboratoire.

C'est à M. Péphau que toutes ces améliorations sont redevables.

Les examens histologiques, le classement dans la collection des quelques pièces rares ou précieuses qui ont été recueillies au cours des opérations journalières sont conduits admirablement par M. Dubief, dont la compétence en la matière est unanimement reconnue.

Statistique décennale 1890-1900
comprenant les opérations des 4 services

Opérations	Dʳ TROUS-SEAU	Dʳ CHEVAL-LEREAU	Dʳ VALUDE	Dʳ KALT
Luxations du cristallin .	23	45	10	9
Cataractes séniles	2500	2400	1800	2020
— secondaires .	310	320	220	260
— traumatiques	120	220	80	45
— compliquées.	40	45	50	45
— régressives..	15	18	30	15
— congénitales.	48	40	15	35
Sur l'Iris..	399	460	700	300
Sclérotiques...........	99	250		
Enucléations	117	68	150	110
Exenterations	25	18	20	15
Strabismes............	280	445	300	300
Paupières............	800	2200	1200	300
Voies lacrymales.......	250	230	1000	500
Opérations diverses....	250	240	200	380

Consultations données par la Clinique des Quinze-Vingts, depuis sa fondation jusqu'en 1899

RÉPARTITION PAR PROVINCE

Ain	4	Ille-et Vilaine	126	Sarthe	148
Aisne	276	Indre	203	Savoie	18
Allier	372	Indre-et-Loire	21	Savoie (Haute)	9
Alpes (Hautes)	4	Isère	10	Seine	13973
Alpes (Basses)	5	Jura	71	Seine-Inférieur	70
Alpes-Maritimes	4	Landes	1	Seine-et-Marne	1252
Ardèche	2	Loire	7	Seine-et-Oise	1324
Ardennes	69	Loir-et-Cher	210	Sèvres (Deux)	91
Ariège	7	Loire (Haute)	18	Somme	172
Aube	558	Loire-Inférieur	11	Tarn	13
Aude	1	Loiret	387	Tarn-et-Garonne	9
Aveyron	34	Lot	163	Terre de Belfort	19
Bches-du-Rhône	9	Lot-et-Garonne	4	Var	4
Calvados	70	Lozère	102	Vaucluse	5
Cantal	111	Maine-et-Loire	46	Vendée	26
Charente	12	Manche	135	Vienne	201
Charente-Infre	23	Marne	371	Vienne (Haute)	16
Cher	295	Marne (Haute)	201	Vosges	59
Corrèze	233	Mayenne	75	Yonne	820
Corse	11	Meurthe-et-Melle	33	Algérie	
Côtes-du-Nord	145	Meuse	179	Alger	16
Côte-d'Or	124	Morbihan	160	Oran	6
Creuse	137	Nièvre	459	Constantine	40
Dordogne	62	Nord	100	Tunisie	4
Doubs	43	Oise	819	Réunion	3
Drôme	7	Orne	443	Cochinchine	1
Eure	289	Pas-de-Calais	103	Guadeloupe	1
Eure-et-Loir	387	Puy-de-Dôme	27	Répubque Argne	1
Finistère	45	Pyrénées (Bses)	10	Nouvle-Calédnie	1
Gard	14	Pyrénées (Htes)	12	Egypte	1
Garonne (Hte)	10	Pyrénées-Orles	4	Terre-Neuve	1
Gers	6	Rhône	6	Haïti	1
Gironde	4	Saône (Haute)	239		
Hérault	5	Saône-et-Loire	39		

CLINIQUE INTERNE

Statistique des malades hospitalisés à la Clinique Nationale, depuis sa fondation jusqu'au 31 décembre 1900.

Années	Hommes	Femmes	Enfants	Total
1881-1890	5.224	3.736	729	9.689
1891	912	643	139	1.694
1892	909	729	165	1.803
1893	784	626	158	1.568
1894	892	646	308	1.816
1895	966	704	376	2.046
1896	878	746	337	1.961
1897	932	731	326	1.989
1898	934	683	323	1.940
1899	931	681	354	1.966
1900	963	676	317	1.956
	14.325	10.571	2.532	

Nombre des journées de traitement : 107.

Moyenne de séjour par malade : 12.20.

CLINIQUE EXTERNE

**Statistique des malades non hospitalisés et traités
à la consultation externe de la Clinique Nationale,
depuis sa fondation jusqu'au 31 décembre 1900.**

ANNÉES	CONSULTANTS	CONSULTATIONS
1881 à 1890	91.665	409.596
1891	12.974	47.062
1892	13.770	46.424
1893	14 434	44 905
1894	14.821	46.490
1895	14.783	49.048
1896	15.658	51.053
1897	15.828	52.035
1898	16.457	51.907
1899	17.526	52.615
1900	21.155	34.352
Total.......	248.771	885.487

PAVILLON D'ISOLEMENT

Si la clinique nationale par les consultations externes et par les opérations prodiguait largement son œuvre humanitaire à un grand nombre de malades, il n'en était pas de même pour une certaine catégorie qui, quoique en nombre peu considérable, méritait néanmoins toute sollicitude aussi bien au point de vue d'œuvre charitable que sous le rapport de l'affection dont ces malades étaient affligés. Depuis 1893, la création du pavillon d'isolement est décidée, puis ouvert et mis à la disposition des ophtalmies purulentes ou autres affections contagieuses de l'œil non moins graves. Avant cette époque, ces malheureux étaient impitoyablement refusés, soit par la crainte de créer un foyer permanent d'infection, soit faute de place pour les |hospitaliser. Ces malades contaminaient non seulement leur entourage, mais créaient des nouvelles victimes et contribuaient à grossir le contingent de 34 à 38 % d'aveugles comme nous le montrent les statistiques officielles. Malgré les soins assidus dont ces malades étaient l'objet à la consultation, beaucoup d'entre eux ne tiraient pas grand profit, faute de moyens pécuniaires, pour se procurer les remèdes prescrits ou encore par négligence. Donc les soins que réclamait leur état n'étaient pas suffisants.

Avant de décrire les affections qui sont traitées dans le pavillon d'isolement, il suffit d'énumérer que les desiderata exprimés en séance publique du Conseil général de la Seine par M. le Rapporteur de la Commission mixte du Conseil général dans sa séance du 19 décembre 1891, peuvent être résumés dans les moyens

suivants : 1º par la création d'un pavillon d'isolement;
2º par les instructions qui doivent être mises entre les
mains des familles au moment de la déclaration de
naissance à la mairie, afin de bien faire connaître que
toute maladie infectieuse oculaire peut aboutir à la
cécité; 3º par la distribution des remèdes aux indigents
dans les dispensaires des bureaux de bienfaisance de
chaque arrondissement.

Description du pavillon

Grâce aux fonds que le Pari mutuel, depuis le 7 juillet 1892, répartit à toutes les œuvres de bienfaisance, la
Société pour l'Assistance des aveugles a pu faire construire ce pavillon.

M. Liesch, l'architecte qui a déjà construit la Clinique
nationale, trouva le moyen de réunir dans ce local tout
ce qui concerne l'hygiène et le confortable.

Situé au premier étage, à côté du bâtiment central de
la clinique auquel il est relié par un passage couvert, le
pavillon d'isolement se compose de cinq salles desser-
vies par un large corridor, dont quatre sont destinées à
recevoir chacune dix lits pouvant servir à l'hospitalisation de quarante lits au besoin. Ce nombre peut facilement être porté à cinquante, ces salles étant très spacieuses, très élevées de plafond et largement aérées.

La cinquième salle, placée au centre du pavillon et au
milieu des quatre salles latérales, est exclusivement réservée aux pansements et aux opérations. On y trouve
les appareils à douche d'eau chaude, un lit pour les
opérations, des lavabos, une étuve à stérilisation pour
les instruments, les substances médicamenteuses nécessaires, enfin le laveur de M. le Dr Kalt pour le traitement de l'ophtalmie purulente.

Les salles sont recouvertes d'un vernis particulier

permettant les lavages à grande eau et avec une solution aseptique.

Le plancher, en carrelage de grès céramique blanc de Boulogne-s^r-Mer, est solide et facile à entretenir. Les fenêtres de chambre, sans rideaux, ont leurs vitres en verre dépoli bleuté; les impostes donnant sur le couloir qui dessert les salles sont munies de verres perforés pour l'aération; les ouates et les linges mouillés, enfermés immédiatement dans des sacs *ad hoc*, sont projetés par une trémie en grès verni dans les caves où se pratique sur l'heure le brûlage et le lessivage désinfectant. L'assainissement des locaux est assuré par le système du Tout-à-l'Egout. La remise officielle de ce pavillon à l'Etat fut faite le 28 décembre 1893. Ce fut M. Charles Mazeau, sénateur, premier président de la Cour de Cassation et membre du Conseil d'administration de la de la Société d'Assistance pour les aveugles, qui reçut au lieu et place de M. le sénateur Spuller, président de la Société, M. Raynal, ministre de l'intérieur, auquel s'étaient joints M. H. Monod, directeur de l'Assistance et de l'hygiène publique en France; M. le colonel Courbès-Lapeyrat, représentant le chef de l'Etat; MM. les inspecteurs généraux Dromineau-Lefort et Régnard; MM. Chabanel et Félix de Saint-Sauveur, chef et sous-chef de bureau au ministère de l'intérieur; les membres de la Commission consultative et le personnel administratif de l'hospice national : MM. Théophile Roussel; Lefèvre, sénateur; Millerand, député; Marsoula et Vorbe, conseillers généraux; Drs Vincent Laborde, Javal; les représentants des grands journaux de Paris, etc., etc.

L'exécution du chœur *Délivrance*, du maître Théodore Dubois, par les élèves de l'école Braille, le remarquable discours de M. le sénateur Mazeau rendirent un éclatant hommage à M. Péphau pour ses projets de décentralisation et des installations d'écoles et de cliniques régionales, ainsi que l'improvisation de M. Raynal qui félicita le personnel de la maison en la personne de M. Péphau. Cette fête de bienfaisance se termina par une annonce proclamant M. Péphau élevé à la classe exceptionnelle de son grade; M. H. Hubert, promu au grade de sous-directeur, et M. le Dr Trousseau fut nommé chevalier de la Légion d'honneur.

Service du pavillon

Le service d'isolement est assuré par les quatre chefs de service ayant chacun à tour de rôle à y donner leurs soins pendant trois mois de l'année.

Les Sœurs Saint-Vincent-de-Paul et les infirmiers laïques remplissent avec un zèle dévoué le rôle qui leur est attribué dans ce service.

La statistique suivante montre le nombre des malades soignés depuis la fondation du pavillon, tout en y étant pas hospitalisés, ainsi que ceux hospitalisés :

DEPUIS LA FONDATION DU PAVILLON

PAVILLON INTERNE	PAVILLON EXTERNE
MALADES HOSPITALISÉS	*MALADES NON HOSPITALISÉS*
Ophtalmies et Catarrhes purulents	**Ophtalmies et Catarrhes purulents**

Années	Enfants	Adultes	Totaux par année	Années	Enfants	Adultes	Totaux par année
1893	15	5	20	1893	12	7	19
1894	110	35	145	1894	131	41	172
1895	153	50	203	1895	152	51	203
1896	131	38	169	1896	196	56	252
1897	97	40	137	1897	270	150	420
1898	109	30	139	1898	324	140	464
1899	128	40	168	1899	263	94	357
1900	107	27	134	1900	324	122	446
Totaux..	850	265	981	Totaux...	1348	539	2333

Tableau des Médicaments employés au Pavillon, avec leur dosage

1º Pommade au précipité blanc.... .... 2 o/o

2º Sublimé en solution..............
 - a   2 o/oo
 - b   1 o/oo
 - c   1 p. 2.000

3º Solution de Cyanure d'Hg.............. 1 p. 1500

4º Eau boriquée, solution................. 4 o/o

5º Nitrate d'argent...................
 - a   1 o/o
 - b   2 o/o
 - c   3 o/o

6º Sulfate de Cuivre...................... 1 : 8

7º Sulfate d'Atropine .... 1 o/o

8º Chlorhydrate de Cocaïne................ 1 : 20

9º Sulfate de Zinc........................ 1 : 200

10º   —   d'Esérine........................ 1 : 200

11º Azotate de Pilocarpine................. 1 : 200

12º Bleu de Méthylène..... .... 1/500

13º Pommade à l'oxyde jaune d'Hg.......... 1 o/o

14º   —   au iodoforme................. 1 o/o

15º Permanganate de potasse............. . 1/2000

16º Pétrole brut.

Parmi les affections rencontrées dans le pavillon, il faut citer :

LA CONJONCTIVITE GRANULEUSE

Les granuleux qu'on reçoit appartiennent à une classe très pauvre ; presque tous présentent des lésions très sérieuses de la cornée. Le bénéfice de l'hospitalisation fait que les améliorations ne se font pas attendre, les cornées s'éclaircissant très rapidement.

Malheureusement, après cette période encourageante, leur état devient stationnaire ; alors on est forcé d'intervenir successivement, soit par les lavages et les frottages au sublimé, ou par des cautérisations de glycérolé de cuivre 1 s. 8, ou encore par les scarifications ou brossages. Dans quelques cas, j'ai employé le frottage des granulations avec un linge trempé dans de l'eau oxygénée fraîchement préparée. Ce frottage a été suivi d'un massage léger avec la pommade à l'oxyde jaune de mercure, mais les améliorations ne furent pas plus rapides qu'avec les autres méthodes.

Le mode de traitement des granuleux ne doit pas être considéré comme une échelle successive de la thérapeutique. La préférence qu'on accorde à tel ou tel autre médicament n'est qu'une question de tact et de doigté. Comme dit justement M. Trousseau, on rejette ou en emploie les substances médicamenteuses selon les différentes phases de la maladie ou suivant les indications locales. Si dans les granulations jeunes on obtient de bons résultats par n'importe quel traitement, soit un simple frottage avec un linge trempé dans la pommade d'oxyde jaune fait trois fois par semaine, dans d'autres cas n'importe quels remèdes échoueront. Alors on emploiera du pétrole brut (Dr Trousseau). Ce médicament, appliqué deux fois par jour, calme toute irritation, améliore l'état des granuleux, surtout lorsque la lésion est accompagnée de catarrhe.

En ce qui concerne la contagion, tous les auteurs ont étudié la question. Le Dr Trousseau, dans le *Bulletin de la Clinique*, 1893, dit que la conjonctivite granuleuse est relativement peu contagieuse, n'ayant observé aucun cas de contagion intérieure; mais deux fois il a rencontré la contagion directe dans une famille de granuleux.

En ce qui concerne la guérison des conjonctivites granuleuses, les femmes sont plus rapidement guéries que les hommes; cela tient à ce que la femme se soucie davantage de sa santé et qu'elle vient réclamer des soins à la moindre alerte.

CONJONCTIVITES PURULENTES ET OPHTAL-MIES PURULENTES DES NOUVEAU-NÉS

Les conjonctivites purulentes et surtout l'ophtalmie des nouveau-nés sont des affections les plus graves. Pour les conjonctivites, le pronostic est moins sombre; mais il n'en est pas de même pour les ophtalmies. Si quelques cas peuvent être soignés à la consultation externe, la plupart exigent l'hospitalisation par l'isolement. La résistance que certaines mères montrent dans l'hospitalisation avec leur poupon commence à s'effacer. Elles savent qu'en échange de l'ennui qu'elles éprouvent en quittant leur intérieur, elles ont la douce consolation de voir leurs enfants guérir. Les chances de succès ne sont plus à compter, surtout si la maladie est prise au début.

Dans le pavillon, les enfants trouvent un dévouement parfait dans la religieuse qui est chargée de ce service ainsi que dans le personnel laïque qui y est attaché.

Parmi les traitements qui ont donné les meilleurs succès, c'est le lavage abondant par le permanganate de potasse, grâce au système laveur dit « Entonnoir-laveur » du D\u1d63 Kalt. Vu l'importance du sujet, je m'efforcerai de mon mieux de résumer la monographie publiée dans la *Gazette des Hôpitaux* (novembre 1894).

Le moyen sûr et facile qui permet de mettre les solutions médicamenteuses au contact de toute la surface conjonctivale pour balayer toutes les sécrétions du cul-de-sac supérieur et d'assurer la pénétration de l'agent actif dans les couches superficielles de la muqueuse par une pression modérée mais prolongée, ce moyen est fourni par le petit entonnoir-laveur présenté à l'Académie (séance du 7 août 1894).

Mode d'emploi. — L'enfant qui doit être lavé est couché horizontalement sur les genoux de sa mère. Celle-ci garnit ses genoux avec une alèze imperméable, quelques serviettes-éponge entourent le sol afin d'éviter les éclaboussures. Enfin une cuvette placée sous la tête de l'enfant reçoit le liquide. L'entonnoir-laveur est introduit d'un côté entre les paupières de l'enfant et de l'autre il est relié par un tube en caoutchouc à un bock à irrigation de la capacité de deux litres. Il suffit de placer le niveau du liquide à une hauteur de 30 centimètres au-dessus du niveau de l'œil de l'enfant (on ne doit pas dépasser la pression de 30 centimètres). On constate facilement que paupières et laveur sont refoulés à 5 millimètres en avant de la cornée. La quantité de liquide de deux litres sert pour un œil. Le mélange médicamenteux est ainsi composé : une forte cuillerée à café d'une solution saturée de permanganate de potasse pour deux litres d'eau bouillie, soit :

Permanganate de Kg....... 20
Eau....................... 250 gr.

Dans l'ophtalmie légère accompagnée d'un gonflement des paupières et d'une sécrétion faible, on fait une irrigation le matin et une le soir.

Dans les sécrétions moyennes et abondantes avec gonflement marqué, on fait trois irrigations par jour ; de plus on laisse couler entre les paupières toutes les deux heures un peu de mélange d'une solution de permanganate, soit une cuillerée à café pour un litre d'eau. Mêmes indications en cas d'ulcérations cornéennes. Lorsque l'affection présente une infiltration de la cornée ou ulcère précoce, on fait pendant 3 ou 4 jours quatre irrigations par jour pour descendre ensuite à trois. Dès le lendemain on observe une diminution de gonflement et de l'écoulement. Après trois jours de traitement, l'ulcer reste stationnaire, mais si les cornées sont infiltrées de pus dans toute leur épaisseur, on prévient la perforation par une paracentèse précoce.

Vers le quatrième ou cinquième jour, l'amélioration est manifeste. Le nombre des irrigations, surtout dans les cas graves, doit être maintenu jusqu'à la cessation complète de l'écoulement et du gonflement des paupières. Plus tard, lorsqu'une sécrétion séro-muqueuse persiste le matin, une seule irrigation sera suffisante jusqu'à sa complète disparition. Les irrigations sont peu irritantes. Elles colorent en brun par le dépôt du permanganate le fond de l'ulcère, mais cette coloration disparaît rapidement. Il en est de même dans les cas où une teinte laiteuse de la cornée surviendrait (œdème cornéen); cette teinte laiteuse est sans gravité et s'efface douze jours après la cessation des irrigations.

Les ulcérations s'arrêtent dès le lendemain du début des irrigations. Les irrigations doivent être employées dès le premier jour, mais elles n'excluent pas la cautérisation au nitrate. Cette méthode, si simple dans son application, évitera certainement des milliers d'yeux amblyopes et fournira aux hospices un tiers de moins de leurs aveugles.

Le 19 juin 1896, à l'occasion de la visite faite par Mlle Félix Faure à l'hospice des Quinze-Vingts, elle put se convaincre de la façon avec laquelle la méthode peut être faite, et, sur la demande de M. Péphau, Mlle Faure lave elle-même un de ces petits malades. Dans le courant de novembre de la même année, une mission hospitalière russe venue à Paris, ayant comme représentant M. Ivan Roucavichnicof, conseiller d'Etat actuel, vice-président du comité fondé par Sa Majesté Impériale pour la surveillance des pauvres à Saint-Pétersbourg, et accompagné de M. Constantin de Roudanowsky, colonel commandant un bataillon du régiment Pavlosky de la garde impériale, visita, outre les établissements hospitaliers de la capitale, l'école Braille et la Clinique nationale des Quinze-Vingts. A cette occasion, M. Roucavichnicof s'est fait inscrire comme membre de la Société d'Assistance pour les aveugles, en remettant à M. le Directeur, M. Péphau, un don de 300 francs. Pendant la visite, le délégué russe a voulu procéder lui-même au lavage des yeux des enfants atteints d'ophtalmie purulente, et a emporté le laveur dont il s'était servi pour en proposer l'usage en Russie.

Parmi les autres affections qu'on trouve au pavillon, sont les ulcérations graves de la cornée, les ulcères serpigineux, les ulcérations avec hypopyon consécutives aux dacryocystites purulentes ou aux catarrhes conjonctivaux, ou encore des ulcérations de la cornée, soit des kératites cicatricielles à rechutes coexistant avec l'impetigo de la face, accompagnées de rhinite et de végétations adénoïdes avec hypertrophie des amygdales (ces dernières affections sont surtout fréquentes chez les enfants).

Les indications sont toutes tracées d'avance. Pour les abcès on intervient localement par des attouchements légers avec le galvano, ou par des injections sous-conjonctivales de cyanure de mercure 1 : 3000 de la valeur d'un demi-centimètre cube. Dans les cas d'un abcès de la cornée avec hypopion, j'ai déjà dit que M. Kalt faisait la perforation de la cornée avec la pointe fine du thermo, partant du principe qu'une perforation précoce et artificielle est préférable à la perforation tardive qui a lieu d'elle-même.

Bien entendu, plus tard l'iridectomie est inévitable.

Pour le catarrhe conjonctival accompagné d'une sécrétion purulente, on emploie le lavage au permanganate avec la solution déjà décrite. De plus, de fréquents attouchements au galvano, tous les jours au besoin s'il y a menace d'extension de l'abcès. Enfin, si l'enfant présente de l'impétigo de la face avec végétations et hypertrophie des amygdales, ce sont ces dernières affections que j'ai traitées.

Sur la demande de M. Kalt, j'ai eu l'occasion d'intervenir dans ces cas plusieurs fois. La lésion oculaire rétrocédait comme par enchantement, la durée du traitement étant considérablement diminuée. Du reste, plusieurs de ces observations concernant la coexistance des lésions oculaires avec les végétations adénoïdes et hypertrophie des amygdales ont été le point de départ d'un travail que j'ai eu l'honneur de communiquer à la Société médicale du XVIIe arrondissement, à la séance du 28 décembre 1900.

Les kératites interstitielles ne sont pas hospitalisées, sauf quelques rares exceptions; si le malade arrive d'une province éloignée, on le garde très peu de temps, puis on le renvoie avec le traitement classique.

En ce qui concerne les kératites interstitielles, la consultation externe m'a fourni un certain nombre d'observations sur l'anesthésie partielle de la cornée. Le caractère de ces anesthésies, leur durée, sont l'objet d'un travail que je me propose de publier prochainement. Il reste peu de chose à ajouter sur les affections rares qu'on rencontre au pavillon.

Le pavillon de la Clinique est une véritable gloire de la maison. On y trouve parfois les conjonctivites diphtéritiques avec infiltration tarsienne.

Plusieurs pustules malignes avec une perte de substance de la paupière; je me rappelle, en outre, un état grave survenu chez une jeune femme navrante à voir, présentant la dévastation horrible de la pustule. Le rebord orbitaire à nu, le globe oculaire saillant, on voyait presque dans la fosse orbitaire; chez quelques enfants hospitalisés, on trouve simultanément avec la lésion oculaire des otites suppurées, et cela n'est pas surprenant vu que la lésion oculaire suite de la rougeole ou autre maladie infectieuse amène l'otite suppurée.

M. le Directeur M. Péphàu, qui a à cœur les intérêts des malades, a bien voulu doter le pavillon de mon appareil (otoplyntèr), que j'ai eu l'honneur de présenter à l'Académie de Médecine, afin de servir au lavage des suppurations des oreilles. Dans ces cas, on fait, sur mes indications, des grandes irrigations avec une solution tiède au permanganate de potasse, et ensuite on remplit le conduit auditif avec de l'alcool rectifié. Le conduit auditif ainsi mis à sec est rempli avec de la ouate hydrophile. Ces pansements faits régulièrement tous les jours tarissent rapidement la sécrétion et hâtent la guérison.

Le service dentaire

Le service dentaire attaché à la Clinique nationale des Quinze-Vingts donne les consultations les lundis et les jeudis matin. L'importance de ce service se fait sentir non seulement au point de vue du rapport des affections oculaires avec les lésions dentaires, mais encore il rend un service immense par sa pratique odontologique à la population du quartier des Quinze-Vingts. C'est encore à M. Péphau qu'est redevable le fonctionnement actuel de ce service.

De cette description succincte de la Clinique nationale, il est facile d'entrevoir que les nobles pensées des promoteurs de cette belle institution sont largement récompensées par les résultats qu'elle donne depuis sa fondation.

QUELQUES CONSIDÉRATIONS & REMARQUES

SUR LES

Causes les plus fréquentes de la Cécité

SUIVIES D'UNE STATISTIQUE DE 2000 OBSERVATIONS

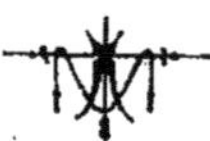

LES CAUSES DE LA CÉCITÉ

Le nombre considérable des malades qui se présentent à la Clinique nationale des Quinze-Vingts m'a fourni des données aussi rigoureuses que possible en ce qui concerne les affections qui ont provoqué la perte de la vision unilatérale ou bilatérale. Sur 63.063 malades de l'année 1900 et 1901 qui se sont présentés aux consultations des services de MM. Trousseau, Kalt, Chevallereau et Valude ainsi que par les admissions à l'hospitalisation de la Clinique, le nombre de 2.000 cécités mono ou bilatérales constitue une moyenne de 3 °/₀ pour la quantité des consultations.

Si on arrive à étudier de près ces aveugles, on peut les classer facilement en trois groupes :

1er GROUPE. — Malades dont la cécité est fatale.

2e GROUPE. — Malades quoique voués à la cécité certaine, qui, par une intervention urgente, auraient pu en tirer de grands bénéfices.

3e GROUPE. - Le plus important dans lequel la cécité aurait été absolument évitable.

En procédant par ordre alphabétique de la nomenclature des affections, je trouve :

Amblyopies sans lésions avec strabisme convergent : 16 cas.

Ces amblyopes sont classés de la manière suivante :

De 0 à 15 ans : 6 cas unilatéraux, dont 2 hommes et 4 femmes.

De 15 à 60 ans : 10 cas unilatéraux, dont 7 hommes et 3 femmes.

Ces amblyopes qui, en dehors de taies de la cornée

ou de l'intransparence du cristallin, reconnaissent pour causes un vice de réfraction et un strabisme fixe remontant à l'enfance, seraient certainement évités par un traitement institué de bonne heure et on empêcherait le strabisme de devenir fixe et l'acuité visuelle de tomber au-dessous de 1/30.

Atrophie du globe : 251 cas :

28 cas de 0 à 15 ans, dont :

    22 unilatéraux : 17 hommes, 5 femmes.
    6 bilatéraux : 3 — 3 —

188 cas de 15 à 60 ans, dont :

    159 unilatéraux : 110 hommes, 49 femmes.
    29 bilatéraux : 22 — 7 —

35 cas au delà de 60 ans, dont :

    34 unilatéraux : 22 hommes, 12 femmes.
    1 bilatéral : 1 —

Les causes les plus fréquentes qui ont provoqué la destruction du globe sont redevables à :

7 buphtalmies ;

3 glaucomes irritatifs ;

9 hyalites et iritis purulentes ;

30 iridocyclites ;

88 sections traumatiques du globe ;

45 iridochoroïdites ;

10 suites opératoires ;

59 affections de la cornée par { 11 ulcères infectants ; 45 staphylomes ; 3 blenorrhagies.

L'agent traumatique était des plus variables : accidents de chasse, éclats de fer, éclats de pierre, coups de pied de cheval ou coups de ciseaux. Les malades se présentaient à la consultation entre huit jours et deux ans après l'accident initial pour ceux qui n'habitaient pas Paris.

Pour les autres ils venaient presque immédiatement, au plus tard le lendemain après l'accident.

La tendance à l'atrophie variait entre huit jours, deux mois ou un an après l'accident initial.

Pour ce qui concerne l'ophtalmie sympathique, j'ai noté sept cas, ce chiffre est relativement peu élevé par rapport au nombre des cas qui ont provoqué l'atrophie du globe.

Atrophies optiques : 319 cas.

Après la destruction de la cornée, l'atrophie optique tient le second rang de la liste des affections graves :

19 cas de 0 à 15 ans, dont :

    7 unilatéraux :   2 hommes, 5 femmes.
   12 bilatéraux : 6   —   6   —

258 cas de 15 à 60 ans, dont :

   85 unilatéraux : 50 hommes, 35 femmes.
 173 bilatéraux : 24   —   49   —

42 cas au delà de 60 ans :

   14 unilatéraux : 12 hommes, 2 femmest
   28 bilatéraux : 19   —   9   —

Les causes qui ont provoqué les atrophies optiques sont des plus variables :

90 fois on trouve l'atrophie tabétique avec 88 %, suites d'accidents spécifiques bien déterminés. Cette proportion correspond exactement à celle fournie par M. le professeur Fournier (*De l'ataxie locomotrice d'origine syphilitique*, Paris, 1882) et celle de 1885 publiée dans l'excellent travail (*Sur la période préataxique du tabès*).

25 fois l'ataxie est due à la choroïdite généralisée.

20 fois à des glaucomes.

50 fois aux atrophies, suites de névrites optiques.

95 fois aux maladies infectieuses comprenant :

Les manifestations de l'atrophie optique sont surve-
nues tantôt rapidement, huit mois après l'accident initial, ou tardivement, 40 ans après la première infection.

10 fois on trouve la myopie forte;

10 fois la rétinite pigmentaire;

7 fois le traumatisme remontant à six semaines, à
deux mois, à cinq mois, à un an;

6 fois des accès de méningite, affection remontant à
un mois, à deux mois, à trois mois et à un an;

2 fois on trouve des otites suppurées : chez un garçon
de 19 ans ayant eu une otite suppurée à l'âge de 16 ans et
chez un autre de 12 ans dont l'affection d'otite suppurée
remontait à l'âge de 8 ans;

2 fois on rencontre l'affection héréditaire;

2 fois la fracture du crâne par une chute sur la tête,
l'accident remontait à 10 mois.

Enfin, outre les causes bien déterminées, d'ordres
toxiques (étylisme), albuminuries, ou dues à une sinu-
site, je trouve deux cas où la vue s'est perdue brusque-
ment : chez un malade, en quelques heures, et chez un
autre dans l'espace de 48 heures.

Cette longue énumération est d'autant plus instructive
lorsqu'on voit dans une affection si grave comme l'atrophie optique, plus de la moitié due à la syphilis.

La chance de la guérison sera d'autant plus grande
suivant que le malade aura la persistance et la ténacité
de suivre le traitement énergique qu'on lui impose.

L'éloquence des chiffres montre, en outre, que 185 cas
sur 319, près de deux tiers sont syphilitiques.

Brûlures de la cornée : 5 cas :

1 cas de 0 à 15 ans : 1 homme ;
4 cas de 15 à 60 ans, dont 3 hommes 1 femme.

On trouve deux fois le symblépharon total palpébro-conjonctival. Les causes les plus fréquentes de la destruction de la cornée ont été chez un enfant par l'eau bouillante, et dans d'autres cas la cause destructive a été due soit à la chaux, au plomb fondu ou à l'acide chlorydrique.

La plupart des ouvriers se présentant à la consultation après avoir subi un traitement en ville, il serait à souhaiter qu'on trouve dans chaque atelier une rédaction d'instruction concernant les accidents immédiats et faisant ressortir que s'il est des cas où le malade échappe à la destruction de l'œil, dans bien d'autres l'affection se trouvant mal soignée, elle fait son œuvre si on n'intervient pas à temps. De plus, il serait bon d'avoir sous la main, à sa disposition, tout ce qui concerne la neutralisation d'un acide, le bicarbonate de soude sur une large échelle pour certains cas, et, dans d'autres, des irrigations abondantes à grand jet d'eau seraient très utiles.

Buphtalmies : 42 cas :

27 cas de 0 à 15 ans, dont :

     17 unilatéraux : 8 hommes, 9 femmes.
     10 bilatéraux : 9   —   1
15 cas de 15 à 60 ans, unilatéraux : 8 hommes, 7 femmes

Un grand nombre de ces cas se trouve dans le bas-âge où l'affection est très grave. Dans la statistique de Dur, sur huit aveugles, il trouve une buphtalmie. D'autres voient dans cette affection une marche variable, tantôt stationnaire et même rétrograde par les moyens dont on dispose journellement, savoir : les myotiques ou le traitement de la syphilis héréditaire. Nous avons

vu que l'atrophie du globe reconnaît un certain nombre
de buphtalmies, et c'est assez dire de la gravité de l'affection.

Cataractes. – Sur le grand nombre d'opérations
qu'on pratique à la Clinique, les cataractes sont au premier rang. J'ai déjà décrit à la partie opératoire, dans
la monographie de la Clinique, le nombre des malades
qui ont subi l'extraction du cristallin sclérosé. Les chiffres de 30 destructions du globe faisant suite aux extractions de cataractes, signalés à l'atrophie du globe,
sont relativement minimes.

Choroïdites disséminées : 47 cas se trouvent principalement chez les adultes.

35 cas de 15 à 60 ans, dont :

> 19 unilatéraux : 13 hommes, 6 femmes.
> 16 bilatéraux : 12   —   4   —

12 cas de 60 ans et au delà :

> 7 unilatéraux : 3 hommes, 4 femmes.
> 5 bilatéraux : 3   —   2   —

La syphilis règne ici en maître. Si la plupart des malades l'avouent, d'autres l'ignorent ou sont inconscients ;
mais, à cela près, elle s'impose d'autant plus que l'affection ignorée n'est pas rare.

La marche essentiellement lente de cette affection in-
quiète peu les malades ; ce n'est que lorsqu'ils sont arrivés à un degré où ils sont influencés par les scotomes ou
lorsque la vision directe est entamée et l'œil incapable
de se livrer à un travail minutieux que ces malades se
présentent à la consultation avec le diagnostic de cataracte, et ils ne sont pas dans leur tort, car l'opacifica-
tion du cristallin n'est ici que secondaire et due à leur
affection.

Chorio-rétinites : 42 cas :

3 de 0 à 15 ans :

> unilatéraux : 2 hommes, 1 femme.

26 de 15 à 60 ans :

> 16 unilatéraux : 10 hommes, 6 femmes.
> 10 bilatéraux : 6 — 4 —

13 de 60 ans :

> 5 unilatéraux : 4 hommes, 1 femme.
> 8 bilatéraux : 5 — 3 —

Il est à remarquer que le sexe masculin paye le plus de tribut à cette affection. Comme pour la choroïdite exudative, la syphilis joue ici le plus grand rôle, bien que rarement héréditaire; les trois cas observés ici n'excluent pas l'exception. L'unilatéralité, qui est le caractéristique de la maladie, ainsi que la marche insidieuse, font que les malades négligent de consulter. Ce n'est que lorsque l'autre œil se prend que le malade, effrayé, vient réclamer des soins. Les manifestations syphilitiques, pour la plupart des malades, remontent à dix et à quinze ans. Chez quatre malades, l'accident initial datait à peine d'un an. Rien n'est surprenant, vu que l'affection peut se montrer d'emblée et atteindre l'œil dès le début des accidents primitifs. Ici, comme pour la choroïdite exudative, la syphilis ignorée n'est pas chose rare.

Décollement de la rétine : 128 cas :

6 cas de 0 à 15 ans, dont :

> 4 unilatéraux : 4 hommes.
> 2 bilatéraux : 1 homme, 1 femme.

98 cas de 15 à 60 ans, dont :

> 80 unilatéraux : 50 hommes, 30 femmes.
> 18 bilatéraux : 6 — 12 —

24 cas de 60 ans et au delà, dont :

20 unilatéraux : 12 hommes, 8 femmes.
4 bilatéraux : 2 — 2 —

Il est à remarquer quelques particularités assez inté-ressantes qui peuvent être mises en regard des statisti-ques concernant ce sujet. D'après Poncet (*Rapport à la Société d'ophtalmologie de 1887*), sur 355 cas, l'affection est plus fréquente après 30 ans, et rare, sinon excep-tionnelle, dans le jeune âge. Sur mes six cas de décolle-ment jusqu'à l'âge de quinze ans, je trouve :

1er cas. Décollement survenu à l'âge de six ans, chez un garçon, à la suite d'une luxation traumatique du cristallin ;

2e cas. Décollement provoqué par un traumatisme, chez un garçon de neuf ans, mais sans luxation du cristallin ;

3e cas. Chez un garçon de onze ans, même cause ;

4e cas. Chez un garçon de quinze ans, même cause.

Dans les deux cas de décollement bilatéraux, je trouve :

1er cas : chez un garçon de dix ans, atteint d'un décol-lement à marche très rapide, voyant au loin il y avait encore trois mois.

2e cas : chez une jeune fille de douze ans, atteinte spontanément d'un décollement double.

Les 120 cas de décollement comprennent :

50 myopies fortes ;

39 luxations du cristallin et myopies fortes ;

15 iridochoroïdites traumatiques, cataractes secon-daires ;

5 iridocyclites traumatiques ;

5 suites d'opérations de cataractes ;

3 hémorrhagies spontanées du corps vitré ;

1 décollement spontané chez une accouchée ayant eu auparavant une myopie très forte et qui resta deux

jours en douleurs d'enfantement. En somme, ici encore les hommes sont plus fréquemment atteints que les femmes. Après la myopie, c'est le traumatisme l'agent le plus en cause.

Les moyens préconisés sont tous appliqués avec le même insuccès : les pointes de feu, les injections sous-conjonctivales de chlorure de sodium, le décubitus prolongé, etc., etc., réussissent aussi bien que l'abstention complète, et, un beau jour, le décollement a complètement disparu. Ces exemples de guérison spontanée sont relatés par une foule d'observateurs, tels Panas, Purtscher, Hirschberg, Galezowski, etc., etc.

La Destruction de la cornée occupe dans ma statistique la première place. Elle seule comprend le cinquième des cas qui forme la majorité des aveugles.

416 cas de destruction de la cornée renferment :

    48 cas de dacryocystites purulentes ;
  170 leucomes complets, suite d'ophtalmie purulente ;
  100 pannus, suite de granulations ;
    20 scléroses de la cornée ;
    78 staphylomes, suite d'ulcères ou perforations de la cornée de toute nature.

48 cas de dacryocystites purulentes comprennent :

    30 cas de 15 à 60 ans : 22 hommes, 8 femmes.
    18 — de 60 ans   : 12   —   6 —

Cette affection, la plus souvent unilatérale, ayant provoqué la destruction du globe, comprend les vieux larmoyants présentant une atonie de l'orbiculaire, ectropion de la paupière inférieure, exposant ainsi constamment la cornée à toutes les injures extérieures. Il suffit d'une légère exfoliation épithéliale sur une telle cornée mal nourrie pour que bientôt le cortège dévastateur s'installe. Combien de fois voyons-nous à la Clinique se présenter ces cas : ulcérations profondes, hypopyon, la destruction de la cornée avec hernie de l'iris, même l'iritis purulent ou la panophtalmie, qui sont en général l'aboutissant de ces affections mal soignées.

L'unilatéralité avec sa gravité si caractéristique a toujours intrigué un grand nombre d'auteurs. Sans vouloir nier les facteurs prédisposant sus-décrits, il est tout logique d'accorder dans une juste mesure la part qui vient aux affections nasales : le catarrhe sec, l'ozène, la rhinite-hypertrophique généralisée ou simplement limitée aux cornets ; la déviation de la cloison nasale : polypes, sinusites, etc., etc., tout ce qui entretient ou contribue à l'obstruction du méat au niveau de son embouchure inférieure, sources qui favorisent les affections oculaires, surtout les dacryocystites purulentes. En faisant la part logique de chacune de ces affections, le pronostic en deviendra moins grave.

Les 170 cas de leucomes de la cornée se divisent ainsi :

52 cas de 0 à 15 ans, dont :

    32 unilatéraux : 18 hommes, 14 femmes.
    20 bilatéraux   : 9   —   11   —

95 cas de 15 à 60 ans, dont :

    74 unilatéraux : 48 hommes, 26 femmes.
    21 bilatéraux   : 10   –   11   —

23 cas de 60 ans et au delà, dont :

    21 unilatéraux : 11 hommes, 10 femmes.
    2 bilatéraux   : 1   —   1   —

A quelques cas près, presque tous sont dus à l'ophtalmie purulente. Cette affection constitue à elle seule 8.5 % du nombre des aveugles.

En bas-âge, lorsqu'elle surprend des nouveau-nés chétifs, venus avant terme, la destruction de la cornée est presque la règle.

En comparant les statistiques antérieures, on est tout

surpris du grand écart d'autrefois, soit 33 % par rapport à ma statistique.

Il y a lieu de se féliciter, et cela grâce aux préceptes dont chaque famille est suffisamment renseignée.

Chez l'adulte, on trouve l'ophtalmie des blenorrhagiques au nombre de 10 cas.

Le staphylome de la cornée se trouve dans 78 cas :

24 cas jusqu'à l'âge de 15 ans :

     15 unilatéraux : 7 hommes, 8 femmes.
      9 bilatéraux : 5   —   4   —

42 cas de 15 à 60 ans :

     34 unilatéraux : 14 hommes, 19 femmes.
      9 bilatéraux : 5   —   4   —

12 cas de 60 ans et au-delà :

     unilatéraux : 5 hommes, 7 femmes.

Les kératites cicatricielles à rechutes, les ulcérations et les abcès de la cornée et les pannus, en somme tout ce qui contribue à augmenter la pression de l'œil, sont la cause de cette affection. Son pronostic est d'autant plus grave qu'elle sévit surtout dans la classe pauvre, où la mère, obligée de chercher du travail, abandonne le pauvre petit être soit à un dispensaire ou en confiant son enfant entre les mains d'une bonne voisine qui, à son tour, soignera l'enfant au petit bonheur. Ces cas, je les ai vus souvent, non seulement à la Clinique des Quinze-Vingts, mais encore au bureau de bienfaisance du XIXe arrondissement et au dispensaire des écoles de la rue de l'Equerre, du même arrondissement.

La sclérose de la cornée, au nombre de 20, comprend :

14 cas jusqu'à l'âge de 15 ans, dont :

     10 unilatéraux : 7 hommes, 3 femmes.
      4 bilatéraux : 3   —   1   —

6 cas de 15 à 45 ans, dont : 4 hommes, 2 femmes.

Chez l'enfant, l'affection est due à l'ophtalmie purulente; chez l'adulte, on la trouve comme suite d'une brûlure de la cornée ou d'une kératite interstitielle ou comme complication de la conjonctivite granuleuse et aussi de la sclérite.

Le pannus de la cornée, au nombre de 100 cas, comprend surtout des adultes.

81 cas de 15 à 60 ans, dont :

    48 unilatéraux : 25 hommes, 23 femmes.
    33 bilatéraux   : 18   —   15   —

19 cas de 60 ans et au delà se trouvent exclusivement chez les hommes et sont dus généralement à la conjonctivite granuleuse. Le pannus constitue une des complications la plus redoutable du trachome.

Comme pour l'ophtalmie purulente, on doit éviter dans les plus grandes mesures l'extension du mal. Dans tous les endroits où il y a agglomération, dans les bureaux de bienfaisance, les casernes, etc., on devrait mettre des instructions entre les mains de chacun pour qu'il sache ce qui l'attend, si la maladie est abandonnée au manque de soins. Dans les hôtels, des inspections minutieuses devront être faites souvent afin de surprendre si le linge est changé à chaque départ du voyageur. Les intéressés comprendront qu'en les protégeant on évitera de créer des foyers d'infections autour d'eux et ils seront préservés de ce funeste mal.

Les 89 cas nécessitant l'énucléation comprennent des affections des plus graves. Ces énucléations ont été faites :

0 fois jusqu'à l'âge de 15 ans, sur :

    4 hommes, 5 femmes.

65 fois de 15 à 60 ans, dont :

    48 hommes, 17 femmes.

15 cas de 60 ans et au delà : 10 hommes, 5 femmes.

Dans ces cas on trouve :

30 iridocyclites traumatiques ;

25 atrophies de l'œil, moignon douloureux ;

5 panophtalmies ; un de ces cas chez un opéré de cataracte, le malade avait de l'ozène ;

10 glaucomes irritatifs ;

12   —   hémorrhagiques ;

4 iridochoroïdites anciennes avec pannus ;

2 néoplasmes orbitaires ;

1 cas pour tumeur mélanique de la cornée.

Enfin, une énucléation suite d'injection de la teinture d'iode pour décollement de la rétine. Observation nº 427.

Glaucomes au nombre de 191 :

2 cas jusqu'à l'âge de 15 ans :

1 affection unilatérale.

1   —   bilatérale.

77 cas de 15 à 60 ans, dont :

51 unilatéraux : 27 hommes, 24 femmes.

26 bilatéraux : 11   —   15 —

119 cas de 60 ans et au delà :

46 unilatéraux : 33 hommes, 13 femmes.

66 bilatéraux : 33   —   33 —

Cette statistique du glaucome montre :

1º Que l'affection est plus fréquente à partir de 60 ans ;

2º Chez les adultes, la femme n'est pas plus exposée que l'homme ;

3º Le nombre des glaucomes est une fois et demie plus grand à partir de 60 ans, les hommes sont plus exposés que les femmes ;

4º Le nombre des malades atteints du glaucome sont divisés en :

90 glaucomes absolus et

101   —   chroniques.

Dans ce nombre, j'ai trouvé 3 glaucomes irritatifs et 6 glaucomes hémorrhagiques. En ce qui concerne les deux cas de glaucomes chez les jeunes sujets, il n'y a rien de surprenant, vu que dans la littérature médicale (Lange) il en est rapporté quelques exemples.

Dans la statistique de Laqueux, concernant le glaucome, où il est mentionné que la femme est dix fois plus sujette que l'homme, cela à cause de la ménopause, il est probable qu'il est question de formes subaiguës.

De plus, les statistiques de Graefe et de Laqueux veulent que l'affection est quinze fois plus fréquemment bilatérale (Graefe) ou sept fois selon Laqueux.

Mes chiffres de 92 cas bilatéraux, en rapport de 97 cas unilatéraux, ne m'ont pas donné les proportions des auteurs sus-cités.

En somme, 191 cas de glaucomes occasionnant la perte de la vue représentent une proportion de 9,5 %, chiffre assez considérable, et il est à se demander si les moyens préventifs ne pourraient diminuer le nombre des glaucomateux. Tout en laissant de côté l'examen ophtalmoscopique ou la recherche de la tonicité, même des cas de glaucomes chroniques, il me semble que dans une foule de cas les médecins, sans être spécialistes, pourraient éviter, dans des larges mesures, les poussées glaucomateuses, s'ils tenaient compte des manifestations prodomiques de l'affection, savoir :

1º Le brouillard intermittent qui obscurcit le champ visuel pendant quelques heures ou quelques minutes, survenant le matin au réveil ou dans la soirée ;

2º Les auréoles colorées ou l'arc-en-ciel autour de la chandelle ;

3º Les douleurs oculaires circumorbitaires qu'on prend fréquemment pour des accès de la migraine ou des névralgies faciales ;

4º Enfin l'abaissement rapide de la vue en disproportion avec l'âge du sujet. Enfin, si on se trouvait en face d'une poussée glaucomateuse, dans ce dernier cas la question est très délicate et il est du devoir du médecin de diriger ce malade vers le spécialiste ; mais, en attendant, il évitera les instillations d'atropine et donnera surtout des instillations répétées de pilocarpine à 1 °/o ou de l'eserine à 2 °/o.

Bien entendu, je ne parle pas des manifestations de glaucomes secondaires survenant chez des yeux staphylomateux atteints d'iritis ou de cataractes traumatiques ; ces cas sont d'ordres tout spéciaux et incombent entièrement au spécialiste.

Gliomes au nombre de 8 :

8 jusqu'à l'âge de 15 ans : 4 hommes, 4 femmes.

Le pronostic et la gravité du gliome ne sont plus à faire, si l'énucléation précoce assure un pronostic sérieux, les récidives, quoique rares, donnent, hélas ! les plus redoutables surprises.

Les **Hémorrhagies** des gaines, au nombre de 6, se trouvent chez les adultes entre 15 et 60 ans : 4 hommes, 2 femmes.

L'étiologie de l'affection trouve ici 2 cardiaques, 2 diabétiques, 1 albuminurique, 1 athéromateux.

L'affection une fois établie, pourra-on compter, comme l'indique Hirschberg, sur les améliorations par le massage de l'œil ?

Les **Hémorrhagies du corps vitré** comprennent 26 cas :

19 cas entre 15 et 60 ans, dont :

16 unilatéraux : 10 hommes, 6 femmes.

3 bilatéraux : 2 — 1 —

7 cas de 60 ans et au delà : 6 hommes, 1 femme.

On trouve dans cette affection :

2 hémorrhagies spontanées;

12 traumatismes;

10 myopies fortes;

2 artério-scléroses.

Les **Iridochoroïdites** au nombre de 188 :

19 cas jusqu'à l'âge de 15 ans :

    11 unilatéraux : 8 hommes, 3 femmes.
     8 bilatéraux   : 2   —   6   —

135 cas de 15 à 60 ans :

    112 unilatéraux : 79 hommes, 33 femmes.
     28 bilatéraux   : 16   —   7   —

34 cas de 60 ans et au delà :

    26 unilatéraux : 16 hommes, 10 femmes.
     8 bilatéraux   : 7   —   1   —

Dans le jeune âge, j'ai rencontré 6 fois les affections suivantes : variole, 2 cas; scarlatine, 2 cas; influenza, 2 cas.

Dans les affections bilatérales du jeune âge, j'ai trouvé un traumatisme; l'autre œil sympathisait quatre ans après. Pour les autres 6 cas bilatéraux :

3 ont été dus à un traumatisme;

3 autres à des causes inconnues.

Cette affection chez l'adulte s'est rencontrée :

75 fois chez des rhumatisants;

  2 — due à des traumatismes;

  4 — à des blennorrhagies;

10 — à l'iritis chronique;

  8 — aux affecttons et ulcères de la cornée;

  1 — dans le courant de la ménopause;

  6 — à des causes inconnues;

et 5 — à l'influenza.

52 cas d'iridochoroïdites anciennes avec ou sans cataractes régressives ou à des plaies pénétrantes remontaient à 6 ans, à 5 ans et à 4 ans.

Le pronostic de l'iridochoroïdite se trouvant des plus sombres, le serait-il moins si le traitement était dirigé dès le début vers les causes productrices?

Les **Irido-cyclistes** se trouvent en nombre de 24 :

6 cas jusqu'à l'âge de 15 ans, dont : 1 homme, 5 femmes.

20 cas de 15 à 60 ans, dont :

    16 unilatéraux : 8 hommes, 8 femmes.

    4 bilatéraux : 4   —

2 cas de 60 ans et au delà : 2 unilatéraux hommes.

Presque tous ces cas reconnaissent comme causes les kératites traumatiques compliquées d'iritis :

2 cas d'irido-kératites traumatiques avec luxation du cristallin ;

22 cas de plaies pénétrantes par coups de ciseaux, coups de pied de cheval, éclat de pierre, balle de revolver.

Dans les affections bilatérales, les phénomènes d'ophtalmies sympathiques se sont présentés de 2 à 4 mois après l'accident initial.

L'**Iritis plastique,** au nombre de 40, se trouve :

2 fois jusqu'à l'âge de 15 ans :

    1 affection unilatérale, homme.

    1   —   bilatérale,   —

32 cas de 15 à 60 ans :

    26 unilatéraux : 18 hommes, 8 femmes.

    6 bilatéraux : 2   —   4   —

6 cas de 60 ans et au delà :

    4 unilatéraux : 3 hommes, 1 femme.

    2 bilatéraux : 2 femmes.

Tous ces cas avaient leurs antécédents spécifiques, l'affection remontant à un an, à trois ans après l'accident initial.

Tous portaient l'occlusion pupillaire. Que d'yeux auraient été sauvés par un traitement approprié !

Kératites interstitielles au nombre de 20 :

2 cas jusqu'à l'âge de 15 ans :

    1 unilatérale : 1 homme.

    1 bilatérale : 1   —

18 cas de 15 à 60 ans, dont :

    18 unilatéraux : 10 hommes, 8 femmes.

Les 2 cas du jeune âge portaient tous les symptômes des stigmates de la spécificité héréditaire. Dents Hutchinsonniennes, atrophie des maxillaires, surdité unilatérale. Chez les adultes, les 18 cas se sont présentés avec des synechies postérieures, occlusion partielle du champ pupillaire, infiltration de la cornée et la vision ayant à peine une perception lumineuse.

Les **Iritis tuberculeux** se trouvent dans ma statistique au nombre de 3 : chez un garçon de 8 ans, chez un garçon de 4 ans 1/2. Enfin, un troisième cas chez une petite fille âgée de 5 ans. La marche de l'affection chez tous ces enfants ne remontait pas à plus de deux ans. Un de ces enfants présentait les caractères d'une iridocyclite et atrophie du globe.

Lésions congénitales au nombre de 16, dont 7 jusqu'à l'âge de 15 ans :

    5 unilatéraux : 4 hommes, 1 femme.

    2 bilatéraux : 1   —   1   —

9 de 15 à 60 ans, dont :

    6 unilatéraux : 2 hommes, 4 femmes.

    3 bilatéraux : 1   —   2   —

Ces lésions étaient :

6 atrophies optiques congénitales ;

6 iridochoroïdites métastatiques ;

1 microphtalmie avec colobome de l'iris et de la chloroïde ;

3 cataractes pyramidales, nystagmus et amblyopes.

Les luxations du cristallin au nombre de 4, ayant entraîné la perte de la vision, se trouvent dans tous les cas de ma statistique chez les hommes. La luxation du cristallin dans la chambre antérieure était due soit à un traumatisme, coup de pied de cheval, coup de fouet, poussée glaucomateuse, iridocyclite, et malgré l'intervention, la vision était nulle.

La myopie forte avec lésions choroïdiennes, hémorrhagies maculaires et staphylomes postérieurs se trouve au nombre de 100 :

5 fois jusqu'à l'âge de 15 ans.

77 fois de 15 à 60 ans :

37 unilatéraux : 20 hommes, 17 femmes.
40 bilatéraux : 17   —   23   —

18 fois au delà de 60 ans :

10 unilatéraux : 6 hommes, 4 femmes.
8 bilatéraux : 5   —   4   —

La myopie forte, les hémorrhagies rhétiniennes, les décollements de la rétine coexistaient dans presque tous les cas. Enfin, les strabismes divergents fixes avec cataractes régressives se trouvèrent dans une autre catégorie de malades.

La lésion de la myopie forte impose une surveillance toute particulière à la famille, qui devrait s'en inquiéter dès le début.

D'abord, pour les myopies acquises, le traitement des kératites ne devrait pas être abandonné. L'attitude de l'enfant à l'école doit éveiller immédiatement l'attention du maître prévoyant. L'impossibilité de lire les gros caractères au tableau lui impose d'avertir les parents. Le choix des livres ayant des caractères bien imprimés, l'éclairage suffisant de l'école, toutes les questions faisant partie de l'hygiène du myope en y apportant toute l'attention voulue, le pronostic de la myopie serait certainement bien moins grave, car on irait au devant de ses complications ultérieures.

Les névro-rétinites au nombre de 31 cas jusqu'à 15 ans :

4 cas bilatéraux, dont 2 hommes, 2 femmes.
de 15 à 60 ans, 23 cas, dont :

13 unilatéraux : 8 hommes, 5 femmes.
10 bilatéraux : 6 — 4 ..

de 60 ans et au delà : 4 cas.

Les neuro-rétinites du jeune âge comprennent dans l'étiologie : la scarlatine, la fièvre typhoïde, cas auxquels la vue s'était perdue trois ans après.

Chez les adultes, on trouve :
18 albuminuries;
2 angines diphtéritiques;
2 scarlatines et érysipèles;
5 syphilis.

Les rétinites hémorrhagiques, au nombre de 41, donnent :

32 cas de 15 à 60 ans, dont :

19 unilatéraux : 10 hommes, 9 femmes.
13 bilatéraux : 9 — 4 —

9 cas au delà de 60 ans, dont :

6 unilatéraux : 4 hommes, 2 femmes.
3 bilatéraux : 2 — 1 —

Ces cas comprennent :

3 embolies de l'artère centrale ;
3 tromboses de la veine centrale ;
2 glaucomes hémorrhagiques ;
18 artério-scléroses ;
10 albuminuris ;
5 diabètes.

Les rétinites pigmentaires, au nombre de 31 cas, se divisent ainsi :

5 cas jusqu'à l'âge de 15 ans :

    4 unilatéraux : 2 hommes, 2 femmes.
    1 bilatéral : 1 femme.

23 cas de 15 à 60 ans, dont :

    12 unilatéraux : 6 hommes, 6 femmes.
    11 bilatéraux : 7   —   4   —

3 cas au delà de 60 ans :

    1 unilatéral : 1 homme.
    2 bilatéraux : 1   —   1 femme.

Dans tous ces cas, la rétinite pigmentaire était due à la syphilis héréditaire ou acquise.

Chez les sujets en bas-âge, la vision était perdue depuis l'extrême jeunesse. Pour les adultes, la syphilis acquise, la chorio-rétinite périphérique, l'atrophie papillaire étaient des lésions qui accompagnaient cette affection.

L'exposé successif des affections peut se résumer dans les trois tableaux suivants. Ces tableaux indiquent les affections qui ont provoqué la cécité complète et incurable ; ceux qui, par un traitement employé à temps, auraient donné une curabilité probable, mais incertaine. Enfin, le dernier tableau indique les cas où la cécité aurait été complètement évitée, et, en un mot, où un traitement aurait donné la curabilité absolue.

A. — Incurables aveugles par

1º L'atrophie du globe consécutive à :

      7 buphtalmies ;
      3 glaucomes irritatifs ;
      5 hyalites et iritis purulentes ;
     30 iritis purulentes ;
     96 sections traumatiques du globe ;
    ─────
    141

2º Par l'atrophie optique suite de :

     20 glaucomes ;
      2 affections héréditaires ;
     10 myopis fortes :
     50 névrites ;
      3 fractures de la tête ;
     25 choroïdites généralisées ;
      6 méningites ;
      5 traumatismes ;
     10 rétinites pigmentaires ;
    ─────
    131

3º Par les affections suivantes comme lésions primitives :

     31 neuro-rétinites ;
      8 gliomes ;
     31 rétinites pigmentaires ;
     40 buphtalmies ;
      2 néoplasmes orbitaires ;
     90 glaucomes absolus ;
      6   —   hémorrhagiques ;
      3 iritis tuberculeuses ;
     47 choroïdites exudatives ;
     42 chorio-rétinites ;
     41 rétinites hémorrhagiques ;
     16 affections congénitales ;
     28 iridocyclites.
    ─────
    385

Soit un total pour les incurables de 657, ce qui donne sur 2.000 observations, 32.5 %.

B. — Curabilité probable mais non absolue

1° Atrophie optique par :

    90 ataxies et syphilis ;

    95 syphilis ou autres affections ;

    2 otites suppurées ;

    ——

    187

2° Atrophie du globe suite de :

    40 iridochoroïdites ;

    15 opératoires.

    ——

    55

Les lésions suivantes tant qu'affections primitives :

    6 hémorrhagies des gaines ;

    101 glaucomes chroniques ;

    188 iridochoroïdites ;

    128 décollements de la rétine ;

    100 myopies et toutes les lésions qu'elles provoquent ;

    26 hémorrhagies du corps vitré.

    ——

    549

Le total des curabitités probables est de 791, ce qui fait, pour 2.000 observations, 39.5 %.

C. Curabilité absolue

Par le traitement à temps de :

    16 amblyopies sans lésions ;

    5 brûlures de la cornée.

    416 destructions de la cornée, par :

        170 leucomes suite d'ophtalmies purulentes ;

        20 scléroses de la cornée.

78 staphylomes;

100 pannus;

48 dacryocystites purulentes.

40 iritis plastiques;

20 kératites interstitielles;

55 cas qui ont occasionné l'atrophie du globe, soit:

11 ulcères infectants;

35 staphylomes;

3 affections blenorrhagiques;

6 suites opératoires.
____

552

Ces 552 cas, pour les 2.000 observations, constituent une moyenne de 27.5 %.

| | | De 0 à 15 | | | | De 15 à 60 | | | | De 60 ans et au-dessus | | | |
| | | Unilatéral | | Bilatéral | | Unilatéral | | Bilatéral | | Unilatéral | | Bilatéral | |
		H	F	H	F	H	F	H	F	H	F	H	F
416	Affections cornéennes	32	25	17	16	113	78	33	30	47	23	1	1
318	Atrophie optique	2	5	6	6	50	35	123	49	12	2	19	9
251	— du globe	17	5	3	3	110	49	22	7	22	12	—	1
191	Glaucomes	1	—	1	—	27	24	11	15	33	13	33	33
188	Irido choroïdites	8	3	2	6	79	33	16	7	16	10	7	1
128	Décollements rétiniens	4	—	1	1	50	30	6	12	12	8	2	2
100	Myopies et lésions	2	2	—	1	20	17	17	23	6	4	5	3
47	Choroïdite exudat	—	—	—	—	13	6	12	4	3	4	3	2
42	Chorio ret	2	1	—	—	10	6	6	4	4	1	5	3
42	Buphtalmies	8	9	9	1	8	7	—	—	—	—	—	—
42	Ret. hémorrh.	—	—	—	—	10	9	9	4	4	2	2	2
40	Iritis plastique	1	—	1	—	18	8	2	4	3	1	—	2
31	Névro rétinites	—	—	2	2	8	5	6	4	4	—	—	—
32	Rétinites pigmentaires	2	2	—	1	6	6	7	4	1	—	1	1
28	Irido cyclites	1	5	—	—	8	8	4	—	—	2	—	—
26	Hémorrhagie du c. vitré	—	—	—	—	10	6	2	1	6	1	—	—
20	Irido kératites	—	1	1	—	10	8	—	—	—	—	—	—
16	Amblyopies sans lésion	2	4	—	—	7	3	—	—	—	—	—	—
16	Affections congénitales	4	1	1	1	2	4	1	2	—	—	—	—
8	Gliomes de la rétine	4	4	—	—	—	—	—	—	—	—	—	—
6	Hémorrhagies des gaines	—	—	—	—	4	2	—	—	—	—	—	—
5	Brûlures de la cornée	1	—	—	—	3	1	—	—	—	—	—	—
4	Cataractes opératoires	—	—	—	—	2	2	—	—	—	—	—	—
3	Tuberculose irienne	3	—	—	—	—	—	—	—	—	—	—	—
2000		95	67	44	38	568	347	277	170	173	83	78	69

RÉCAPITULATION

Les 2.000 observations se classent ainsi :

    A. — Incurables .... 657, soit 32.5 %.
    B. — Curabilité incertaine... 761, — 39.5 %.
    C. —   —   absolue..... 552, — 27.5 %.

Le tableau des affections les indiquent d'après l'ordre de fréquence. Enfin, le résumé des chiffres indique :

1º Le plus grand nombre d'aveugles tant unilatéraux que bilatéraux se trouve entre 15 et 60 ans ;

2º Les hommes sont plus souvent atteints que les femmes.

Jusqu'à 15 ans.		60 ans	à partir 60 ans	Totaux
Affections unilatérales :				
Hommes......	95	568	173	836
Femmes......	67	347	83	497
Affections bilatérales :				
Hommes......	44	277	78	399
Femmes......	38	170	60	268

RÉFLEXIONS

Le langage des chiffres dénote que la cécité est plus fréquente entre 15 et 60 ans. A cette période, l'adulte est exposé non seulement aux causes primitives de toute la gamme pathologique des affections oculaires, mais encore il est soumis aux conséquences des manifestations héréditaires, telles la syphilis, la tuberculose, etc., etc.

En ce qui concerne l'enfance, le tableau général nous indique que les garçons sont atteints presque en nombre égal à celui des filles. Celles-ci se trouvent en proportion de deux tiers par rapport aux garçons. Outre les affections congénitales, telles les gliomes de la rétine et le glaucome infantile, l'atrophie du globe et les affections de la cornée tiennent la tête de la liste. Les atrophies du globe sont tantôt consécutives à un accident traumatique, ce qui est très fréquent à cet âge turbulent ;

coups de couteau, coups d'epingle, etc..., tantôt après une iridochoroïdite métastatique ou autre lésion congé-nitale. L'ophtalmie purulente, les affections cornéen-nes, les abcès, les ulcères et toutes les lésions secon-daires : staphylomes, perforation et enclavement de l'iris, les ravages sont presque égaux.

Chez l'adulte, les causes de la cécité sont multiples : il lutte, comme je le disais, avec les lésions qui datent de l'enfance, puis avec les manifestations héréditaires qui viendront se greffer à une certaine période de son existence; enfin, il est sujet aux lésions dont il se trouve exposé par son âge.

Les affections de la cornée tiennent ici encore la tête du tableau : 146 homme et 148 femmes, en comptant les affections mono et bilatérales.

Près d'un tiers sont dues à la dacryocystite purulente et la cécité, dans ces cas, n'est due qu'à l'insouciance des malades. Nous les voyons arriver avec de vastes abcès de la cornée, hypopion, tantôt avec la cornée détruite, le cristallin et l'iris refoulés dans le magma purulent, encore heureux si la panophtalmie manque.

L'atrophie du globe suit de près les lésions de la cornée. Outre les traumatismes, les iridocyclites, les iridochoroïdites, un grand nombre, le quart environ, dépend des lésions cornéennes. L'atrophie optique, à cette période de la vie, ne provient que de la syphilis. En effet, comment est-elle soignée par les malades? Combien de fois est-elle ignorée? Autant de questions que d'aveugles.

Les glaucomes, les iridochoroïdites, le décollement de la rétine, les myopies constituent le gros de la lésion. La névro-rétinite, les hémorrhagies du corps vitré se trouvent presque avec la même fréquence; enfin, les rétinites hémorrhagiques, l'iritis plastique se suivent de près.

La troisième étape de la vie, à partir de 60 ans, possède déjà la sélection dans les affections oculaires : une lésion cornéenne de longue date, le glaucome, l'atrophie optique, l'atrophie du globe, l'iridochoroïdite, les lésions de la myopie, la chorio-rétinite, les rétinites hémorrhagiques se trouvent successivement par ordre de fréquence.

Quels sont les moyens qui peuvent empêcher de grossir le nombre des aveugles? Les conférences et les conseils donnés au public sur les soins à donner dans les affections oculaires sont des moyens excellents, mais à une seule condition : d'être éminemment pratiques et dépourvus de toute prétention professorale. Il faut toujours éviter des exposés théoriques, se tenir exclusivement aux choses élémentaires; c'est ce que je fais depuis quelques années aux conférences de l'Association des Dames Françaises (section de Boulogne-sur-Seine).

Avant tout, il faut s'efforcer d'apprendre au public ce qu'il ne doit pas faire ; une fois qu'il saura cela, le pas est énorme. Combien de fois voyons-nous les enfants atteints de purulence des yeux (en laissant de côté la question de diagnostic) portant un bandeau là où il n'en faut pas?

Méfions-nous de parler au public atropine, pommades, etc., etc., ne prononçons pas devant eux glaucome, iritis, etc., etc... Tâchons de leur dire comment il faut laver les yeux d'un enfant, que pour faire ce travail consciencieusement on doit avoir recours à deux, même trois personnes.

L'enfant doit être couché et maintenu sur un lit, ou bien entre deux personnes assises l'une en face de l'autre. Une de ces personnes tient la tête de l'enfant fixée entre les genoux, préalablement garnis d'une serviette; les mains et les pieds de l'enfant sont maintenus par l'autre. Celle qui fixe la tête de l'enfant gardera la liberté de ses mains et pourra lui écarter les paupières et fera couler à l'aide de la ouate hydrophile une grande quantité de liquide que le médecin aura ordonné.

Les moyens législatifs sont-ils nécessaires? A mon avis, non.

En faisant connaître au public que les dangers de la contagion par les serviettes, mouchoirs sales, les pertes blanches chez la femme et la blennorrhagie chez l'homme, contiennent des microbes les plus dangereux et que, en cas de contagion, 95 fois sur 100 on est exposé, faute de précaution, à perdre la vue.

Les moyens plus efficaces consisteraient à donner une bonne instruction aux étudiants pourvus de seize inscriptions et de les soumettre à un stage de quelques mois dans une clinique ophtalmologique.

Les dispensaires de l'Assistance publique, les dispensaires des Ecoles ainsi que les médecins-inspecteurs des Ecoles doivent être rompus avec les difficultés de l'art ophtalmologique.

La vigilance continuelle de la famille, celle du médecin, et de tous ceux qui sont appelés à sauvegarder ce qui touche à l'hygiène publique, formera, j'en suis sûr, un élément précieux, non pour faire disparaître complètement, mais pour diminuer le grand nombre des aveugles.

STATISTIQUE

Quelques abréviations qui seront rencontrées dans la statistique :

T. = Trousseau.

C. = Chevallereau.

K. = Kalt.

V. = Valude.

B. B. = Bureau de Bienfaisance (mon service).

h. = homme.

f. = femme.

S. p. = Sans profession.

O. d. = Œil droit.

O. g. = Œil gauche.

V. = d. 0,50. Vision = doigts à 0^{m}50.

V. = P. 1. Vision = Perception lumineuse.

V. = P. à p. se cond. Vision = Peut à peine se conduire.

M. f. = Myopie forte.

Sp. ou S. = Spécifique.

Décoll. rét. = Décollement de la rétine.

Glauc. chr. = Glaucome chronique.

Opht. purul. = Ophtalmie purulente.

N° d'ordre	Soigné par	NOMS	Age	Sexe	ORIGINE	PROFESSION	DIAGNOSTIC	Affection unilatérale	Affection bilatérale	OBSERVATIONS et Époque de l'Accident
1	T.	Alex	50	f.	Seine	S. p.	O. g. Choroïd. exud.	V.=d. 0,50		Il y a 10 ans.
2	C.	Ali.	42	h.	—	S. p.	O. d. Iridochoroïd.	V. = 0		Traumat. il y a 8 ans.
3	K.•	Alsa	40	h.	—	Tourneur	O. d. Atrophique.	V. = 0		Tabes sp. il y a 20 ans.
4	T.	Anc.	61	h.	—	Terrassier	O. d. Atrophie optique.	V. = 0		Il y a 8 ans.
5	T.	And	68	h.	—	S. p.	O. d. Glauc. absolu.	V. = 0		Il y a 3 ans.
6	V.	Ang.	16	h.	—	Mouleur	O. d. Brûlure.	V.=d. 0,50		Sp., 8 ans.
7	C.	Arnou	27	h.	—	Chauffeur	O. g. Chorio. Rétinite.	V. = P. 1.		
8	K.	Arno.	50	h.	—	S. p.	O. g. Kératoglobe.	V. = 0		
9	C.	Aubi.	54	h.	Seine-et-Oise	Peintre	O. d. Atr. optique.	V. = 0		Accid. chasse il y a 8 ans.
10	K.	Aub	68	h.	Seine	S. p.	O. d. O. g. Gl. absolu.		V. = 0	O. d. 10 ans. O. g. 4 ans.
11	V.	Audr	38	f.	—	Passementier	O. d. Atrophie optique.	V. = 0		
12	T.	Auvr.	26	h.	—	Blanchisseuse	O. d. O. g. Iritis et synéchies.			Peut à peine se conduire ; l'affection remonte à 5 ans.
13	T.	Av.	57	f.	—	S. p.	O. d. granul. ancienne, ectasie de la cornée. O. g. Pannus.			Peut à peine se conduire : l'affection remonte à 8 ans.
14	C.	Avr.	45	h.	—	Instituteur	O. g. Iritis et synéchie totale.			L'affection remonte à 5 ans.
15	C.	Baguer	42	h.	—	Typographe	O. d. Hémorrh. du c. v. O. g. Myopie forte.	O. d.V. =0		O. d. voit mal depuis 15 ans.
16	K.	Bailla.	34	f.	Corrèze	S. p.	O. d. O g. Leuc. cornée.		V. = 0	Opht. purul. jeune àge.
17	V.	Bai	18	h.	Seine	S. p.	O. d. Staphyl. tot.	V. = 0		Depuis l'enfance, suite opht. purulente.
18	V.	Balo	59	f.	—	S. p.	O. d. O g. Atroph. optique.		V. = 0	Vue baisse il y a 15 ans.
19	K.	Ball	64	h.	—	S. p.	O. d. Névrite albumin.			8 mois.
20	T.	Barate.	49	h.	—	S. p.	O. g. Iritis et synéchie.	V. =d. 1m		4 ans.
21	C.	Bart	2	h.	Yonne	S. p.	O. g. Leuc. total.	V. = 0		Opht. purul.
22	K.	Bardèc.	55	h.	Seine	S. p.	O. d. Enucléé.			Traumatisme il y a 13 ans.
23	C.	Baro.	27	h.	Saône-et-Loire	Cultivateur	O. d. O. g. Iridochoroïd.		O d V=P.l. O. g. d. 0,30	4 mois.
24	K.	Baro.	5 ¹/₂	h.	Algérie	S. p.	O. d. O. g. Leucome de la cornée		V. = 0	Opht. purul. dès l'enfance.
25	V.	Barr.	42	f.	Seine	Couturière	O. d. Glauc. chronique.	V.=d. 0,30		Début il y a 20 ans.
26	V.	Bar.	72	h.	Seine-et-Marne	Employé d'octroi	O. d. O. g. Rétinite hémorrh.		V.=d. 0,50	Diabétique. Lésion ocul. 5 ans
27	C.	Bataill.	51	h.	Seine	Cantonnier	O. g. Enucléé.	V. = 0		Traumatisme ancien.
28	C.	Baul.	68	f.	—	S. p.	O. g. Atr. du globe.	V. = 0		Iridocycl.
29	T.	Baumga.	23	h.	—	Employé	O. d. Atrophique. Iridochoroïd.	V. = 0		
30	K.	Beaud	40	h.	—	S. p.	O. g. Iritis et synéchies.	V.=d. 0,50		5 ans.
31	C.	Beauj.	23	h.	Loir-et-Cher	S. p.	O. d. Enucléé. O. g. Opht. sympathique.			
32	C.	Beauvall.	4 sem.	h.	Loiret		Destruction des deux globes.			Opht. purulente.
33	C.	Belleng	62	h.	Seine	S. p.	O. d. O. g. Glauc. chronique.		O. g. V. =0 O. d. d. 0,50	
34	C.	Belli	45	h.	—	S. p.	O. d. O. g. Décol. de la rétine.			Myopie forte.
35	B. B.	Lecl	61	f.	—	S. p.	O. d. O. g. Décol. de la rétine.			Myopie forte.
36	C.	Benaît	37	h.	—	S. p.	O. d. Enucléé.	V. = 0		Il y a 8 ans.
37	B. B.	Bern.	51	f.	—	S. p.	O. d. O. g. Atrophie optique.		V. = 0	O. d. 10 ans. O. g. 4 ans.
38	K.	Bern.	42	h.	Loiret	Cultivateur	O. d. Hémorrh. du c. v.			Traumatisme (éclat de bois).
39	K.	Besn.	8 mois	f.	Calais	S. p.	O. d. O. g. Iridochoroïdite.		V. = 0	
40	T.	Besn.	21	h.	Seine	S. p.	O. d. Atrophique.	V. = 0		
41	V.	Bess.	84	f.	—	S. p.	O. d. Enucléé.	V. = 0		
42	T.	Bibik.	42	f.	—	S. p.	O. d. Décol. rétine. O. g. Myopie et staphylome.			O. d. V. = 0. O. g. — Peut à peine se cond.
43	C.	Boll	39	h.	—	S. p.	O. d. O. g. Atr. optique.		V. = 0	Attaxiq. sp., 10 ans.
44	K.	Bill.	84	h.	Seine-et-Oise	S. p.	O. d. Enucléé.	V. = 0		O. d. 10 ans. O. g. 5 ans.
45	B. B.	Bors.	40	h.	Seine	S. p.	O. d. Rétinite hémorrh.	V. = P. 1.		Diabète, 15 ans.
46	V.	Bir	62	f.	—	S. p.	O. d. Leuc. total.	V. = P. 1.		Opht. purulente jeune âge.
47	C.	Bisi	74	f.	—	S. p.	O. d. Hémorrh. des gaînes.	V.=d. 0,25		
48	V.	Bi	50	f.	—	S. p.	O. d. O. g. Rétinite pigment. et atroph. pap.			S. il y a 15 ans, peut à peine se conduire.
49	T.	Bli	34	h.	—	Marchand de ti...				
50	T.	Blond	29	h.	Pas-de-Calais	S. p.	O. d. O. g. Atr. optique.		V. = 0	Plaie pénétrante.
51	V.	Bloug	30	f.	Seine	S. p.	O. d. O. g. Atr. optique.		V. = 0	Tabes.
52	T.	Boll	41	h.	—	Dessinateur	O. d. O. g. Atr. optique.		V. = 0	
53	B. B.	Boisson	50	f.	—	S. p.	O. d. O. g. Rétinite.			Albuminurie, Il y a 15 ans.
54	C.	Bonua	60	h.	—	S. p.	O. d. Atrophique.	V. = 0		Traumat. il y a 10 ans.

N° d'ordre	Soigné par	NOMS	Age	Sexe	ORIGINE	PROFESSION	DIAGNOSTIC	Affection unilatérale	Affection bilatérale	OBSERVATIONS et Epoque de l'Accident
55	K.	Bonn	49	h.	Aube	S. p.	O. d. atrophique. O. g. Buphtalmique.		V. = 0	
56	C.	Bonn	36	h.	Seine	S. p.	O.d. O. g.Atr.opt., choriorétin.		V. = 0	Sp. 10 ans.
57	C.	Boulang	3 mois	h.	—	S. p.	O. g. Buphtalmique.			V. = la pupille ne réagit pa[s]
58	C.	Boull	17	f.	—	S. p.	O. d O. g. choriorétinite.		V. = d. 1ᵐ	Peut à peine se conduire.
59	T.	Bourc	52	f.	—	S. p.	O. g. Atrophique.			Buphtalm.
60	T.	Bourd	53	h.	—	S. p.	O. d. Atrophique. O. g. Iridocyclite.			O. d. V. = 0. Traumat. 2 a[ns] O. g. V. = d. à 0,50.
61	V.	Boye	38	h.	—	Sellier	O.d. O. g. Myopie torte.			Lésion choroïdienne. Peut [à] peine se conduire.
62	K.	Brianç	1	h.	—	S. p.	O.d. O.g. Leuc. des deux corn.			
63	C.	Broiss	54	f.	—	S. p.	O.d. O.g. Choroïd. disséminée			V. = p. à p. se conduire. S. il y a 8 ans.
64	C.	Brucell	38	h.	—	Colporteur	O. g. Leucome cornée.	V. = 0		Opht. purul. jeune âge.
65	K.	Bruc.	19	h.	—	Cultivateur	O. d. Atrophique.	V. = 0		Accid. chasse 3 ans.
66	T.	Bur	15	f.	—	S. p.	O. d. Atrophique. O. g. Buphtalm.		V. = 0	Opht. purulente enfance.
67	K.	Burg	49	h.	—	Mécanicien	O. d. O. g. Glauc.	O. d V. = 0 O.g.V = P.l.		
68	K.	Camil	58	h.	—	Mécanicien	O. d. Enucléé. O. g. Glaucome.		V. = 0	
69	V.	Cann	27	h.	—	Boulanger	O. g. Enucléé.	V. = 0		
70	T.	Carr	49	f.	—	S. p.	O.d. O. g. Atr. optique.		V. = 0	
71	V.	Canc	33	h.	—	Employé	O. d. Atrophique.	V. = 0		
72	T.	Causs	32	f.	—	S. p.	O. g. Staphylomateux.	V. = 0		
73	C.	Cerce	20	h.	—	Chauffeur	O. g. Leucome cornée.	V. = 0		
74	C.	Chamb	48	h.	—	S. p.	O.d. O. g. Atr. optique.		V. = 0	
75	C.	Chass	40	f.	—	S. p.	O. d. Atr. papil.	V. = P. 1.		3 semaines après infecti[on] érysipélateuse.
76	C.	Chate	40	f.	—	S. p.	O.d. O. g. Iridochoroïd.		V. = d. 0,50	Spécifique.
77	T.	Chauv	28	h.	Loiret	Palfrenier	O. g. Atr. optique.	V. = 0		
78	C.	Chauv	21	h.	Côtes-du-Nord	Sellier	O.d. O. g. Leuc. cornée.		V. = P. 1.	Opht. purulente enfance.
79	C.	Coll.	6	h.	Haute-Saône	S. p.	O. d. O. g. Micropht.		V. = 0	Affect. congénitale.
80	C.	Couc	34	h.	Seine-et-Oise	Jardinier	O. d. Glaucome.	V. = 0		
81	C.	Cooma	64	h.	Seine	Briqueteur	O. d. Atrophique. O. g. Leuc. adh.			O. d. V. = 0. O. g. V. = d. 1 mètre.
82	V.	Coud	22	h.	Seine	S. p.	O. g. Atrophique.	V. = 0		Traumatisme 8 ans.
83	C.	Coulet	78	h.	Oise	S. p.	O. d. Atrophique.	V. = 0		Suite opératoire (?.
84	T.	Coupig	72	f.	Seine	S. p.	O. d. Glaucome.	V. = 0		4 ans.
85	K.	Coutin	53	f.	Aube	Cultivatrice	O. d. Occlus. pupil. O. g. Hémorrhagies rétin.		V. = 0	Myopie forte.
86	V.	Criq	23	h.	Seine	S. p.	O. d. Atr. optique.	V. = 0		
87	C.	Dagu	19	f.	Seine	S. p.	O. d. O. g. Atroph. papil.		V. = 0	Accid. méning. remontant 2 mois.
88	K.	Dall	20	h.	Seine	S. p.	O. d. Atrophique.			Traumatisme 6 mois.
89	K.	Descost	10	h.	—	Terrassier	O. d. Iridochoroïd.	V. = 0		Traumatisme il y a 5 ans.
90	T.	Merol	44	h.	—	S. p.	O. d. O. g. Myopie forte.			Avec lésion choroïdienne[.] Peut à peine se conduire
91	K.	Merc	19	h.	—	S. p.	O. d. O. g. Myopie forte.			Idem.
92	K.	Menay	50	h.	Loir-et-Cher	S. p.	O. g. Taies diffuses.	V.d. = 0,50		Poussée glaucomateuse.
93	K.	Membr	30	h.	Seine	Serrurier	O. d. Atrophique.	V. = 0		Accid. il y a 20 ans.
94	K.	Mauric	69	f.	Seine	S. p.	O. g. Glaucome.	V. = 0		
95	K.	Mart.	50	h.	—	S. p.	O. d. Iridochoroïd.	V.d. = 0,50		Pouvait lire, mais phénomè[nes] irritatifs il y a 1 mo[is]
96	T.	Mart.	59	f.	Oise	S. p.	O. d. O. g. Glaucome.		V. = 0	
97	T.	Marp	7	h.	Seine	S. p.	O. d. O. g. Névrite optique		V. = 0	Accid. méning. il y a 1 moi[s] V. = 0 depuis 8 jours.
98	T.	Mart.	20	h.	—	S. p.	O. d. O. g. Atr. optique.		V. = 0	
99	K.	Martich.	28	f.	—	S. p.	O. d. Iritis ancienne. O. g. Atr. optique.		V. = 0	O. d. depuis 12 ans.
100	C.	Rob	18 m.	h.	—	S. p.	O. d. O. g. Bupht.		V. = 0	
101	K.	Cher	55	h.	—	Cordonnier	O. g. Iritis et occlus. pupill. O. d. Atr. choroïd.		O. g.V. = 0 O. d. = P.l.	

N° ordre	Soigné par	NOMS	Age	Sexe	ORIGINE	PROFESSION	DIAGNOSTIC	Affection unilatérale	Affection bilatérale	OBSERVATIONS et Epoque de l'Accident
102	K.	Gui.	68	h.	Seine	Domestique	O. g. Atr. optique. O. d. Glaucome.		V.=0	Sp.
103	K.	Cair	34	h.	Morbihan	Cultivateur	O. d. Iritis plastiq., occl. pupil.	V.=P.l.		Depuis l'âge de 17 ans.
104	K.	Dauserc.	69	h.	Seine	Cordonnier	O. g. Myopie forte.	V.=P.l.		Depuis 39 ans.
105	V.	Dard	40	f.	—	S. p.	O. d. O. g. Atroph. optique.		V.=0	
106	K.	Davac	63	h.	—	Facteur de pianos	O. g. Amblyope.	V.=d.0,50		Lésion remonte à 40 ans.
107	C.	Dechamb	55	f.	—	S. p.	O. g. Cat. traumat.	V.=0		Traumat. il y a 13 ans.
108	T.	De Consig	12	f.	Italie	Journalière	O. g. Enucléé.	V.=0		
109	C.	Degoff.	13	h.	Seine-et-Marne	S. p.	O. d. O. g. Iridochoroïd.		V.=0	
110	C.	Delach	55	h.	Seine	Chauffeur	O. g. Myopie forte (Taies). O. d. Enucléé.		O.g. V.=d à 0,50	Enucléé pour staphylome.
111	T.	Delang	61	h.	Seine-et-Marne	Tailleur de pierre	O. d. Glaucome. O. g. Atrophique.		V.=0	
112	T.	Delapl.	51	h.	Seine	S. p.	O. d. Enucléé. O. g. granuleux.		V.=0	O g. Kerecterasie du globe.
113	C.	Delb.	42	f.	—	S. p.	O. d. O. g. Ret. pigment.		V.=0	Sp.
114	T.	Démart.	22	f.	—	Domestique	O. d. Cat. traumat.	V.=0		T + 2. Traumat il y a 12 ans.
115	B. B.	Miesc.	55	h.	—	S. p.	O. d. O. g. Atr. optique.		V.=0	S. 25 ans (tabes).
116	V.	Demoll	22	h.	—	S. p.	O. d. Amblyope.	V.=d.0,50		Depuis 15 ans.
117	T.	Demor	42	h.	—	Mécanicien	O. g. Névrite optique.	V.=d.0,50		Sp. il y a 25 ans.
118	K.	Depo	79	h.	Yonne	Menuisier	O. d. O. g. Glaucome.			Peut à peine se conduire, 10 ans (lésion).
119	K.	Derei	9	h.	Marne	S. p.	O. g. Cat. traumat.	V.=0		Accident il y a 6 mois.
120	T.	Derv	69	f.	Seine	S. p.	O. g. Glauc.	V.=0		
121	T.	Despier.	59	h.	Loiret	Plombier	O. g. Glauc. second.	V.=0		Kerectasie du globe.
122	V.	Despr.	7	h.	Seine-et-Oise	S. p.	O. d. Atrophique. O. g. Buphtalm.		V.=0	
123	T.	Destobbela	18	h.	Seine	Ajusteur	O. g. Perforation de la cornée avec enclavement de l'iris.	V.=0		Tentative d'extraction d'un corps étranger av. l'électro-aimant sans résultat.
124	K.	Dev	46	h.	—	Menuisier	O. d. Décoll. rétine.	T+2V.=0		Traumatisme il y a 2 mois.
125	V.	Dide.	4	f.	—	S. p.	O. d. O. g. Atr. optique.		V.=0	
126	C.	Didel.	70	h.	—	S. p.	O. d. O. g. Glaucome.		V.=0	
127	T.	Ditroi	31	h.	—	S. p.	O. g. Iridocyclite.	V.=0		Traumatisme il y a 7 mois.
128	C.	Diz	39	f.	Ardennes	S. p.	O. d. O. g. Névrite rétrobulbaire.		O. d. V.=0 O.g. V=P.1	L'affection remonte à 3 mois. Perte progressive de la vue.
129	C.	Donadi	6	h.	Corrèze	S. p.	O. d. O. g. Leucomes.		V.=0	Opht. purulente.
130	K.	Dond	12	f.	Seine	S. p.	O. d. Amblyope.	V.=0		Myopie.
131	C.	Dreyf.	26	f.	Seine	S. p.	O. d. O. g. Décoll. rét.		V.=0	Myopie forte. Le décollement est survenu après un accouchement, 2 jours douleurs.
132	T.	Drou	37	h.	Oran	S. p.	O. d. O. g. Atr. optique.		V.=0	
133	V.	Dub	51	f.	Seine	S. p.	O. d. O. g. Atr. optique.		V.=0	
134	C.	Duchas	33	h.	—	Employé	O. d. O. g. Brûlure des corn.		V.=d. 1^m	Brûlure par la chaux, 1 mois.
135	K.	Duches	61	h.	—	S. p.	O. g. Amblyope. O. d. Myopie forte.		O.g. V=d.0,50 O d. V=d 1^m	O. d. Large scl. choroïd. post.
136	K.	Duches	49	f.	—	S. p.	O. d. O. g. Atr. optique.		V.=0	Tabes, sp. 20 ans.
137	V.	Dufo.	29	h.	—	S. p.	O. g. Atr. optique.	V.=d.0,50		
138	K.	Dufo.	39	f.	—	S. p.	O. d. Amblyope (H).	V.=d.0,50		Depuis l'âge de 7 ans.
139	C.	Dupo	27	h.	—	Fumiste	O. d. Atrophique.	V.=0		Traumatisme il y a 7 ans.
140	C.	Dupr	19	f.	Oise	Domestique	O. d. O. g. Myop. f., décoll.		V.=d. 0,50	Hémorrh. rétiniennes.
141	C.	Dupu.	82	f.	Vienne	S. p.	O. g. Atrophique. O. d. Glaucome.		V.=0	
142	C.	Dur.	13	h.	Seine	S. p.	O. g. Iridochoroïd.	V.=0		Traumatisme (4 semaines).
143	T.	Dutrum.	60	h.	Oise	S. p.	O. d. O. g. M. f., Atr. choroïd.		V.=	Peut à peine se conduire.
144	K.	Duverg	70	h.	Seine	S. p.	O. d. Glauc. chronique.	V.=0		
145	K.	Duvern.	66	f.	—	S. p.	O. d. Atr. optique. O. g. Myopie, lès. macul.		V.=0	
146	K.	Pet.	36	h.	—	Mécanicien	O. d. Atr. optique.	V.=0		Perd la vue depuis 4 ans.
147	K.	Erb	68	f.	—	S. p.	O. d. O. g. Myopie forte, lés. choroïd.		V.=P. à p. se cond.	Lésion depuis l'enfance.
148	T.	Esqu	36	f.	—	S. p.	O. d. Leuc. total.	V.=P.l.		Opht. purul. dans le jeune âge
149	C.	Estien	32	f.	Calvados	Gardienne	O. d. O. g. Atroph. optique incomplète.		V.=P. à p se coud.	S. à 25 ans.

N° d'ordre	Soigné par	NOMS	Age	Sexe	ORIGINE	PROFESSION	DIAGNOSTIC	Affection unilatérale	Affection bilatérale	OBSERVATIONS et Epoque de l'Accident
150	C.	Falem	37	f.	Seine-et-Oise	S. p.	d. O. g. Atroph. optique.		O. d. V=0 O.g. P.à p. se cond.	S. à 30 ans. Lés. remonte 6 ans.
151	V.	Fau	70	h.	Oise	Terrassier	g. Enucléé. d. Destr. cornée.		V.=0	O. d. Dacryoc. purulente.
152	K.	Fau	42	h.	Marne	S. p.	d. Taies diffuses. g. Trachome ancien.		V.=P.à p. se cond.	Kerectasie.
153	K.	Fauv.	25	h.	Seine	Ajusteur	g. Iridocycl.	V.=0		1 mois (traumatisme).
154	T.	Fav.	49	h.	Oise	Cultivateur	d. O. g. Atr. optique.		V.=0	
155	V.	Feret	42	h.	Seine-et-Oise	Terrassier	d. Hémorrh. du c. v.	V.=0		Traumat. (éclat de pierre) Tendance à l'atrophie.
156	K.	Ficking	80	h.	Seine	S. p.	d. Iridochor.	V.=0		
157	K.	Fiq	62	f.	Somme	S. p.	d. O. g. iridochor.		V.=0	
158	V.	Forg.	50	h.	Belgique	Employé	d. O. g. Atr. optique.		V.=d. 1m	Tabétique S. 20.
159	K.	Fossa.	52	h.	Seine	S. p.	d. O. g. Atr. optique.		V.=0	Tabétique S. 25.
160	K.	Fouq	57	f.	—	Md de 4 saisons	d. Thrombose de la veine centr.	V.=0		Début il y a 2 ans.
161	C.	Fourn	26	f.	—	S. p.	g. Atr. optique.	V.=0		Fract. de la base du crâne Accid. il y a 10 mois.
162	K.	Fourn	4	h.	—	S. p.	d. O. g. Atrophique.		V.=0	Opht. purul.
163	K.	Franc.	80	f.	—	S. p.	g. Glaucome.	V.=0		
164	V.	Fre.	70	f.	—	S. p.	d. Glaucome.	V.=P. 1.		
165	K.	Gall.	17	h.	Seine-et-Oise	Mécanicien	g. Staphyl. cornée.	V.=d.0,50		Opht. purul.
166	C.	Gauquel	11	h.	—	S. p.	d. O. g. Bupht.		V.=d. 0,50	Congénitale.
167	V.	Gauth	35	h.	Seine	Employé	g. Iridochoroïd.	V.=0		
168	C.	Gerb.	20	h.	Seine-et-Oise	Mécanicien	d. Enucléé.	V.=0		Traumatisme, iridocyl.
169	C.	Gil.	52	h.	Eure	S. p.	d. Atr. optique.	V.=0		
170	K.	Grau	34	h.	Vienne	Menuisier	d. O. g. Atr. optique.		V.=0	S. il y a 5 ans. Tabes, V.=0 depuis 4 mois.
171	V.	Gont.	56	h.	Seine	Commissionnaire	d. O. g. Atr. optique.		V.=0	Tabes, S.
172	K.	Gouj.	51	f.	—	Ménagère	g. Gl. absolu.	V.=0		
173	C.	Grim	37	h.	—	S. p.	g. Décoll. rét.	V.=0		Myope. Traumatisme.
174	V.	Groscl	50	f.	—	S. p.	g. Atr. optique.	V.=0		
175	K.	Grou.	37	f.	Manche	S. p.	g. Choroïd. dissémin.	V.=P. 1.		S. début il y a 3 ans.
176	T.	Gue	63	h.	Seine	Tanneur	d. O. g. Iridochoroïd.		V.=d 0,80	
177	V.	Guerd	28	h.	—	Verrier	d. Névrite optique.	V.=0		
178	K.	Guér.	61	h.	—	Cantonnier	d. Atrophique.	V.=0		
179	C.	Guerm.	45	f.	—	Concierge	d. O. g. Atr. optique.		V.=d.0,50	Tabes sp. il y a 20 ans.
180	T.	Guer	70	h.	—	S. p.	d. Atr. optique.	V.=0		
181	C.	Guillem.	53	h.	—	S. p.	d. Atr. optique.	V.=0		Glaucome.
182	V.	Guill.	25	f.	—	S. p.	g. Atr. optique.	V.=0		
183	V.	Guill.	51	h.	—	S. p.	d. Iridochoroïd.	V.=0		Traumat. il y a 6 ans.
184	K.	Gui	41	h.	—	Accordeur	d. O. g. Atr. optique.		V.=0	
185	C.	Harr.	28	f.	—	Fleuriste	g. Iridochoroïd.	V.=0		Œil atrophique, douloureux. S. il y a 3 an
186	C.	Harl	25	f.	—	Artiste	d. Occl. pupil.	V.=P. 1.		Traumat. il y a 5 ans (coup de ciseaux).
187	C.	Haute.	71	f.	—	S. p.	d. O. g. Iritis et occlus. pupil.		V.=P. 1.	
188	K.	Herl.	50	f.	—	S. p.	d. O. g. Synéchies post. totale.		V.=P.à p. se cond.	S. il y a 1 an.
189	K.	Hong	9	f.	Yonne	S. p.	d. Atrophique. g. Iridochoroïd.	V.=0		O. d. accident remonte il y a 4 ans.
190	K.	Hour	33	h.	Seine	Serrurier	g. Atrophique.	V.=0		
191	V.	Hub	72	f.	Aube	S. p.	d. O. g. Glauc. absolu.		V.=0	
192	V.	Hub	72	f.	Paris	S. p.	g. Atr. optique.	V.=0		
193	K.	Hug	40	f.	Seine	Coiffeur	d. Iritis ancien.	V.=0		Iridect. il y a 10 ans.
194	C.	Hyv	57	h.	—	Chaudronnier	g. Enucléé.	V.=0		
195	C.	Igm.	38	h.	—	Marchand	d. Iridochoroïd.	V.=0		Traumat. il y a 5 ans.
196	B. B.	Domi	21	h.	—	Employé	d. O. g. Atrophique.		V.=0	Opht. purul. jeune âge.
197	B. B.	Dei	38	f.	—	Blanchisseuse	d. O. g. Myopie forte, staphyl. post.		V.=P.à p. se cond.	
198	B. B.	Dip	49	f.	—	Ménagère	d. O. g. granulat. ancien.		V.=P.à p. se cond.	

N° d'ordre	Soigné par	NOMS	Age	Sexe	Origine	Profession	Diagnostic	Affection unilatérale	Affection bilatérale	Observations et Epoque de l'Accident
199	B. B.	Iou	58	h.	Seine	S. p.	O. g. Cat. regressive. O. d. Iridectomisé.		V.=P.à p. se cond.	20 ans.
200	T.	Ism	20	h.	—	Serrurier	O. d. Ectasie du globe.	V. = P. I.		Traumat. 10 ans.
201	C.	Isra	58	h.	—	Marchand	O. d. O. g. Choriorétin.		V.=P.à p. se cond.	S. il y a 15 ans.
202	T.	Jacq	48	h.	—	Mécanicien	O. d. Leuc. ad. total.	V. = P. I.		Opht. purul. jeune âge.
203	T.	Jam	27	f.	—	Lingère	O. d. Leuc. total.	V. = 0		Opht. purul. jeune âge.
204	C.	Jan	44	h.	—	Employé	O. d. O. g. Neurorétinit.		V. = 0	S. à l'âge de 20 ans.
205	K.	Jard	23	f.	—	S. p.	O. d. Leuc. total. O. g. Enucléé.		O.d.V=d. à 1m	A été iridectomisé. Ophtal. purul. enfance.
206	T.	Jeanlu	30	h.	—	Chaudronnier	O. g. Iridochoroïd.	V. = 0		Traumat. ancien.
207	K.	Joan	30	h.	Seine-et-Oise	Relieur	O. g. Bupht., leuc. adh.	V. = 0		T + 1.
208	K.	Jol	10	h.	Seine	S. p.	O. g. O. d. Choriorétinite, rétinite pigment.		V. = 0	
209	T.	Jou	54	h.	Seine	Négociant	O. d. Atr. optique.	V. = 0		
210	T.	Jub	45	h.	Indre	S. p.	O. d. Luxat. crist., décoll. O. g. Atrophique.		V. = 0	O. d. Accid. de cheval. O. g. Post opératoire.
211	C.	Ju	3	f.	Seine	S. p.	O. d. O. g. Taies panues.		V. = P. I.	Opht. purul. jeune âge.
212	K.	Jun	18	f.	—	S. p.	O. d. Enucléé.	V. = 0		Traumatisme.
213	K.	Kirs	49	h.	—	S. p.	O. d. O. g. Atrophique.		V. = 0	
214	K.	Kle	3	h.	—	S. p.	O. d. O. g. Atrophique.		V. = 0	Iridochoroïd.
215	C.	Kre	15	h.	—	S. p.	O. d. Enucléé. O. g. Iritis et synéch.		O.d.V.=0 O.g.P.à p. se cond.	Opht. purul. enfance.
216	K.	Lab	8	h.	—	S. p.	O. d. O. g. Nystagmus, réti-nite pigment.		V.=d.0,25	
217	V.	Lab	36	h.	—	S. p.	O. d. O. g. Choroïd. dissém. atroph. optique.		V. = 0	S. il y a 10 ans.
218	V.	Labou	43	f.	—	S. p.	O. d. O. g. Atr. optique.		V. = 0	
219	C.	Labr	72	f.	—	S. p.	O. d. Org. du c. v.	V. = 0		Ancien. hémorrh. (?)
220	K.	Labus	33	h.	—	Cocher	O. d. O. g. Choriorétinite.		V.=P.à p. se cond.	Nie S. Vue trouble depuis 3 mois.
221	C.	Labr	72	f.	Aube	S. p.	O. d. O. g. Ret. hémorrh.		V.=d.0,50	Diabétique.
222	V.	Labou	43	f.	Seine	S. p.	O. d. O. g. Atr. optique.		V. = 0	
223	T.	Lab	33	h.	—	Camionneur	O. d. O. g. Atr. optique.		V. = d. 1m	Sp.
224	C.	Lac	56	h.	—	S. p.	O. g. Enucléé.	V. = 0		
225	T.	Ladou	39	h.	Ardennes	S. p	O. d. O. g. Iridochoroïd.		O.d.=P.l. O.g.V.=0	Lésion remontant à 10 ans. Influenza.
226	K.	Laf	36	f.	Seine	Cuisinière	O. d. Iritis, T + 1.	V. = 0		Occlus. pupil.
227	V.	Lafo	37	h.	—	Maçon	O. d. O. g. Atr. optique.		V. = 0	
228	K.	Lagull	33	h.	—	Tonnelier	O. d O. g. Atr. opt. incompl.		V.=P.à p. se cond.	Céphalée depuis 2 ans.
229	C.	Lam	33	f.	—	S. p.	O. g. Iridochoroïd.	V. = 0		
230	K.	Lamb	33	h.	—	Pâtissier	O. g. Atrophique.	V. = 0		
231	T.	Lou	47	h.	—	Chauffeur	O. d. O. g. Iridochoroïd.		V. = P. I.	Choroïd. généralisée.
232	T.	Laugnil	20	h.	—	Limeur	O. d. Myopie. Atr. choroïd.	V.=d.0,50		
233	C.	Lau	30	f.	—	S. p.	O. d. Atrophique.	V. = 0		
234	V.	Lapor	58	f.	—	S. p.	O. d. Iridochoroïd.	V. = 0		
335	C.	Laro	59	h.	Calais	S. p.	O. d. Leucome. O. g. Glanc. chr.		V. = 0	Opht. purul. jeune âge. O. g. Début il y a 2 ans.
236	C.	Larri	16	h.	Cantal	S. p.	O. g. Leuc.	V. = 0		Opht. purul.
237	C.	Lasc	60	f.	Seine	S. p.	O. d. O. g. Iridochoroïd.	V. = 0		
238	K.	Laufleuber	43	f.	—	Marchande	O. d. Atr. optique.	V. = 0		
239	C.	Laumon	54	f.	—	S. p.	O. d. O. g. Choroïd. atroph. papul.		V.=P.à p. se cond.	
240	C.	Lau	32	h.	—	Employé	O. g. Leuc. total.	V. = 0		Opht. purul.
241	K.	Leb	54	h.	—	Mécanicien	O. d. Atr. optique.	V. = 0		
242	C.	Lebl	67	f.	—	S. p.	Myop. choroïd. atr.		V.=P.à p. se cond.	
243	C.	Leb	60	f.	—	S. p.	O. d. O. g. Névrite opt.		V.=P.à p. se cond.	
244	C.	Lebre	30	h.	Calais	S. p.	O. d. O. g. Atr. optique.		V. = 0	Atr. optique héréditaire.
245	K.	Per	45	f.	Loir-et-Cher	S. p.	O. d. Glauc. second. absolu. O. g. Décol. rét.		V. = 0	

N° d'ordre	Soigné par	NOMS	Age	Sexe	Origine	Profession	Diagnostic	Affection unilatérale	Affection bilatérale	Observations et Époque de l'Accident
246	K.	Lech	30	h.	Seine	Artiste	O. d. Bupht. sclér. de la corn.		V.=0	
247	C.	Lecha	27	f.	Seine	S. p.	O. g. Atrophique.			
248	C.	Lecl	55	f.	Yonne	S. p.	O. d. O. g. Leucome ancien, myopie forte.		V.=P. à p. se cond.	
249	T.	Lecl	45	f.	Seine	S. p.	O. d. Atrophique.	V.=0		
250	V.	Lec	57	h.	—	Marin	O. d. Atrophique.		O. d. V.=0 O.g. d. 0,50	Oph. purul.
251	K.	Lecol	55	h.	—	S. p.	O. g. Leucome étendu. O. g. Atroph. papil.	V.=0		
252	C.	Lefeb	51	h.	Loiret	S. p.	O. g. Enucléé. O. d. Kératoglobe T + 1.		V.=0	O. g. Staphyl. suite Op. purul.
253	C.	Lefev	39	h.	Yonne	Horloger	O.d.Choriorét. infilt. de la corn. O. d. Iridochoroïd. O. g. Opht. sympat.	V.=0	O. d. V.=0 O.g. P.à p. se cond.	Eclat de capsule 15 ans.
254	T.	Legr	30	f.	Nord	Tisserand	O. d. O. g. Neurorét.		V.=P. à p. se cond.	Sp.
255	K.	Leg	64	h.	Seine	Serrurier	O. d. O. g. Myopie f. Décoll.		V.=P. à p. se cond.	O. g. Décol. 15 jours.
256	C.	Legué	37	f.	—	S. p.	O. g. Enucléé.	V.=0		
257	K.	Leuc	4 mois	h.	—	S. p.	O. d. O. g. Buphtalm.		V.=0	Début 2 mois.
258	T.	Lemaréch	27	f.	—	Blanchisseuse	O. d. Atrophique.	V.=0		
259	K.	Lemoi	49	h.	—	Pharmacien	O. d. Atr. optique.	V.=0		Myopie.
260	T.	Lepl	18	h.	—	S. p.	O. g. Atrophique.	V.=0		Coup de revolver.
261	T.	Lepl	69	f.	—	S. p.	O. d. Iridochoroïd.			
262	T.	Lep	66	h.	—	S. p.	O. d. O. g. Atr. optique.	V.=d. 0,20		
263	K.	Leras	7	h.	—	S. p.	O. d. Amblyope.		V.=0	Sans cause.
264	V.	Lero	27	f.	—	S. p.	O. d. Atr. optique.	V.=0		
265	C.	Lesauln	63	h.	—	S. p.	O. d. O. g. Atr. optique.	V.=0		
266	C.	Létix	25	h.	—	S. p.	O. d. O. g. Névrite rétrobulb.		V.=0	
267	C.	Letour	25	h.	—	S. p.	O. d. Staph. cornée.		V.=d. 0,50	Oph. purul.
268	K.	Lévê	53	h.	Seine-et-Marne	Manouvrier	O. d. O. g. Glauc.	V.=0		
269	V.	Lev	49	f.	Seine	S. p.	O. d. Enucléé.		V.=P. l.	
270	K.	Lièv	55	h.	Seine	S. p.	O. g. Atr. optique.	V.=0		Moignon douloureux.
271	T.	Lig	64	h.	Meuse	Vigneron	O.d.O.g. Choriorét. décol. rét.		V.=P. l.	
272	K.	Lombar	57	h.	Haute-Saône	S. p.	O. d. O. g. Iridochoroïd.		V.=0	
273	T.	Mey	56	h.	Seine	Voyageur	O. d. O. g. Glauc.		V.=0	
274	T.	Mich	20	h.	Seine-et-Oise	Terrassier	O. g. Iridocycl.	V.=0		
275	T.	Mich	68	h.	Seine	Menuisier	O. d. Myopie, décol.	V.=P. l.		Traumat. coup de coute[au] 3 semaines.
276	K.	Micha	16	f.	Finistère	S. p.	O. d. Choriorét. atr. papill.	V.=P. l.		
277	C.	Micho	30	f.	Loiret	Commerçante	O. g. Atr. optique.	V.=P. l.		
278	C.	Miel	49	h.	Seine	Tôlier	O. g. Atr. optique.	V.=0		
279	C.	Mil	42	h.	—	Tailleur de pierre	Enucléé.			
280	T.	Mir	66	h.	—	S. p.	O. d. Myopie forte, décoll.		V.=P.à p. se cond.	Perte subite de la vue 7 an[s] Suite d'une cataracte opér[ée] il y a 12 ans (?).
281	V.	Misso	49	f.	—	S. p.	O. g. Myop. forte, choroïd. atr.			
282	C.	Miz	31	f.	—	Apprêteur	O. d. O. g. Leuc. tot. des corn.		V.=P. l.	Opht. purul.
283	T.	Moc	42	h.	—	S. p.	O. g. Atroph. papill.	V.=P. l.		
284	V.	Mond	60	h.	—	Sculpteur	O. d. O. g. Iridochoroïd.		V.=P. l.	
285	C.	Mon	46	h.	—	Employé	O. d. O. g. Glauc.		V.=P. l.	
286	V.	Mo	3	h.	Yonne	S. p.	O. g. Myop. f. Luxat. du crist.	V.=d. 0,50		
287	V.	Mora	53	h.	Algérie	S. p.	O. d. Buphtalm.			Congénitale.
288	T.	Moraz	9	h.	Seine	S. p.	O. d. O. g. Trachom. ancien.		V.=P.à p. se cond.	
289	T.	More	44	h.	Seine	S. p.	O. g. Choroïd. atrophique.	V.=P. l.		
290	T.	Mor	37	b.	Yonne	S. p.	O. d. Décol. rét. Myop.	V.=d. 0,50		
291	C.	More	29	f.	Seine	Orfèvre	O. d. Leuc. ancien.	V.=P. l.		Oph. purul.
292	C.	Mou	46	h.	—	Manouvrier	O. g. Myop. staphyl. très large	V.=d. 0,50		
293	V.	Mor	66	h.	—	Cocher	O. d. O. g. Atr. optique.		V.=P.à p. se cond.	Sp. Tabes.
294	V.	Mor	15	h.	—	Elèv. à l'Inst. des Ar[ts]	O. d. Strab. amaurotique.	V.=d. 0,50		
295	V.	Morign	36	h.	—	Maréchal	O. d. O. g. Atrophique. O. d. Iridocycl.	V.=P. l.	V.=0	Opht. purul. Traum. coup de pied de chev[al]

N°s ordre	soignés par	NOMS	Age	Sexe	ORIGINE	PROFESSION	DIAGNOSTIC	Affection unilatérale	Affection bilatérale	OBSERVATIONS et Epoque de l'Accident
296	C.	Mori	56	h.	Seine-et-Oise	Cantonier	O. d. Glauc. O. g. Décol. rét.		V.=P. à p. se cond.	
297	K.	Morl	6	f.	Seine	S. p.	O. g. Leuc. de la cornée.	V. = 0		Opht. purul.
298	T.	Montr	48	f.	Gironde	S. p.	O. d. O. g. Myopie forte.		V.=P. à p. se cond.	Scl. choroïd. post., myopie forte, décol. rétine.
299	T.	Mouch	35	h.	Seine	Voyageur	O. d. O. g. Iridochoroïd.		V.=P. à p. se cond.	
300	T.	Mourille	68	h.	—	Photographe	O. g. Myopie forte.	V. = P. I.		Atroph. choroïd.
301	C.	Monil	39	h.	—	Garçon de magasin	O. d. Amblyope, strab.	V.=d. 0,50		
302	K.	Mou	59	h.	Allier	Vigneron	O. g. Glauc. chron. simple. O. d. Op. cristal. cataret. réd.		O.g. V.=0 O.d.P. à p. se cond.	O. g. 5 ans. O. d. 10 ans.
303	V.	Mul	41	h.	Seine	Ebéniste	O. d. Myop. Atr. choroïd.	V.=d.0,50		
304	T.	Mul	18	h.	—	Serrurier	O. g. Atrophique. O. d. Iridochoroïd.		O.g.V=P.l O.d.V.=0	
305	C.	Mul	40	f.	—	S. p.	O. d. O. g. Myop. lés. macul.		P. à p. se conduire	
306	C.	Mul	51	f.	—	S. p.	O. d. O. g. Granuleux, pannus		P. à p. se conduire	
307	C.	Mul	36	h.	—	Graveur	O. d. O. g. Névrite optique.		V.=d. 0,50	8 mois. attaxiq. S. 18 ans.
308	V.	Mul	59	h.	—	Ebéniste	O. g. Iridochoroïd.	V. = P. l.		
309	V.	Mun	6 sem.	h.	—	S. p.	O. d. O. g. Iridochoroïd.		V = Pup. ne réagis pas. Congénitale	
310	T.	Mu	67	f.	—	Couturière	O. d. Hémorrag. macul.	V. = P. l.		Artérioscl. cardiaque.
311	V.	Na	39	h.	—	Forgeron	O. d. Taies, rét. pigment.	V.=d.0,50		
312	C.	Noc	55	f.	—	Blanchisseuse	O. d. Myop. Atr. choroïd. O. g. Décollement rét.		O.d.V=d.1m O.g V=P.l	
313	C.	Noc	19	h.	—	Imprimeur	O. d. Iridochoroïd.	V. = P. l.		Début 8 mois.
314	V.	Not	37	h.	—	Tailleur de pierre	O. d. Staphyl. cornéen.	V. = P. l.		Ulc. ancienne de la cornée.
315	V.	Ogmib	56	h.	—	Marchand de vins	O. d. Choriorétinite.	V. = d. 1m		Sp.
316	C.	Oliv	52	h.	—	Employé de comm.e	O. d. O. g. Taies, myopie.		V. = P. à p. se cond.	Large staphyl. post.
317	V.	Oliv	35	h.	—	Maçon	O. d. O. g. Irit. plast., choriorét.		V. = d. 1m	S. il y a 10 ans.
318	K.	Ofthof	45	h.	—	Tailleur	O. g. Atr. optique.	V. = 0		8 ans.
319	V.	Oudin	23	f.	—	S. p.	O. g. Atrophique.	V. = 0		
320	V.	Our	28	h.	—	Concierge	O. d. O. g. Atr. optique.		V.=d.0.50	
321	K.	Pa	19	h.	—	S. p.	O. d. O. g. Névrite optique.		O d.V=P l. O. g. d. 1m	Rhumat. polyarticul. Accès il y a 5 ans et 2 ans.
322	T.	Pag	64	f.	—	S. p	O. d. O. g Myop. Atr. choroïd.		V. = 0	
323	V.	Pap	20	h.	—	Chaudronnier	O. d. O. g. M. f. Atr. ch.		V. = d. 1m	
324	T.	Pasq	80	f.	—	S. p.	O.d.O.g. Iritis et occlus. pup.		V. = P. l.	
325	T.	Paup	20	f.	Orne	Blanchisseuse	O. d. O. g. choriorét. atr. choroïd.		V.=P. à p. se cond.	
326	C.	Pau	30	h.	Corrèze	Cultivateur	O. g. Choroïd. exsud.	V. = P. l.		S. 5 ans.
327	V.	Payenaco	13	f.	Seine	S. p.	O. g. Bupht Leucome.	V.=d. 0,25		
328	V.	Pelle	15	f.	—	S. p.	O. d. O. g. Myop. lés. macul.		V.=d.0,80	
329	T.	Pelt	34	h.	Ardennes	Cultivateur	O. d. O. g. Atr. optique.		V. = P. l.	Tabes sp. 8 ans.
330	K.	Pér	77	f.	Seine	S. p.	O. d. O. g. Myop. choriorét.		V. = P. l.	
331	V.	Perra	37	f.	—	Faïencière	O. d. Atr. optique.	V.=d.0,25		Sp. il y a 10 ans.
332	K.	Perr	39	f.	—	Ciletière	O. d. Hémorrh. c. v.	V. = 0		Traumat. il y a un an.
333	V.	Per	67	h.	—	S. p.	O. d. O. g. Myop. Décol.	V. = P. l.		
334	V.	Per	56	f.	—	S. p.	O. d. O. g. Myop. lés. macul.		V.=P. à p. se cond.	
335	C.	Pers	29	h.	Seine-et-Marne	Teinturier	O. g. Névrite.	V.=d. 0,50		Traumat. sur la tête par une branche d'arbre (10 ans).
336	C.	Pertuis	79	h.	Seine-et-Oise	S. p.	O. d. O. g. Atr. optique.		O. d O g. V.=d.0,15	Traumat. il y a 5 ans.
337	K.	Pesch	67	f.		S. p.	O. g. Leuc. total. T + 1.	V. = P. l.		Ulc. anc. de la cornée.
338	V.	Pet	26	f.	Seine	Couturière	O. d. Taies, myop., lés. mac.	V.=d.0,15		
339	V.	Peyr	54	h.	— -	Maçon	O. d. Kérat. ulcér. encl. de l'Iris	V. = P. l.		
340	C.	Pic	50	h.	—	Boulanger	O. d. O. g. Myop., lés. choroïd.		V. = 0	
341	C.	Pich	29	h.	—	S. p.	O. g. Colob. Iridect. choroïd.	V.=d.0,50		Congénitale.
342	C.	Pic	2 mois	h.	—		O. d. Destruct. de la cornée.	V. = 0		Mauv. état gén. du nourrisson

N°s d'ordre	Soigné par	NOMS	Age	Sexe	ORIGINE	PROFESSION	DIAGNOSTIC	Affection unilatérale	Affection bilatérale	OBSERVATIONS et Époque de l'Accident
343	V.	Pier	32	h.	Seine	Représentant	O. g. Atr. optique.	V.= d. 0,50		
344	K.	Piers	60	f.	—	S. p.	O. d. Atrophiq., hémorrh. rét.	V. = 0		Rupt. sclérot. Traum. 1
345	C.	Pig	31	f.	—	Lingère	O. d. O. g. Iridocyclite.		V. = P. 1.	Début 1 mois.
346	K.	Pill	41	h.	—	S. p.	O. d. O. g. Myopie, lésion choroïd.		V.=P.à p. se cond.	
347	C.	Pinch.	5½	f.	—	S. p.	O. g. Destr. de la cornée.	V. = 0		Opht. purulente.
348	T.	Pion	65	h.	Seine-et-Marne	S. p.	O. d. Obstr. pupil. O. g. Hémorrh. rétin.		V. = P. 1.	
349	V.	Piq	60	f.	Quinze-Vingts	S. p.	O. d. O. g. Atr. optique.		V. = 0	Sp.
350	T.	Plac	49	f.	Seine-et-Oise	S. p.	O. d. O. g. Iritis et synéch. tot.		V. = P. 1.	
351	K.	Plat	25	h.	Seine	S. p.	O. d. O. g. M. f. décol. doub.		V. = P. 1.	
352	K.	Pl	42	h.	—	Couvreur	O. g. Glauc. chronique.	V. = 0		
353	B. B.	Rob	52	f.	—	S. p.	O. d. O. g. Atroph. optique.		V. = 0	8 ans.
354	K.	Pochemales	30	h.	—	Casquettier	O. d. O. g. M. f. lés. macul.		V.=P.à p. se cond.	10 ans.
355	C.	Poind	38	h.	Aisne	Manouvrier	O. d. O. g. Double luxation du crist., Myop., lés. macul.		V. = P. 1.	
356	K.	Poncar	37	h.	Alpes Maritimes	S. p.	O. d. O. g. Atr. optique.		V.=P.à p. se cond.	Tabes.
357	T.	Pot	59	f.	Yonne	Cultivateur	O. d. O. g. Glauc. chr.		V. = 0	
358	C.	Pouc	65	f.	Vienne	S. p.	O. d. Leuc. total.	V. = P. 1.		S. il y a 18 ans.
359	C.	Pouil	42	h.	Marne	Cultivateur	O. d. O. g. Atr. opt.		V. = 0	Traumat. 6 mois.
360	K.	Poul	47	h.	Seine	Coiffeur	O. g. Iridocycl.	V. = 0		
361	C.	Poup	22	f.	—	S. p.	O. d. O. g. Leuc. ancien.		V.= d. 0,50	Opht. purul. jeune âge.
362	C.	Pourrey	20	h.	—	Boucher	O. d. Atr. optique.	V. = 0		
363	T.	Prev	34	h.	Aisne	Cultivateur	O. g. Org. du c. v.	V. = 0		
364	T.	Prov	63	h.	Seine	S. p.	O. d. O. g. Iritis. glauc. second.		V.=P.à p. se cond.	
365	C.	Quel	65	h.	—	S. p.	O. d. O. g. choriorét. sp.		V.=P.à p. se cond.	S. 20 ans.
366	C.	Rapon	43	h.	—	S. p.	O. d. O. g. Atr. optique.		V.= d.0,50	Affect. hérédit.
367	T.	Ratt	68	h.	—	Forgeron	O. d. Lux. du crist.	V. = P. 1.		Traumatisme 2 mois.
368	C.	Rav	65	h.	—	S. p.	O. d. O. g. Choriorét.		V.= d.0,50	Sp.
369	V.	Ravi	68	f.	—	S. p.	O. d. O. g. Atr. opt.		V.=P.à p. se cond.	
370	K.	Raym	60	f.	—	Infirmière	O. d. Iritis, occl. pup.	V. = P. 1.		Sp. il y a 10 ans.
371	K.	Reichemb	23	f.	—	Domestique	O. g. Enucléé.	V. = 0		
372	K.	Reit	40	h.	—	S. p.	O. d. Atrophique. O. g. Leucome.		V. = 0	Granulat. ancienne.
373	K.	Rena	20	h.	—	Serrurier	O. d. Luxat. crist., plaie pénétr.	V. = 0		1 mois.
374	T.	Re	55	f.	Lot-et-Garonne	Rentière	O. d. Choroïd. dissémin.	V. = P. 1.		
375	K.	Ric	74	h.	Seine	S. p.	O. d. O. g. Luxat. du crist.		V.=P.à p. se cond.	
376	K.	Rich	62	f.	—	S. p.	O. d. O. g. Glauc. absolu.		V. = 0	
377	C.	Rich	45	h.	—	Peintre	O. d. O. g. Atr. optique.		V. = 0	
378	C.	Rob	18	f.	—	Lingère	O. d. Atrophique.	V. = 0		Coup de couteau 8 ans.
379	C.	Rabich	34	f.	—	Institutrice	O. d. Iridochoroïd.	V.= d.0,15		
380	K.	Rob	64	h.	—	S. p.	O. d. O. g. Atr. optique		V.=P.à p. se cond.	
381	V.	Rog	63	h.	—	S. p.	O. d. O. g. Choroïd. dissémin.		V.=P.à p. se cond.	Sp. 4 ans.
382	V.	Rog	3	f.	—	S. p.	O. d. O. g. Iridocyclite.		V. = P. 1.	Traumatisme 6 mois.
383	K.	Roma	33	h.	Haute-Saône	Jardinier	O. g. Enucléé.	V. = 0		Iridocycl. traumat.
384	T.	Ron	51	h.	Seine	S. p.	O. g. Hémorrh. macul. O. d. Enucléé.		V. = 0	
385	T.	Rop	22	f.	Somme	S. p.	O. d. Atrophique.	V. = 0		Opht. purul.
386	T.	Rossign	49	h.	—	Md de 4 saisons	O. d. O. g. Atr. optique.		V.=P.à p. se cond.	Début il y a 2 ans.
387	K.	Rossign	59	h.	—	S. p.	O. d. Irit., occlus. papul. O. g. Myop. Atr. choroïd.		O. d. V.=0 O. g. P.à p. se cond.	
388	K.	Roulet	22	h.	—	S. p.	O. d. Atrophique.	V. = 0		Opht. purul.
389	C.	Roup	58	f.	Seine-et-Oise	S. p.	O. d. O. g. Myopie forte.		V.=P.à p. se cond.	Choroïd. atrophique.

N° ordre	Soigné par	NOMS	Age	Sexe	Origine	Profession	Diagnostic	Affection unilatérale	Affection bilatérale	Observations et Epoque de l'Accident
390	K.	Rouvi....	19	h.	Seine	Chaisier	d. O. g. Myopie forte.		V. = p. à p. se cond.	Lésions maculaires.
391	T.	Routil	36	h.	—	Artiste	d. Atr. optique.	V. = 0		Tabes sp. 8 ans.
392	C.	Sag	56	f.	—	Fem. de ménage	d. Leuc. adh. Décol. rét.	V. = P. 1.		
393	K.	Sauln	67	f.	Loiret	Cultivatrice	d. O. g. Glauc.		V. = P. à p. se cond.	Depuis 10 ans.
394	T.	Saur	30	h.	Seine	S. p.	d. O. g. Atr. optique.		V. = d. 1m	
395	T.	Sava	54	h.	—	S. p.	d. O. g. Atr. optique.		V. = d. 0,25	Tabes sp. 10 ans.
396	C.	Schm	36	h.	—	S. p.	d. O. g. Atr. optique.		V. = 0	Tabes sp. 8 ans.
397	V.	Schm	55	h.	—	Cordonnier	d. Enucléé. g. Iritis chronique.		O. d. V. = 0 O. g = d. 0,50	
398	C.	Schm	67	h.	Oise	Peintre	g. Atroph. papill.	V. = 0		
399	C.	Schudd	25	h.	Seine	Camionneur	g. Atrophique.	V. = 0		
400	C.	Séd	46	f.	—	Repasseuse	d. Leucome. g. Choriorétinite.		O. d. V = P. l. O g V = d. 1m	Opht. purul. enfance. Sp. il y a 18 ans.
401	K.	Ség	63	h.	—	Employé	g. Hémorrh. rétin.	V. = P. l.		Trombose veineuse.
402	C.	Sémes	47	h.	—	Distributeur	d. Atrophique. g. Leucome.		V. — 0	
403	V.	Sene	27	h.	—	Epicier	d. Décoll. rét.	V. = 0		
404	T.	Seul	52	h.	—	Ebéniste	d. O. g. Choroïd. disséminée		V. = P. à p. se cond.	Sp. il y a 20 ans.
405	K.	Sér	39	h.	—	Placier	d. O. g. M. f. scl. chor. post.		V. = Idem	
406	K.	Ser	13 m.	f.	Cantal	S. p.	d. atrophique. g. Buphtalmique.		V. = 0	
407	V.	Serva	16	h.	Seine	S. p.	g. Atroph. du globe.			
408	V.	Seur	50	f.	—	S. p.	d. O. g. Myop. Lés. macul.		V. = d. 0,50	
409	C.	Sevest	34	h.	—	S. p.	d. Atr. optique.	V. = d. 0,50		
410	T.	Sevest	4	h.	Cantal	S. p.	d. O. g. Atrophique.		V. = 0	Opht. purul.
411	V.	Siet	50	h.	Seine	Ebéniste	d. Décoll. rét.	V. = P. l.		Myopie forte.
412	C.	Sim	63	f.	—	S. p.	d. Iridochor. Glauc. second.		V. = 0	
413	V.	Sainte-Germ	46	f.	—	Religieuse	d. Glaucome.	V. = 0		8 ans.
414	K.	Sœur Judi	61	f.	Aube	—	g. Iridochoroïd.	V. = 0		3 ans.
415	K.	Sœur Marc.	66	f.	—	—	g. Glaucome chron.	V. = 0		5 ans.
416	K.	Sœur Mar.	28	f.	Seine	—	g. Enucléé. d. Buphtalm.		V. = 0	
417	K.	Sœur Marie-Lou	27	f.	—	—	d. O. g. Atrophique.		V. = 0	Opht. purul.
418	T.	Sol	71	h.	Oise	Cordonnier	g. Choroïd. disséminée.	V. = P. l.		Sp. 15 ans.
419	T.	Souff.	44	h.	Seine	S. p.	d. O. g. Rét. pigment. Atr.		V. = P. à p. se cond.	Sp. 10 ans.
420	K.	Stoc	67	h.	Cantal	S. p.	d. O. g. Glauc. chr.		V. = P. à p. se cond.	
421	K.	Surm	60	h.	Seine	S. p.	d. O. g. Atr. optique.		V. = 0	
422	T.	Tato.	41	h.	—	S. p.	d. O. g. Atr. optique.		V. = 0	
423	K.	Terri	59	h.	Seine-Inférieure	S. p.	d. Leuc. adh.	V. = P. l.		
424	C.	Teris	56	f.	Seine	S. p.	d. Hémorrh. du c. v.	V. = P. l.		
425	C.	Tessi	70	h.	Loir-et-Cher	Vigneron	g. Hémorrh. rét.	V. = P. l.		Début brusque il y a 5 sem.
426	K.	Tesson.	25	h.	Creuse	Menuisier	d. Amblyop.	V. = d. 0,50		Strab. paralyt.
427	C.	Tes	50	f.	Seine	S. p.	d. Enucléé. g. Iridochoroïd.		V. = 0 O. g V = P. l	Enucléée pour décol. de la rét. suite d'inject. de la teinture d'Iode.
428	T.	Talaum	58	h.	—	S. p.	g. Rét. hémorrh.	V. = P. l.		Diabète.
429	C.	Thepa	40	f.	—	S. p.	d. O. g. Décoll. M. f.		V. = P. l.	
430	K.	Thepen	43	h.	Nièvre	Cultivateur	d. O. g. Choroïd. exsud.		O d V = d 1m Og = d. 0,25	Début 3 semaines. Troubles digestifs urine 0.
431	V.	Thiéb	11	h.	Seine	S. p.	g. Atrophique.	V. = 0		
432	C.	Thierce	68	f.	Aisne	Domestique	g. Leuc. adh.	V. = P. l.		
433	K.	Thim	39	h.	Seine	S. p.	d. O. g. Choriorét.		V. = P. l.	Gomme du v. du palais.
434	K.	This	46	f.	—	S. p.	d. O. g. Myop. f. Choroïd.		V. = P. à p. se cond.	
435	C.	Trait.	45	h.	—	Boulanger	d. O. g. M. f. Atr. choroïd.		V. = Idem	
436	V.	Thebo	42	f.	—	S. p.	d. O. g. Atr. optique.		V. = Idem	Sp. 8 ans.
437	K.	Treil.	51	f.	—	Crémière	d. O. g. Iridochoroïd.		V. = Idem	
438	V.	Tremis	44	f.	—	Charcutière	d. Atr. optique. g. Leucome cornée.		O. d. V. = 0 O. g = P. à p. se cond.	

N°° d'ordre	Soigné par	NOMS	Age	Sexe	Origine	Profession	DIAGNOSTIC	Affection unilatérale	Affection bilatérale	OBSERVATIONS et Epoque de l'Accident
439	K.	Trez.	52	f.	Seine	S. p.	d. O. g. M. f. lés. choroïd.		V.=P. à p. se cond.	
440	T.	Tribou.	26	h.	Allier	Employé	d. Atrophique.	V.=0		Sect. traumatique 4 ans.
441	T.	Trocel.	42	h.	Lozère	Mineur	d. O. g. Atr. optique.		V.=0	Tabes.
442	C.	Val.	41	h.	Seine	Ajusteur	g. Tendance à l'atrophie.	V.=0		Traumat. 10 jours.
443	V.	Vaude.	46	f.	—	Ménagère	d. O. g. Atrophie optique.		O. d. V.=0 / O.g V.=P. à p. se cond.	
444	V.	Vaudev.	35	h.	—	S. p.	d. O. g. Choroïd. dissémin.		V.=d. 0,50	S. 5 ans.
445	K.	Vanie.	47	h.	—	S. p.	d. Enucléé.	V.=0		Glauc. irritatif.
446	C.	Vanste.	60	h.	—	S. p.	d. O. g. Iridochoroïdite.		V.=P. I.	
447	C.	Varoqu.	46	h.	—	Employé	d. O. g. Atr. optique.		V.=P. à p. se cond.	S. 6 ans.
448	T.	Vass.	72	h.	—	S. p.	g. Atrophique.	V.=0		Iridochoroïd. T. —
449	C.	Vatin.	68	f.	—	S. p.	d. Atrophie optique.	V.=0		
450	T.	Vergn.	56	h.	—	Empl. chemin	d. O. g. Atr. optique.		V.=P. à p. se cond.	
451	C.	Verm.	33	h.	—	Charbonnier	d. Atr. papil.	V.=d. 0,50		S. à l'âge de 15 ans.
452	C.	Vie.	26	f.	—	Cuisinière	d. O. g. Iridochoroïd.		V.=d. 1m	Sp.
453	V.	Vign.	29	h.	—	Maçon	d. Rupture de la choroïd.	V.=d. 1m		
454	T.	Villau.	49	h.	—	S. p.	d. O. g. Décol. de la rétine.		V.=P. à p. se cond.	
455	K.	Villen.	9	f.	—	S. p.	d. O. g. Micropht. cat. cong.		V.=d. 0,50	
456	K.	Vinb.	37	f.	—	Tailleur	d. O. g. Tracheme.		V.=d. 1m	
457	T.	Vinc.	52	h.	Sarthe	Professeur	d. O. g. Myopie forte.		V.=d. 0,50	Lésion choroïd.
458	T.	Violla.	56	h.	Seine	Boucher	d. O. g. Atr. optique.		V.=d. 1m	Tabes sp.
459	K.	Viovan.	29	h.	—	S. p.	d. Iridokérat.	V.=d. 1m		Rechute, 1re attaque il y a 2 ans
460	C.	Viv.	28	f.	Seine-et-Oise	Cultivatrice	d. Iridochoroïd.	V.=d. 0,50		
461	K.	Voit.	20	h.	Seine	Employé	d. Amblyope.	V.=P. I.		Aucune lésion.
462	V.	Voit.	20	h.	—	Mouleur	d. Amblyope.	V.=d.0,50		
463	K.	Yovano.	34	h.	—	Ebéniste	g. Atroph. choroïd.	V.=d. 0,25		Myopie forte.
464	V.	Zucom.	6	f.	—	S. p.	d. O. g. Bupht.		V.=P. I.	
465	K.	Zurl.	50	f.	—	S. p.	d. Atrophique.	V.=0		Iridocycl.
466	T.	Acherm.	22	h.	—	Cartonnier	d. Atrophique.	V.=0		Leuc. total.
467	T.	Ada.	22	f.	—	S. p.	g. Atrophique.	V.=0		Leuc. total.
468	T.	Ada.	47	f.	—	S. p.	d. Glaucome.	V.=0		
469	V.	Ada.	11	f.	—	S. p.	g. Atrophique.	V.=0		Staphyl. corn.
470	K.	Ada.	54	f.	—	Caissière	d. O. g. M. f. staphyl.		V.=P. à p. se cond.	
471	V.	Aig.	60	f.	—	Garde	d. O. g. Iridochoroïd.		V.=P. I.	
472	C.	Ajus.	42	f.	—	S. p.	d. O. g. Gl. absolu.		V.=0	
473	V.	Alam.	53	f.	—	S. p.	d. Hémorrh. du c. v.	V.=d. 0,50		Ulc. infect. de la corn.
474	K.	Albe.	59	f.	—	S. p.	d. Leuc. total.	V.=0		
475	V.	Alla.	50	f.	—	S. p.	d. O. g. Atr. optique.		O d V=P.l. / O.g.V.=0	
476	C.	Alla.	44	h.	—	S. p.	d. Atrophique.	V.=0		Traumat. il y a 2 mois.
477	V.	Allau.	60	h.	—	Chapelier	d. Atrophique.	V.=0		Traumat. il y a 1 an.
478	V.	Altme.	18	h.	—	Corroyeur	g. Atrophique.			
479	K.	Anic.	73	h.	—	S. p.	g. Hémorrh. du c. v.	V.=P. l.		
480	C.	Anic.	38	f.	—	Marchande	g. Atroph. papil.	V.=d. 0,50		
481	T.	And.	36	f.	—	Couturière	g. Hémorrh. du c. v.	V.=0		
482	T.	And.	30	f.	—	Blanchisseuse	d. Atrophique.	V.=0		
483	V.	And.	40	h.	—	Tailleur	d. Iritis et troubles du c. v.	V.=0		Sp. il y a 10 ans.
484	T.	Augr.	55	f.	—	S. p.	d. O. g. M. f. atr. choroïd.		V.=P. à p. se cond.	
485	V.	Ar.	58	f.	—	Couturière	g. Décoll. rét.	V.=d. 0,50		Traumatisme, 4 ans.
486	V.	Arig.	56	f.	Yonne	S. p.	g. Atrophique.	V.=0		
487	K.	Arn.	30	f.	Seine	S. p.	d. O. g. Hémorrh. rét.		V.=P. à p. se cond.	Albuminurie.
488	K.	Arno.	69	h.	—	S. p.	g. Atr. papil.	V.=d. 0,50		
489	C.	Aron.	60	h.	—	Peintre	d. Iritis plastique.	V.=P. l.		
490	C.	Arsen.	52	f.	Seine-Inférieure	S. p.	d. O. g. Atr. optique.		V.=d. 0,50	
491	K.	Athan.	70	f.	Seine	S. p.	g. Leuc. cornée.	V.=0		
492	C.	Aub.	33	h.	Loir-et-Cher	Pâtissier	g. Iritis plastique.	V.=P. l.		Sp. ignoré.

N°s d'ordre	Soigné par	NOMS	Age	Sexe	Origine	Profession	DIAGNOSTIC	Affection unilatérale	Affection bilatérale	OBSERVATIONS et Epoque de l'Accident
493	C.	Aub............	58	h.	Seine	S. p.	O. g. Choriorétinite.	V.=d.0,50		Sp. il y a 2 ans.
494	K.	Aude...........	18	h.	—	Brossier	O. d. O. g. Atr. optique.		V.=0	
495	V.	Audo...........	30	f.	—	S. p.	O. d. O. g. Atr. optique.		V.=0	
496	T.	Aumor...........	75	f.	—	S. p.	O. d. O. g. Scl. chor. post.		V.=P. à p se cond.	
497	T.	Autri...........	33	h.	—	S. p.	O. d. O. g. Atr. optique.			
498	K.	Auvr...........	21	f.	Orne	S. p.	O. d. Kér. interst. O. g. Sclér. cornée.		V.=0	Bupht. opht. purul.
499	C.	Av..............	57	f.	Seine	S. p.	O. d. O. g. Leuc. total.		V.=P. l.	Opht. purulente.
500	K.	Av..............	25	f.	—	S. p.	O. d. O. g. Atr. papil.		V.=P. l. faible	
501	K.	Avel...........	53	f.	Seine-et-Oise	Repasseuse	O. g. Décoll. rétine.	V.=P. l.		Traumat. il y a 2 ans.
502	C.	Avou...........	24	h.	Seine	Boucher	O. d. Ghoroïd. dissém.	V.=d.0,50		
503	K.	Babe.	65	h.	—	S. p.	O. d. O. g. Hémorrh. rét.			Sucre albumine.
504	V.	Bailli...........	41	h.	—	S. p.	O. d. O. g. Atr. optique.		O. d. V.=0 / O g.V=1/10	
505	C.	Ball...........	39	h.	Allier	Tourneur	O. g. Décoll. rét.	V.=P. l.		
506	T.	Balaga...........	58	h.	Algérie	S. p.	O. g. Hémorrh. du c. v.	V.=0		
507	K.	Ballu...........	4	h.	Seine-Inférieure	S. p.	O. d. Buphtalm. O. g. Atrophique.		V.=0	Opht. purulente.
508	K.	Barba...........	51	h.	Seine	Mouleur	O. d. O. g. Atr. optique.		V.=0	
509	K.	Barba...........	41	f.	—	Couturière	O. d. Iridochoroïd. anc.		V.=P. l.	
510	C.	Barb...........	44	h.	—	Mouleur	O. d. O. g. N. rétinite.		V.=P. à p. se cond.	Albumine.
511	C.	Barb...........	24	f.	—	Cuisinière	O. d. Iridochoroïd.			
512	C.	Barb...........	8	f.	—	S. p.	O. g. Leuc. total.		V.=0	Opht. purul.
513	V.	Barra...........	46	f.	—	Couturière	O. d. Enucléé.		V.=0	
514	V.	Bare...........	50	f.	La Rochelle	S. p.	O. d. Atr. optique.		V.=0	
515	K.	Barre...........	72	f.	Seine-et-Oise	S. p.	O. d. O. g. Glauc. absolu.		V.=0	
516	K.	Barro...........	25	h.	Marne	Tuillier	O. d. O. g. Iritis plastique.		O.d.V=d 1m / O.g.V=d.0,50	Début il y a 5 ans.
517	C.	Barsa...........	39	h.	Seine	Corroyeur	O. g. Iritis plastique.	V.=P. l.		
518	K.	Barthol...........	75	h.	—	S. p.	O. d. Atrophique. O. g. Myopie, sclérose chr. post.		O. d.V.=0 / O.g.V=P.à p. se cond.	
519	C.	Barc...........	42	h.	—	S. p.	O. g. Névrorétinite.	V.=d.0,50		
520	V.	Bata...........	68	f.	—	S. p.	O. g. Décoll. rét.	V.=P. l.		
521	T.	Bat...........	61	h.	—	S. p.	O. d. O. g. Rét. hémorrh.		.=P. l.	Albuminurie.
522	V.	Baud...........	76	h.	Seine-et-Marne	S. p.	O. d. Myopie choroïd. O. g. Atrophique.		V.=P. à p. se cond.	
523	T.	Baya...........	54	h.	Loiret	Chaufournier	O. d. O. g. M. f., lés. choroïd.			Luxat. traumat. du crist.
524	V.	Bari...........	11	h.	Seine	S. p.	O. d. Leuc. adh.			Opht. purulente.
525	T.	Beaud...........	33	h.	—	Cimentier	O. d. Leuc. adh.			Opht. purulente.
526	V.	Beauj...........	46	h.	Puy-de-Dôme	Pharmacien	O. d. O. g. Sclér. de la corn., Iridocycl. ancienne.		V=d.0,80	
527	V.	Beauv...........	47	h.	Seine	S. p.	O. d. O. g. Atr. optique.		V.=d. 1m	
528	V.	Meauv...........	47	h.	—	S. p.	O. d. Atrophique.	V.=0		Coup de revolver.
529	V.	Becquer...........	29	f.	—	Plumassier	O. g. Hémorrh. du c. v.	V.=P. l.		Luxat. du crist. traumat.
530	C.	Beg...........	60	f.	Haute-Savoie	S. p.	O. g. Atr. papill.	V.=0		
531	K.	Beg...........	56	h.	Seine	Menuisier	O. g. Enucléé.	V.=0		
532	T.	Bell...........	35	h.	—	Cocher	O. g. Leuc., taies.	V.=d 0,50		Opht. purulente.
533	T.	Bella...........	32	h.	—	Tapissier	O. d. Iridochoroïd.	V.=P. l.		Sp. il y a 12 ans.
534	V.	Beno...........	29	f.	—	S. p.	O. d. Leucome adh.		V.=0	O. g. Trichiasis.
535	V.	Bér...........	39	f.	—	Marchand	O. g. Atrophique. O. d. O. g. Rétinite hémorh.		V.=P. à p. se cond.	Albumine.
536	C.	Bet...........	24	h.	—	Serrurrier	O. d. O. g. Rét. pigment.		V.=d. 1m	Congénital.
537	C.	Berge...........	49	f.	—	Md de Journal	O. d. O. g. Atr. papill.		V.=d. 1m	
538	C.	Berge...........	59	h.	—	Huissier	O. g. Décoll. rét.	V.=d. 0,50		Coup de pied.
539	C.	Bern...........	49	h.	—	Maçon	O. d. Leuc. total. O. g. Atr. papill.		O d.V=P l. / O. g.V.=0	
540	T.	Bern...........	61	h.	—	S. p.	O. d. O. g. M. f., staphylome		V.=d. 0,50	Iridochoroïd. Luxat. du crist.
541	K.	Berm...........	39	f.	—	S. p.	O. d. M. f. Décoll. rét.	V.=0		Spontanée.
542	C.	Bern...........	28	h.	—	Forgeron	O. d. Atr. optique.	V.=0		Chute sur la tête.

N°s d'ordre	Soigné par	NOMS	Age	Sexe	ORIGINE	PROFESSION	DIAGNOSTIC	Affection unilatérale	Affection bilatérale	OBSERVATIONS et Époque de l'Accident
543	C.	Berth............	71	f.	Seine	S. p.	d. O. g. Glauc. chron.		V. = P. 1.	
544	C.	Berte............	3mois	h.	—	S. p.	d. O. g. Destr. des corn.		V. = 0	Opht. purulente.
545	C.	Berte............	3	h.	—	S. p.	d. O. g. Destr. des corn.		V. = 0	Opht. purulente.
546	T.	Bert............	73	h.	Compiègne	Charron	g. Atrophique. d. Hémorrh. du c. v.		V. = 0	O. g. suites opératoires.
547	K.	Bertra............	51	h.	Seine	S. p.	d. O. g. Glauc. chron.		V. = 0	
548	K.	Bertra............	62	f.	—	S. p.	d. O. g. Atr. optique.		V. = 0	
549	K.	Beur............	51	h.	—	S. p.	d. O. g. Iritis plastique.		V. = P. 1.	O. d. 18 mois. O. g. 1 an.
550	C.	Biers............	47	f.	—	S. p.	g. Atrophique. d. Bupht.		V. = 0	
551	V.	Bill............	60	h.	—	Cocher	d. Atr. optique.	V. = 0		
552	K.	Bla............	37	h.	Savoie	Cultivateur	d. O. g. Atr. optique.		V.=P.àp. se cond.	Tabes.
553	C.	Bla............	52	h.	Seine	Tailleur	d. O. g. Glauc. chron.		V.=P.àp. se cond.	
554	C.	Blanc............	28	h.	—	S. p.	d. Leuc. total.	V. = P. 1.		
555	K.	Ble............	3	f.	Manche	S. p.	d. Bupht. g. Leuc. adh.		O. d. V.=0 O g.V.=P.l	O. g. Coup de revolver.
556	C.	Ble............	21	h.	Seine	Ajusteur	d. Atrophique.	V.=0		Plaie pénétr.
557	T.	Blo............	46	h.	—	Employé	d. O. g. Rét. hémorrh.			
558	K.	Boc............	49	h.	—	Serrurier	d. O. g. Atr. optique.	V. = d. 1m		
559	K.	Blond............	37	h.	—	S. p.	d. Glauc. chron.	V.=0		
560	C.	Bl............	52	f.	—	S. p.	g. Choriorétinite.	V. = P. 1.		Sp.
561	T.	Bobi............	70	h.	—	S. p.	d. O. g. Glauc. chron.	V. = 0		
562	V.	Boir............	63	h.	—	S. p.	d. O. g. Atr. optique.		V. = 0	Tabes, sp.
563	T.	Boiss............	68	h.	Creuse	Cultivateur	d. Glauc. absolu.	V. = 0		
564	K.	Bouh............	15	f.	Orne	S. p.	d. O. g. Ret. pigment.			Congénital.
565	C.	Bonn............	3	f.	Seine-et-Oise	S. p.	d. O. g. Atrophique.		V. = 0	
566	V.	Bonnef............	28 j.	h.	Seine	S. p.	d. Destr. de la corn.	V. = 0		Oph. purul.
567	C.	Bonc............	47	f.	Seine-et-Marne	S. p.	d. O. g. Atr. optique.		V. = 0	
568	C.	Bon............	56	f.	Seine	S. p.	d. Atr. papill.	V. = 0		
569	C.	Bon............	33	h.	—	Garçon de café	g. Atrophique.			Balle de révolver il y a 1 an.
570	C.	Bon............	62	h.	—	S. p.	d. Décoll. rét.	V. = 0		Myopie (décol. total).
571	C.	Bou............	29	h.	Seine-et-Marne	Maçon	d. Choriorétinite.	V.=d. 0,50		Sp.
572	T.	Bon............	17	h.	Seine	S. p.	d. Iridochor., gl. second.	V. = P. 1.		Décol. Rét. (traumat. 2 ans).
573	K.	Bonnl............	42	h.	—	S. p.	d. O. g. Atr. macul., M. f.		V.=d. 0,50	
574	T.	Bonp............	53	h.	—	S. p.	d. O. g. M. f., atr. macul.		V.=P.àp. se cond.	
575	T.	Bord............	18	h.	—	S. p.	d. O. g. Atr. optique.		V. = 0	
576	T.	Borr............	62	f.	—	S. p.	d. Leuc. total.	V. = P. 1.		Opht. purul.
577	V.	Ba............	25	h.	—	Tourneur	d. Décol. tot. rét	V. = 0		M. f.
578	T.	Bos............	48	h.	Seine-et-Marne	Cantonnier	d. O. g. Atr. optique.		V. = 0	
579	V.	Bou............	58	f.	Nièvre	S. p.	d. O. g. Staphyl. destr. corn.		V. = P. 1.	
580	C.	Bou............	57	f.	Seine	Matelassier	d. O. g. Atr. optique incomplète.		V.=P.àp. se cond.	Tabes. sp.
581	T.	Boudr............	37	f.	Sarthe	S. p.	d. O. g. Iridochoroïd.		V. = P. 1.	
582	T.	Bourlle............	13	f.	Seine-et-Oise	S. p.	d. O. g. Atr. optique.		V. = 0	Congénital.
583	C.	Boul............	65	h.	Loiret	S. p.	d. O. g. Glaucome, Atr. papil.		V.=P.àp. se cond.	
584	K.	Boum............	69	h.	Yonne	Cultivateur	d. Hémorrh. du c. v.	V. = 0		Aucune affect. Pas de sucre, exud. gris en bas.
585	K.	Boul............	20	h.	Nantes	S. p.	d. O.g. M. f., luxat. du crist.		V. = P. 1.	Atroph. choroïd.
586	C.	Bourai............	61	h.	Seine	Commerçant	d. O. g. Glauc. chr. simple		V. = 0	
587	V.	Bourd............	3 ½	h.	Corrèze	S. p.	d. O. g. Atrophique.		V. = 0	Nystagmus.
588	C.	Bouv............	35	f.	Seine	Cuisinière	g. Glaucome.	V. = P. 1.		
589	K.	Bour............	51	h.	—	S. p.	g. M. f., décoll. rét.	V. = P. 1.		
590	C.	Bours............	54	h.	Loire	S. p.	g. Iridochoroïd.	V. = P. 1.		
591	T.	Bour............	63	h.	Seine	S. p.	d. O. g. Atr. optique.		V. = 0	S. il y a 20 ans.
592	K.	Bousyn............	43	h.	—	Peintre	d. O. g. Rét. hémorrh.		V.=P.àp. se cond.	
593	C.	Boure............	35	f.	—	Fleuriste	g. Décoll. rét., choroïd. atrophique.	V.=P.àp. se cond.		Myopie forte.
594	T.	Bout............	32	f.	—	Fleuriste	g. Myopie f., sclér. chron. post.		V.=P.àp. se cond.	

N°s d'ordre	Soigné par	NOMS	Age	Sexe	ORIGINE	PROFESSION	DIAGNOSTIC	Affection unilatérale	Affection bilatérale	OBSERVATIONS et Epoque de l'Accident
595	V.	Boutr.	56	f.	Seine	S. p.	O. d. Staphyl. total.	V. =0		Ulc. infect. de la corn.
596	T.	Bou.	43	h.	—	Domestique	O. d. O. g. Atr. optique.		V. =P. à p. se cond.	Sp. il y a 10 ans.
597	T.	Brac.	47	f.	—	S. p.	O. d. Kératite cicatr. subluxat. O. g. Iridochoroïd.		V.=d. 0,25	
598	C.	Bror.	4 1/2	h.	—	S. p.	O. d. Iridochoroïd. O. g. Atrophique.		V. =0	
599	V.	Bre	62	h.	—	S. p.	O. d. O. g. Rét. hémorrh.		V. = P. 1.	
600	V.	Bremil	26	f.	—	Blanchisseuse	O. d. O. g. Atr. optique.		V. =0	
601	K.	Brev	73	h.	—	S. p.	O. d. O. g. Gl. absolu.		V. =0	
602	K.	Briè	6 1/2	f.	—	S. p.	O. d. O. g. Leuc. total.		V. = P. 1.	
603	C.	Brill.	10	f.	Oise	S. p.	O. d. Iridochoroïd.		V. = P. 1.	Sp. héréd (?)
604	T.	Broc.	51	h.	Seine	Limonadier	O. d. O. g. Rét. hémorrh.		V.=P. à p. se cond.	Diabéte.
605	K.	Broc.	28	f.	—	S. p.	O. d. O. g. M. f., décollement, Iridochoroïd.		V.=P. à p. se cond.	
606	C.	Bro	59	f.	—	S. p.	O. d. O. g. Atrophie optique.		V. =0	
607	K.	Bros.	37	h.	Loiret	Maçou	O. d. Brûlure de la cornée.	V. =0		Par ciment.
608	T.	Brou.	52	h.	Seine	Mécanicien	O. d. Atr. choroïd. Atr. papil.	V. =0		
609	K.	Bro	4	f.	—	Institutrice	O. g. M. f. Décoll.	V.=d. 0,50		4 ans.
610	K.	Brugi	61	f.	—	S. p.	O. d. O. g. M. f. Atr. choroïd.		V.=P. à p. se cond.	5 ans.
611	C.	Bru	60	h.	—	Manœuvrier	O. d. Atrophie optique.	V.=d. 0,50		
612	K.	Brun	30	h.	—	Empl. chemin	O. g. Atrophique.			Iridocycl.
613	C.	Brun	19	f.	—	S. p.	O. g. Leuc. total. Bupht.	V. =0		
614	T.	Bru	53	f.	—	S. p.	O. g. Staph. corn.	V. =0		
615	V.	Brul	22	f.	—	Couturière	O. g. Iridocycl.	V. =0		Traumatisme.
616	T.	Bru	14 m.	f.	—	S. p.	O. d. O. g. Cat. zonul, Atr. opt.		V. =0	
617	V.	Bnrel	29	h.	—	S. p.	O. d. O. g. Atr. optique.		V. =0	Staphylomateux.
618	V.	Buth	7 1/2	h.	—	S. p.	O. d. O. g. Micropht., Atrop. choroïd.		V. =0	
619	V.	Buy.	61	f.	—	S. p.	O. d. O. g. Glauc. absolu.		V. =0	
620	K.	Cabrespi	8	f.	—	S. p.	O. g. Leuc. total.	V. =0		Opht. purul.
621	C.	Cahou	42	h.	—	S. p.	O. d. M. f., staphyl. post.	V. = P. 1.		10 ans.
622	C.	Cad	58	f.	Seine-et-Marne	S. p.	O. g. Choriorét. Atr. papil.	V. =0		S. il y a 10 ans, 2 fausses-couch.
623	C.	Cais	6 sem.	f.	Seine	S. p.	O. g. Leuc. total.	V. =0		Opht. purul.
624	C.	Cal	30	f.	—	Tailleuse	O. d. Kérat. interst.	V. = P. 1.		Sp. il y a 4 mois.
625	V.	Cana.	34	h.	—	Ebéniste	O. d. O. g. Choriorét.		O.g V.=P.l O d V=1/20	Sp.
626	C.	Causi	10	h.	—	S. p.	O. d. O. g. Kérat. interst.		V. = d. 1m	Erup. sp. 15 jours après la naissance.
627	C.	Can.	56	h.	Haute-Marne	S. p.	O. d. O. g. Atroph. papill., choriorét.		V.=P. à p. se cond.	Sp. 12 ans.
628	C.	Can.	18	f.	Aisne	S. p.	O. d. Micropht. cat. cong.	V. =0		
629	V.	Carras	36	h.	Seine	Meunier	O. d. Leuc. adh.	V. = P. 1.		Opht. purul.
630	V.	Car.	25	h.	—	S. p.	O. g. Amblyope.	V. = P. 1.		
631	K.	Carl	50	h.	—	S. p.	O. d. O. g. M. f., large staph.		V.=P. à p. se cond.	
632	V.	Car.	2 m.	f.	—	S. p.	O. d. O. g. Destr. des cornées.		V. =0	Opht. purul.
633	V.	Car.	22	f.	—	Factrice	O. d. Atr. optique.	V. = P. 1.		
634	C.	Car.	65	h.	—	Employé	O. d. Luxat. du crist. Hémorrh. du c. v.	V. = P. 1.		Myopie forte.
635	V.	Car.	67	h.	—	Boucher	O. d. Strab. amoroti. Atr. opt.	V. =0		
636	K.	Carte	80	f.	—	S. p.	O. d. Leuc. adh. anc.	V. = P. 1.		
637	K.	Casm.	43	f.	—	S. p.	O. d. O. g. Névr. opt.		V.=P. à p. se cond.	Au 4e mois de la grossesse, urine 0, pas sp, scarlat. 21 ans.
638	K.	Casti.	14	h.	—	S. p.	O. d. Amblyope.	V.=d.0,50		Défaut d'usage (H).
639	T.	Castai.	72	h.	—	Tonnelier	O. d. O. g. Glaucome.		V.=P. à p. se cond.	
640	K.	Catecc.	22	h.	—	Blanchisseur	O. d. O. g. Névrite optique.		O d V=P.l O g. V=d.1m	Albuminurie gravidique il y a 2 ans, pendant 6 mois.
641	C.	Cati	49	h.	—	S. p.	O. d. Thromb. de la veine cent.	V.=d. 0,20		S. il y a 2 ans.
642	T.	Cour.	64	f.	—	S. p.	O. d. Taies anc. Iridochor. O. g. Choroïd. dissémin.		O d V=P.l O g.=P. à p. se cond.	Ancien affect. cornée et sp.

N°s d'ordre	Soigné par	NOMS	Age	Sexe	Origine	Profession	DIAGNOSTIC	Affection unilatérale	Affection bilatérale	OBSERVATIONS et Epoque de l'Accident
643	C.	Cav	30	h.	Seine	Employé	g. Iridochoroïd.	V. = P. 1.		
644	C.	Cazema	40	h.	—	Laqueur	g. Hémorrh. rét. et macul.	V. = P. 1.		
645	C.	Celli	12	h.	—	S. p.	g. Atr. du globe.	V. = 0		
646	C.	Cel	47	h.	—	S. p.	d. Iridochoroïd.	V. = 0		Accid. traumat. 2 mois.
647	K.	Cercl	51	f.	—	Cultivatrice	d. Iritis plastique.	V. = P. 1.		
648	K.	Chaban	18	h.	—	S. p.	d. O. g. Stase papil.(Névr.)			
649	K.	Chabi	49	h.	—	Employé	g. Atroph. papil.		V.=d. 0,50	Céphalée, vomissements.
650	V.	Chal	50	h.	—	Fumiste	d. O. g. Atr. optique.		V.=P. à p. se cond.	
651	K.	Chamor	63	f.	—	Couturière	g. Amblyope.	V. = 0		Pas de lésions.
652	K.	Cham	21	h.	—	Serrurier	g. Iritis et synéch. tot.	V. = 0		Plaie pénétr. 6 semaines.
653	K.	Chanid	48	h.	—	Epicier	d. O. g. Atr. du globe.		V. = 0	
654	K.	Chap	56	f.	—	S. p.	d. Leuc. adh. Encl. de l'iris	V. = d. 1m		
655	C.	Chapou	52	h.	—	Architecte	d. Atr. optique.	V. = 0		
656	C.	Chap	35	f.	—	Bonnetier	d. O. g. Atr. papil. Myop.		V.=P. à p. se cond.	Tabes.
657	K.	Charbon	38	h.	—	Accordeur	d. Leuc. total.		V. = 0	Opht. purul.
658	T.	Char	20	h.	—	Mécanicien	g. Atrophique.			
659	V.	Car	57	f.	—	Blanchisseuse	g. Atr. du globe.	V. = 0		Traumat. ancien.
660	T.	Charpen	54	h.	Seine-et-Oise	Cultivateur	d. O. g. M. Décoll. rét.		V. = P. 1.	10 ans.
661	T.	Charpen	76	f.	Seine	S. p.	d. Atrophique.	V. = 0		Iridocyclit.
662	T.	Charpi.	58	f.	Doubs	S. p.	d. O. g. Glauc. chr.	V. = 0		
663	C.	Charria.	65	h.	Seine	S. p.	d. Staph. corn. Atr. du gl.	V. = 0		
664	T.	Chai.	63	f.	—	S. p.	d. Atr. glauc.	V. = 0		
665	C.	Chait.	28	h.	—	Domestique	d. Décoll. rét.	V. = P. 1.		Myopie forte.
666	V.	Chassa.	18	h.	—	Tailleur	d. Atrophique.	V. = 0		Staphylome.
667	T.	Chatel	55	h.	—	Forain	d. Buphtalm.	V. = 0		
668	V.	Chate	72	h.	Calvados	S. p.	d. O. g. Atr. optique		V.=P. à p. se cond.	Tabes. S. il y a 20 ans.
669	K.	Chaud	42	f.	Seine	Chaisière	d. O. g. Atrophique. g. Occl. pupil. d. Myopie forte.	V. = 0	O. d. V=P. à p. se cond. O. g. V. = 0	Dacryoc. pur. o. d. traum. o. g.
670	T.	Chau	41	h.	Allier	Boulanger	d. Sclérose cornée.	V. = 0		Ulc. infect.
671	K.	Chesn	46	h.	Seine	Plongeur	d. Décoll. rét.	V. = 0		Myop forte.
672	B. B.	Courti	23	f.	Basses-Pyrénées	S. p.	d. Atrophique.		O. d. V. = 0	Sp. il y a 3 ans.
673	K.	Chevall	6	f.	Bouches-du-Rhône	S. p.	d. Choroïd. disséminée.		Og = d 0,80	
674	V.	Cheval.	56	h.	Seine	Charron	g. Staphyl. Leuc. adh.	V. = P. 1.		Opht. purul.
675	V.	Cheval.	43	h.	Seine-et-Oise	S. p.	g. M. f. Atr. choroïd.	V.= d. 0,50		Dès l'âge de 10 ans.
676	V.	Chev.	4 m.	f.	Seine	S. p.	d. M. f. Décoll. de la rét.	V. = 0		
677	T.	Chin	47	f.	—	Plumassière	d. O. g. Buphtalm. d. O. g. glauc. chron.		V. = 0 V.=P. à p. se cond.	
678	K.	Choq	23	h.	—	Comptable				
679	C.	Chot	41	h.	—	Employé	d. Leuc. adh.	V. = P. 1.		A été iridectomisé. Opht. pur.
680	K.	Cibi	70	f.	Cantal	S. p.	d. Choroïd. dissémin.	V.= d. 0,25		Sp. 8 ans.
681	T.	Clau	62	h.	Seine	Bijoutier	d. Glauc. chronique.	V.= d. 0,50		
682	K.	Clém	38	h.	Aisne	S. p.	d. M. f. Atr. choroïd.	V.= d. 0,50		
683	K.	Cliqu	32	h.	Seine	S. p.	d. O. g. Atr. optique.		V. = 0	Céphalée il y a 1 an. vomiss.
684	C.	Clér	38	h.	—	S. p.	d. Atrophique.	V. = 0		
685	T.	Cloa	67	h.	Finistère	Mécanicien	d. Neurorét.	V.= d. 0,50		Albumine.
686	T.	Cloug	77	h.	Seine-et-Marne	Cultivateur	d. Glauc. absolu.	V. = 0		
687	T.	Cogn.	2 1/2	f.	Nord	S. p.	d. Kérat. interst.	V. = 0		
688	V.	Cofin	70	h.	Hôp. Bicêtre	S. p.	d. O. g. Leucomes.		V. = P. 1.	Opht. purulente.
689	C.	Col	34	f.	Pithièvre	Couturière	d. O. g. Glaucome.		V. = 0	
690	T.	Coll.	41	h.	Oise	Briqueteur	d. O. g. M. f. Scl. chor. post. d. Iritis anc.		V.= d. 0,50 O d. V=d. 0,50	Depuis 10 ans. Sp. il y a 3 ans.
691	C.	Colli	25	h.	Seine	Professeur	d. Enucléé. g. Iridochoroïd.		O. g.= d. 0,25 V. = 0	
692	V.	Col	41	f.	—	S. p.	d. Iridocycl.			
693	C.	Coli	42	h.	—	Tapissier	d. Iridochoroïd.	V. = 0		Traumatisme.
694	K.	Col	50	h.	—	S. p.	d. Amblyope.	V. = 0		Sp. il y a 1 an.
695	T.	Cols	32	f.	—	S. p.	d. Iridochor.	V. = 0		
696	V.	Comba.	52	h.	—	Fondeur	d. O. g. M. f. Staph. post.	V. = 0	V. = 0	

Nos d'ordre	Soigné par	NOMS	Age	Sexe	ORIGINE	PROFESSION	DIAGNOSTIC	Affection unilatérale	Affection bilatérale	OBSERVATIONS et Epoque de l'Accident
697	K.	Comb	43	h.	Seine	Peintre	O. d. Décol. rét. Hémor. du c.v.	V. = 0		Début il y a 2 ans.
698	C.	Com	56	h.	—	S. p.	O. d. O. g. Rét. pigment.		V. = P. à p. se cond.	
699	C.	Com	72	h.	—	S. p.	O. g. Pannus, Leuc. total.	V. = P. 1.		
700	T.	Corfig	33	b.	—	Comptable	O. d. O. g. Atroph. papil.		V. = d. 0,50	Sp. à l'âge de 25 ans.
701	T.	Constan	2 1/2	f.	—	S. p.	O. d. Iritis anc., cat. traum.	V. = P. 1.		
702	K.	Cont	60	h.	—	S. p.	O. g. Atr. optique.	V. = P. 1.		
703	K.	Contu	21	f.	Cantal	S. p.	O. g. Iridochoroïd. atroph.			
704	C.	Corbon	41	f.	Seine	S. p.	O. d. O. g. Choriorét. atr. papill.		V. = P. 1. faible	2 f. couches.
705	C.	Cornilli	16	f.	Seine-et-Marne	S. p.	O. g. Choroïd. macul.	V. = d. 0,50		
706	C.	Corn	67	f.	Seine	Blanchisseuse	O. d. O. g. Glauc. absolu.		V. = 0	
707	C.	Coro.	37	h.	—	Sculpteur	O. g. Atr. optique.	V. = d. 0,50		Tabes. sp. à l'âge de 20 ans.
708	T.	Cos	40	f.	—	S. p.	O. d. O. g. M. f., staph. post.		V. = d. 0,50	
709	K.	Coula	42	f.	—	S. p.	O. d. O. g. Choroïd. dissém.		V. = d. 0,50	
710	V.	Coul	31	h.	Oise	Chauffeur	O. d. Atrophique.	V. = 0		Iridocycl.
711	K.	Couq	28	f.	Seine	S. p.	O. g. Enucléé. O. d. Iridocycl.		O. g. V. = 0 O. d. d. 0,20	
712	T.	Cour	47	f.	—	Lingère	O. d. O. g. Atr. papill.		V. = 0	Tabes.
713	C.	Court	32	h.	—	Employé	O. d. Iridochoroïd.	V. = P. 1.		
714	K.	Courti	60	f.	—	Lingère	O. d. Destr. de la corn.	V. = 0		Dacryoc. purul.
715	V.	Cour	41	f.	—	Jardinier	O. g. Iridochoroïd.	V. = P. 1.		
716	K.	Cous	58	f.	—	S. p.	O. d. Glaucome.	V. = P. 1.		
717	K.	Couturi	46	f.	—	Dentiste	O. d. Décol. rét.	V. = d. 0,50		Myopie forte.
718	K.	Crag	45	h.	—	Vacher	O. d. Enucléé.	V. = 0		
719	C.	Gren	76	f.	—	S. p.	O. d. O. g. Glauc. absolu.		V. = 0	
720	C.	Cre	55	f.	—	S. p.	O. d. Décoll. rét.	V. = P. 1.		Myopie forte.
721	K.	Cris	64	b.	—	Cordonnier	O. d. Leuc. adh.	V. = P. 1.		Ulc. infect. 20 ans.
722	V.	Croul	35	h.	—	Bronzeur	O. g. Atrophique.	V. = 0		Coup de couteau.
723	T.	Crou	71	h.	Seine-et-Oise	S. p.	O. g. Irit. anc. obstr. pup. glauc.	V. = 0		
724	T.	Croz	24	h.	Cantal	S. p.	O. d. Atrophique.	V. = 0		Iridocycl.
725	C.	Cusinb	27	f.	Seine	Domestique	O. g. Iridochoroïd.	V. = P. 1.		
726	K.	Dal	40	h.	—	Cocher	O. d. Choriorét.	V. = d. 0,50		Sp. il y a 10 ans.
727	C.	Dalli	28	b.	—	Palfrenier	O. d. Leuc. total.	V. = P. 1.		
728	T.	Danico	47	h.	Seine-et-Oise	Marinier	O. d. O. g. Atr. optique.		V. = P. à p. se cond.	
729	T.	Danz	62	f.	Seine	Cartonnier	O. d. O. g. Glauc. chron.		V. = Idem	
730	C.	Darre	48	h.	—	Menuisier	O. d. O. g. Atroph. papill.		V. = Idem	Tabes. sp. (?)
731	C.	Dart	25	h.	—	Cordonnier	O. g. Atrophique.	V. = 0		
732	T.	Da	30	h.	—	Tailleur	O. d. Leuc. adh. cat. traum.	V. = d. 0,50		Traumat. 5 ans.
733	K.	Dau	74	f	—	S. p.	O. d. O. g. Atr. optique.		V. = P. 1.	
734	C.	Daun	34	f.	—	S. p.	O. d. Iridochor. cat. régressive	V. = 0		
735	V.	Dau	39	h.	—	Cordonnier	O. d. O. g. M. f. sclér. ch. post.		V. = P. à p. se cond.	
736	C.	Daur	75	h.	—	S. p.	O. g. Décoll. rét.	V. = 0		Cat. opérée il y a 1 an.
737	V.	Dav	50	f.	Seine-et-Oise	Employé	O. d. Iridochor. et occl. pupil.	V. = 0		
738	C.	Deber	65	f.	Seine	S. p.	O. d. O. g. Choriorét. synchisis étinc.		V. = d. 0,80	Diabétique.
739	K.	De Ber	30	f.	—	S. p.	O. d. Leuc. adh. et synéchies	V. = P. 1.		
740	V.	Dece	7	f.	—	S. p.	O. d. O. g. Leuc. total.		V. = P. 1.	Oph. purul.
741	K.	Dechez	23	f.	—	S. p.	O. g. Iridocycl.	V. = 0		Traumat. 2 mois.
742	C.	Dec	33	h.	—	Mouleur	O. d. O. g. Iridochoroïd.		V. = d. 1^{m}	Sp. il a 10 ans.
743	T.	Deco	72	h.	—	S. p.	O. d. Iridocyl. anc. atr. du glob.	V. = 0		
744										
745	K.	Decoi	58	f.	Nord	Cultivatrice	O. d. O. g. Glauc. absolu.		V. = 0	
746	C.	Decorm	48	h.	Seine	Employé	O. g. Rét. hémorrh.	V. = d. 0,80		Alb. sucre.
747	T.	Decour	57	h.	—	S. p.	O. d. O. g. Atroph. optique.		V. = P. à p. se cond.	
748	V.	Defo	37	h.	—	S. p.	O. d. O. g. Rét. hémorrh.		V. = P. 1.	
749										
750	V.	Defra	2	f.	—	S. p.	O. g. Leuc. total.	V. = 0		Opht. purul.
751	C.	Degèn	61	f.	—	S. p.	O. d. O. g. Choriorét.		V. = d. 0,50	Sp. 3 f. couches
752	K.	Dehi	49	h.	—	S. p.	O. d. O. g. Atr. optique.		V. = P. 1.	
753	T.	De Kerd	54	f.	—	Institutrice	O. d. Myop., atr. choroïd.	V. = d. 0,50		

N°ᵈ d'ordre	Soigné par	NOMS	Age	Sexe	Origine	Profession	DIAGNOSTIC	Affection unilatérale	Affection bilatérale	OBSERVATIONS et Epoque de l'Accident
754	K.	Delabe	37	h.	Seine	Pâtissier	O. d. Atr. optique., rét. pigm.	V. = P. l.		Sp. il y a 10 ans.
755	K.	Delau	30	h.	—	Professeur	O. d. O. g. Atr. opt.		V. = P. l.	Tabes. Sp. à l'âge de 20 ans.
756	C.	Delau	60	f.	—	S. p.	O. d. O. g. Atr. optique.		V. = 0	
757	T.	Delau	35	h.	—	S. p.	O. d. O. g. Leuc. total.		V. = P. à p. se cond.	Oph. purul.
758	V.	Delap	50	h.	—	S. p.	O. d. Enucléé.	V. = 0		
759	C.	Delapla	30	h.	—	Limonadier	O. g. Atrophique.	V. = 0		Traum. par éclat de siphon
760	C.	Delar	50	f.	Eure	Cultivatrice	O. d. M. f. Décol. tot. de la rét.	V. = P. l.		
761	T.	Dela	24	f.	Seine	Matelassière	O. g. Taies, leuc. ad. occl. pup.	V. = P. l.		
762	T.	Delav	26	h.	—	Employé	O. d. O. g. Iritis, choroïdite disséminée.		V. = P. à p. se cond.	Sp. à l'âge de 20 ans.
763	T.	Delco	60	h.	—	S. p.	O. d. Iridochoroïd.	V. = d. 0,50		
764	V.	Delc	43	h.	Aube	Fourreur	O. g. M. f. Atr. choroïd.	V. = d. 0,50		
765	T.	Dele	61	h.	Seine	Coiffeur	O. g. Glaucome absolu.	V. = 0		Depuis 10 ans vue baisse.
766	C.	Delfa	30	h.	—	Employé	O. d. O. g. Iridochor.		V. = P. à p. se cond.	
767	V.	Delm	43	h.	—	S. p.	O. d. O. g. Chorior. staph. post.		V. = Idem	Albinisme nystagmus.
768	C.	Deloi	20	h.	—	Employé	O. d. O. g. Kér. inters. scl. corn.		V. = Idem	
769	C.	Delnerm	64	h.	—	S. p.	O. d. O. g. Hémorrh. rét.		V. = d. 0,50	Diabète.
770	C.	Derm	64	f.	—	S. p.	O. d. O. g. Névrite optique.		V. = P. à p. se cond.	Diabète.
771	V.	Demou	58	h.	—	Peintre	O. d. O. g. Névrite optique.		V. = Idem	
772	T.	Demo	52	h.	—	Scieur	O. d. Atroph. du globe, suite iridocycl.	V. = 0		Accident il y a 1 an, suite de plaie pénétr. de la cornée
773	T.	Dém	43	f.	—	S. p.	O. g. Névrorét. Rét. hémorrh.	V. = d. 0,50		Albumine.
774	T.	Den	42	h.	—	Forgeron	O. g. Iridochoroïd.	V. = d. 0,50		
775	T.	Den	48	f.	—	S. p.	O. g. Hémorrh. du c. v.	V. = 0		Diabète.
776	V.	Déo	64	f.	—	S. p.	O. d. O. g. Décoll. rét.		V. = 0	Traumat.
777	V.	Depa	58	h.	—	Ebéniste	O. g. Décoll. rétine.	V. = P. l.		
778	T.	Dep	20	h.	—	Tapissier	O. g. Iritis chronique, occlus. pupil. T+1.		V. = 0	Suite opératoire de cataracte il y a 7 ans.
779	T.	Depo	50	h.	—	S. p.	O. g. Amblyop. Strab. paral. Nystagmus.	V. = P. l.		
780	C.	Depom	48	h.	—	Terrassier	O. g. Amblyop. Strab. paral.	V. = P. l.		
781	T.	Der	48	h.	—	Employé	O. d. M. f. Atr. choroïd.	V. = d. 0,20		
782	C.	Dero	68	h.	—	Cultivateur	O. d. O. g. Névrorét., iritis et synéchies post.		V. = P. à p. se cond.	Hémorrh. rétiniennes.
783	K.	Ders	60	h.	—	Cultivateur	O. d. O. g. Glauc. chron. T+1.		V. = Idem	
784	V.	Desbou	59	f.	—	S. p.	O. d. Décoll. rét. Iritis.	V. = 0		
785	C.	Desfor	67	f.	—	S. p.	O. d. O. g. Glauc. chron.		V. = P. l. faible	
786	K.	Desha	46	h.	—	Grainetier	O. g. Iridochor. Décol. rét.	V. = d. 0,50		La lésion remonte à 15 ans.
787	T.	Desi	63	f.	Eure-et-Loire	S. p.	O. d. O. g. Glauc. absolu.		V. = 0	
788	T.	Deslau	55	h.	Seine	S. p.	O. d. Iridochoroïd. occl. pup.	V. = P. l.		Traumatisme.
789	V.	Desm	46	f.	—	Couturière	O. d. Choroïd. dissém.	V. = d. 0,50		
790	T.	Despag	29	f.	—	S. p.	O. d. O. g. Atr. optique.		V. = P. à p. se cond.	Tabétique.
791	V.	Despouna	57	f.	—	S. p.	O. d. O. g. Atr. optique.		V. = 0	
792	K.	Desr	65	h.	—	Cultivateur	O. d. Org. du c. v. Hémorrh. O. g. Atr. macul.		V. = 0	O. d. depuis 4 ans. O. g. depuis 8 ans.
793	C.	Dess	42	h.	—	Employé	O. g. Atr. optique, ophtalm. totale.	V. = 0		Coup de parapluie dans le cul-de-sac. conj. inf. (3 sem.)
794	C.	Desh	50	f.	—	S. p.	O. d. O. g. M. f. Hémorrh. rét. iridodonésis.		V. = 0	
795	V.	Desho	30	f.	—	S. p.	O. d. O. g. Irit. plast. et synéch.		V. = P. l.	
796	V.	Devea	29	h.	—	Peintre	O. g. Chloriorét. exsud.	V. = d. 0,50		Sp. il y a 10 ans.
797	K.	Dev	20	h.	—	Employé	O. d. Iridochoroïd.	V. = P. l.		Traum. éclat de fer il y a 2 ans
798	V.	Devill	37	h.	—	Horloger	O. d. Infiltration circonscrite de la cornée	V. = d. 0,80		Opéré de cataracte (3 ans).
799	T.	Derv	46	h.	—	Marchand de cuir	O. d. O. g. Atr. optique.		V. = P. à p. se cond.	Tabes. sp. à l'âge de 25 ans.
800	V.	Dez	60	h.	—	Bijoutier	O. g. Staphyl. total.	V. = 0		Ulc. infect.
801	V.	Didi	26	f.	Seine-et-Marne	S. p.	O. d. O. g. Décoll. rét.		V. = P. à p. se cond.	Myopie forte.

N° d'ordre	soignés par	NOMS	Age	Sexe	ORIGINE	PROFESSION	DIAGNOSTIC	Affection unilatérale	Affection bilatérale	OBSERVATIONS et Epoque de l'Accident
802	V.	Didi	63	h.	Seine	S. p.	d. Décoll. rét.	V. = 0		Traumatique 4 ans.
803	C.	Din	55	f.	Aube	S. p.	d. Enucléé.	V. = 0		Coup de corne de vache.
804	T.	Diol	61	h.	Seine	S. p.	d. O. g. Atr. optique.	V. = 0		
805	V.	Dit	45	h.		Terrassier	d. Atrophique.	V. = 0		Iridocyc. traumatique.
806	C.	Domma	45	f.	—	S. p.	g. Iridochoroïd. occl. pup.	V. = P. 1.		
807	C.	Dompmar	32	h.	—	Cultivateur	g. Enucléé.	V. = 0		Traum. coup de couteau.
808	C.	Dora	33	h.	—	Bitumier Employé	d. O. g. Atr. papil.		V.=P.à p. se cond.	
809	T.	Dor	37	h.	—	Jardinier	d. Iritis plastique et synéchies post. de la cornée.	V. = P. 1.		Sp. il y a 7 ans.
810	C.	Dorm	17	h.	—		d. Décoll. rét.	V. = 0		1 mois apr. opérat. de la catarac.
811	C.	Do	28	h.	—	Boulanger	g. Atr. du globe.	V. = 0		
812	C.	Douail	71	f.	—	Blanchisseuse	d. Leuc. total.	V. = P. 1. faible		Dacryoc. purul.
813	T.	Donger	51	f.	—	Giletière	d. O. g. Atr. optique.		V.=P.à p. se cond.	
814	C.	Dourl	13	h.	Nord	S. p.	d. O. g. Atr. optique.	V. = 0		
815	C.	Dria	48	h.	Seine	Pharmacien	d. O. g. Choroïd. dissém.		V.=d.0,50	
816	C.	Davis	3	h.	Nord	S. p.	d. Leuc. total.	V. = P. 1.		Traumatisme.
817	V.	Drou	25	h.	Oise	Graveur	d. Pannus. Atr. du globe.	V. = 0		
818	T.	Dnb	65	f.	Seine	S. p.	d. O. g. Glauc. chron.		V.=P.à p. se cond.	
819	K.	Dub	6	h.	—	S. p.	g. Luxat. crist. Décoll. rét.	V.=d.0,50		Myopie forte.
820	V.	Duch	35	h.	—	Bardeur	g. Choriorét. exsud.	V.=d.0,30		Sp. il y a 10 ans.
821	K.	Ducle	46	h.	—	Caissier	g. Iridocycl. cat. traum.	V. = P. 1.		Traumat. il y a 4 mois.
822	K.	Ducoud	58	f.	—	S. p.	g. Choroïd. disséminée.	V. = P. 1.		Sp. il y a 25 ans, f. couches à 22 ans et à 25 ans.
823	V.	Du	47	h.	—	S. p.	d. O.g. Enucléé. Leuc. tot.		V. = 0	
824	T.	Ducr	75	h.	Haute-Marne	S. p.	g. Névrorétinite.	V. = P. 1. faible		Diabétique.
825	V.	Duft	37	f.	Seine	Giletière	d. Névrite optique.	V. = 0		Erysipèle.
826	V.	Dufo	52	h.	—	S. p.	d. Enucléé. g. Trichiasis et granuleux.		O.d. V.=0 O.g.P.à p. se cond.	
827	C.	Dugê	61	f.	—	S. p.	d.O.g. Myop. Staph. post.		V. = Idem	
828	C.	Dug	26	h.	—	Nourisseur	d. Iridochor. catar. regres.	V. = P. 1.		Traumatisme.
829	T.	Dug	31	h.	—	Terrassier	d. O. g. Névrite optique.		V.=P.à p. se cond.	
830	V.	Dugar	8	f.	—	S. p.	d.O.g. Leuc. adh. Microph.		V=tr mauv.	
831	T.	Duj	15	h.	—	Monteur	d. O. g. Iridochoroïd.		V. = P. 1.	
832	T.	Dum	9½	f.	Haute-Garonne	S. p.	d. O. g. Atr. papill.		V. = 0	
833	K.	Dum	14 m.	h.	Seine	S. p.	d. Leuc. total.	V. = P. 1.		Opht. purul.
834	K.	Flam	9	h.	—	S. p.	d. Staphyl. total.	V. = 0		Opht. purul.
835	T.	Main	56	h.	Marne	Emballeur	g. Iridochoroïd.	V. = 0		Rhumatisme.
836	C.	Dumer	47	h.	Seine	Mécanicien	g. Kérat. ulcér.	V. = P. 1.		Traumatique.
837	V.	Dum	56	h.	—	Forgeron	d. Iridochoroïd.	V. = 0		
838	C.	Dum	70	h.	Saône-et-Loire	Maçon	d. Enucléé.	V. = 0		A l'âge de 7 ans.
839	K.	Dumou	15	f.	—	Plumassier	d. Enucléé.	V. = 0		Iridocycl. traumat.
840	T.	Dumout	77	h.	—	S. p.	d.O.g. Occlu. pup. Irit. anc.		V. = 0	
841	T.	Duna	74	h.	—	S. p.	d.Glauc. secon. Atr. de l'iris g. Glaucome.		V. = 0	
842	T.	Dumi	52	f.	—	S. p.	d. O. g. M. f. Atr. chor.		V.=P.à p. se cond.	
843	C.	Dupo	73	h.	—	S. p.	d. Iridochoroïd.	V. = 0		
844	T.	Dnpo	66	h.	Seine-et-Oise	Cultivateur	d. O. g. Glauc. absolu.		V.=0	
845	K.	Dupo	6	h.	Seine	S. p.	d. Leuc. total.	V. = P. 1.		Opht. purulente.
846	V.	Dup	43	f.	Nord	Lingère	g. Leuc. total.	V. = P. 1.		
847	T.	Dup	50	f.	Seine	Institutrice	g. Choroïd. disséminée.	V.=d.0,50		Sp.
848	T.	Dura	60	f.	—	S. p.	d. Névrorétinite.	V.=d.0,50		
849	T.	Dura	61	f.	—	S. p.	g. Iritis et occlus. pupill.	V.=d.0,50		
850	C.	Duri	34	h.	—	Employé	g. Atr. papill.	V.=d.0,50		Tabes.
851	T.	Dutar	32	f.	—	Blanchisseuse	g. Névroret.	V.=d.0,50		Alcoolique.
852	K.	Ech	48	h.	—	Frotteur	d. O. g. Atr. optique.		V.=P.à p. se cond.	Tabes.

N° d'ordre	Soigné par	NOMS	Age	Sexe	Origine	Profession	Diagnostic	Affection unilatérale	Affection bilatérale	Observations et Epoque de l'Accident
853	K.	El	35	h.	Corrèze	Cultivateur	O.d. Iritis plastique. O.g. Cat. regressive.		O d.V=P.l. O.g.V.=0	
854	T.	Etchco	36	f.	Basses-Pyrénées	S. p.	O.d. Atrophique:	V.=0		
855	V.	Eveil	24	h.	Seine	Etudiant	O.g. Atrophique.	V.=0		
856	V.	Eyri	37	h.	Algérie	Quincaillier	O.d. Enucléé.	V.=0		
857	K.	Fray	17	f.	Seine	S. p.	O.d. O.g. Névrite p. stase.		V.=0	Céphalée depuis 2 mois av vomissement et vertige.
858	V.	Falg	49	f.	—	S. p.	O.d. Choriorétinite.	V.=d.0,25		
859	C.	Far	60	h.	—	Horloger	O.d. Iritis plastique.	V.=d.0,50		Sp. il y a 20 ans.
860	K.	Fau	3	h.	—	S. p.	O.d.O.g. Microph. Nystagm.		V.=0	
861	K.	Fau	45	f.	—	Couturière	O.g. Taies amblyope.	V.=P.l.		
862	K.	Fauv	60	h.	Ile-et-Vilaine	S. p.	O.d. O.g. Atr. optique.		V.=P.à p. se cond.	
863	C.	Fauve	38	f.	Seine-et-Oise	Couturière	O.d. O.g. Neurorétinit.		V.=Idem	Albuminurie.
864	V.	Favri	64	h.	Seine	Cocher	O.d.O.g. Iridochoroïd. Glauc.		V.=Idem	
865	V.	Favri	42	f.	—	Hôtelier	O.d. Atr. papille.	V.=P.l.		
866	V.	Fav	34	h.	—	S. p.	O.d. Enucléé. O.g. Kérat. Pannus.		O.d.V.=0 O.g.P.à p. se cond.	
867	T.	Fénét	49	h.	—	Employé	O.d. M.f. Hémorrh. rétin. Décol. rét.	V.=P.l.		
868	C.	Fér	44	f.	—	Fleuriste	O.d. O.g. Choriorétin.		V.=P.à p. se cond.	
869	K.	Fév	67	h.	—	S. p.	O.d. Hémorrh. rét.	V.=d.0,50		Albumine sucre.
870	K.	Filai	5	h.	—	S. p.	O.d. O.g. Bupht.		V.=0	
871	C.	Fild	44	h.	—	Employé	O.d. O.g. Atr. papill.		V.=P.à p. se cond.	
872	C.	Fit	83	h.	—	S. p.	O.g. Glauc. absolu.	V.=0		
873	K.	Flamm	38	h.	—	S. p.	O.d. O.g. Atr. optique.		V.=0	
874	V.	Fleu	67	f.	—	S. p.	O.g. Iridochoroïd.	V.=P.l.		
875	C.	Fluc	15	h.	Seine-et-Oise	S. p.	O.d. O.g. Atr. papil. Glauc.		V.=0	Nystagmus.
876	V.	Flu	42	f.	Seine	Couturière	O.d. O.g. Atr. grise.		V.=0	
877	K.	Foila	70	h.	Allier	S. p.	O.g. O.d. Choriorétinite.		V.=P.à p. se cond.	Sp.
878	T.	Foi	21	h.	Seine	Tonnelier	O.d. Staphyl. corn.	V.=P.l.		
879	C.	Fois	26	h.	—	Employé	O.g. Hémorrh. de l'art. cent. de la rét.	V.=P.l. faible		
880	V.	Font	21	h.	Somme	Maçon	O.d. Brûlure de la cornée.			Par la chaux.
881	V.	Font	72	h.	Seine-et-Marne	S. p.	O.g. Embol. de l'art. centr.	V.=Passer la main		
882	C.	Fonte	69	h.	Allier	S. p.	O.d. O.g. Choriorét.		V.=P.à p. se cond.	Sp.
883	V.	Fonten	42	f.	Ardennes	S. p.	O.d. Enucléé. O.g. Atr. optique.		O.d.V.=0 O.g.d.0,50	O.g. coup de revolver.
884	K.	For	39	f.	Seine	S. p.	O.d. O.g. Choriorét. périph.			Eclampsie à 19 ans. Albumi
885	V.	For	48	f.	—	S. p.	O.g. Ambl. sans lésion.	V.=0		
886	V.	Fo	56	f.	—	S. p.	O.d. Atrophique.			
887	V.	Fort	64	f.	—	S. p.	O.g. Enucléé.			
888	T.	Fou	7	h.	—	S. p.	O.d. O.g. Atr. opt. Glauc.		V.=0	
889	V.	Fourm	50	h.	Oise	S. p.	O.g. Enucléé.			
890	T.	Fou	39	h.	Seine	S. p.	O.g. Occlus. pupil. O.d. Iridochoroïd.		V.=0	
891	C.	Fourn	59	f.	—	S. p.	O.g. Atroptique. Iridochor.			Traumatisme il y a 7 ans.
892	C.	Fourn	36	h.	—	Charpentier	O.g. Atr. papil.			
893	K.	Fourn	60	f.	—	S. p.	O.d. O.g. Atr. papil., choroïd. disséminée.	V.=0		Sp. il y a 20 ans.
894	V.	Fourn	45	h.	—	Menuisier	O.d. O.g. Iritis et synéchies totales.		O.d.V.=d.0,50 O.g.V.=0	
895	T.	Four	59	f.	—	S. p.	O.g. Rét. pigment. M.f. O.d. Décol. rét. Luxat. du crist.		O.g.V.=d.0,50 O.g. d.0.80	
896	T.	Foy	51	h.	Seine-et-Oise	Maçon	O.g. Atrophique.	V.=0		
897	C.	Fran	51	f.	Seine	S. p.	O.d. M.f. Choroid. Atr. opt.	V.=d.0,50		
898	C.	Fran	41	f.	—	Fleuriste	O.g. Décoll. M.	V.=0		
899	K.	Fré	44	f.	—	S. p.	O.d. O.g. Myopie Staphyl.		V.=d.1m	

N° d'ordre	Soigné par	NOMS	Age	Sexe	ORIGINE	PROFESSION	DIAGNOSTIC	Affection unilatérale	Affection bilatérale	OBSERVATIONS et Epoque de l'Accident
900	T.	Fresn.............	46	f.	Espagne	S. p.	O. d. O. g. Iridochoroïd. anc. Leuc. adh.		V. = P. 1.	
901	T.	Friga.............	44	f.	Oise	S. p.	O. d. Iridocycl.	V. = 0		
902	K.	Froc.............	47	h.	Seine	S. p.	O. d. O. g. Atr. papil.		V. = 0	
903	C.	Froma.............	55	f.	—	S. p.	O. d. Cat. adh. Iridochor.	V. = P. 1.		
904	V.	Fromen.............	35	h.	—	Employé	O. d. Amblyope. S. L.			
905	V.	Frous.............	25	h.	—	S. p.	O. d. M. f. Staphyl.	V.=d. 0,50		
906	T.	Fuse.............	45	h.	—	Cimentier	O. d. O. g. Névrite optique.		V. = d. 1ᵐ	
907	C.	Cagog.............	45	h.	—	Employé	O. d. O. g. Atr. optique.		V. = d. 1ᵐ	Tabétique.
908	K.	Gada.............	20	h.	—	Maçon	O. g. Org. du c. v.	V. = 0		Eclat de pierre, un mois.
909	V.	Gag.............	70	f.	—	S. p.	O. g. Choroïd. disséminée.	V.=d. 0,50		Sp. il y a 40 ans.
910	V.	Gagnia.............	35	h.	—	Inspecteur	O. g. Décoll. rét.	V. = 0		Coup de révolver à la tempe il y a un mois.
911	T.	Gaill.............	28	f.	—	Couturière	O. d. Atrophique.	V. = 0		Traumatisme.
912	T.	Gaill.............	69	h.	—	Menuisier	O. g. Atrophique.			
913	T.	Gail.............	70	h.	—	S. p.	O. g. Enucléé. O. d. Glauc. hémorrh.		V. = 0	Glauc. 8 mois.
914	C.	Gall.............	27	h.	Haute-Saône	Cultivateur	O. d. Leuc. total.		V. = P. 1.	
915	K.	Gall.............	16	f.	Seine	Couturière	O. d. O. g. M: f, Atr. choroïd.		V.=P. à p. se cond.	
916	V.	Ganlan.............	60	f.	—	S. p.	O. d. O. g. Atrophique.		V. = 0	
917	C.	Gal.............	10	h.	—	S. p.	O. g. Leuc. et symbléphar.		V. = 0	Eclat de poudre.
918	T.	Gallic.............	58	h.	—	Décorateur	O. d. O. g. Iridochoroïd.		V.=P. à p. se eond.	
919	C.	Gall.............	8	f.	Côte-d'Or	S. p.	O. d. Atrophique.			Depuis 7 mois.
920	K.	Gar.............	43	h.	Seine	S. p.	O. d. Org. du c. v.			Opéré de cataracte il y a 8 ans
921	V.	Gauti.............	42	f.	—	S. p.	O. g. Hémorrh. rétin.		V.=d. 0,50	
922	K.	Gaut.............	9	h.	—	S. p.	O. d. Décoll. rét.		V.=d. 0,50	
923	T.	Gargoul.............	52	h.	—	S. p.	O. d. O. g. Neurorét.		V.=P. à p. se cond.	Albuminurie.
924	V.	Garn.............	45	f.	—	Casquettière	O. d. O. g. Atr. optique.		V. = Idem	
925	K.	Garn.............	8 1/2	f.	—	S. p.	O. d. Amblyope.	V.=d. 0,50		
926	T.	Garn.............	26	h.	Seine-et-Oise	Souffleur	O. d. Atroph. du globe.	V. = 0		Traumatisme.
927	C.	Garn.............	18 m.	h.	Seine	S. p.	O. d. Bupht. et Iridochoroïd.	V. = 0		Après la naissance.
928	V.	Gaspa.............	33	f.	—	S. p.	O. g. M. Atroph. choroïd.			
929	C.	Gatin.............	55	f.	Seine-et-Oise	S. p.	O. g. Staphyl. cornée.	V. = P. 1.		
930	C.	Gaud.............	33	h.	Cantal	Charpentier	O. d. O. g. Atroph. papill.		V.=P. à p. se cond.	
931	C.	Gaupil.............	27	h.	Seine	Peintre	O. g. Amblyope Nyst.	V. = 0		Congénital.
932	T.	Gaut	27	h	..	Tailleur	O. d. O. g. Neurorét.		V.=P. à p. se cond.	
933	T.	Gaut.............	25	h.	—	Employé	O. g. Chlororétinite.	V.=d. 0,80		Sp. il y a 8 ans.
934	T.	Gaut.............	69	h.	—	Briqueteur	O. g. Hémorrh. macul.	V. = 0		
935	C.	Gaut.............	53	h.	Bouches-du-Rhône	Employé	O. g. Scl. chor., c. v. trouble	V. = 0		
936	T.	Gavar.............	48	h.	Seine	Maçon	O. d. O. g. Atr. papill.		V. = 0	
937	V.	Guébus.............	40	f.	—	S. p.	O. d. O. g. Décoll. rét.		V. = 0	
738	T.	Gel.............	54	h.	—	Brossier	O. d. O. g. Atr. du globe.		V. = 0	
939	K.	Génis.............	34	h.	—	Employé	O. d. O. g. Décoll. rét.		V. — 0	Double.
940	T.	Gena.............	20	f.	Ardennes	S. p.	O. d. O. g. Buphtalm.		V. = 0	
941	C.	Gent.............	17	h.	Seine	S. p.	O. d. Atr. du globe.	V. = 0		Accident de chasse.
942	C.	Gait.............	59	h.	—	Camionneur	O. d. O. g. Glauc. chr.		V.=P. à p. se cond.	
943	C.	Geoff.............	13	f.	—	S. p.	O. g. Ambl. Strab. converg.	V.=d. 0,50		
744	C.	Geor.............	65	h.	—	Maçon	O. g. Glauc. Atroph. grise.	V. = 0		
945	C.	Géra.............	45	h.	—	Serrurier	O. d. Atrophique.	V. = 0		Balle de révolver. 2 mois.
946	K.	Géra.............	65	h.	—	S. p.	O. g. Décoll. rét.	V. = 0		
947	C.	Ger.............	64	h.	—	S. p.	O. d. Luxat. du crist.	V. = P. 1.		
948	T.	Ger.............	57	h.	Loiret	S. p.	O. g. Subluxat. du crist.			Taumat. 1 mois.
949	T.	Germ.............	9	h.	Orne	S. p.	O. d. O. g. Atr. optique.		V. = 0	
950	V.	Germ.............	54	h.	Nièvre	Charpentier	O. d. Hémorrh. ancienne.	V.=d. 0,50		
951	K.	Gerv.............	45	h.	Seine	Employé	O. d. O. g. Neurorétin.		V.=d. 0,50	Sp. il y a 4 ans.
952	V.	Getr.............	35	h.	—	S. p.	O. d. O.g. Choriorét. pigment.		V.=P. à p. se cond.	Sp. à 20 ans.
953	K.	Gher.............	50	h.	—	Capitaine	O. d. Myop. et décoll.	V. = 0		

N°s d'ordre	Soigné par	NOMS	Age	Sexe	Origine	Profession	Diagnostic	Affection unilatérale	Affection bilatérale	Observations et Epoque de l'Accident
954	T.	Giff.	53	h.	Seine	Mécanicien	g. Glauc. absolu.	V.=0		
955	T.	Gill.	64	h.	Loiret	Garde	g. Décoll. rét	V.=0		Myopie forte.
956	K.	Gilb	18	f.	Marne	S. p.	d.O.g. Atr. optiq, Microph.		V.=0	
957	C.	Ginob.	56	h.	Seine	Camionneur	d. O. g. Iridochoroïd.		V.=P.1.	
958	T.	Gira	41	h.	—	Menuisier	d. O. g. Atr. optique.	V.=0		
959	V.	Gira	18	h.	—	Accord' de piano	d. O. g. Atr. optique.	V.=0		Début brusque 48 heures.
960	C.	Gira	55	f.	—	S. p.	d. O. g. Iridochoroïd.		V.=P.à p. se cond.	Cat. régressive.
961	T.	Girau.	48	h.	Indre	S. p.	d. O. g. Choroïd. dissém.		V.=Idem	
962	V.	Gira.	59	h.	Cantal	Cultivateur	d. Iridocyclite.	V.=P.1.		
963	C.	Girau.	38	f.	Marne	Blanchisseuse	d. Strab. paral. Atr. pap.	V.=0		
964	C.	Girau.	52	f.	Seine	Couturière	g. Rét. hémorrh.	V.=0		Album., sucre 17 ‰.
965	C.	Glaudg.	20	h.	—	Boulanger	d. Leuc. total.	V.=P.1.		
966	C.	Goda	59	h.	—	Tonnelier	d. Atr. du globe.	V.=0		Traumatisme.
967	V.	Goda	3	f.	—	S. p.	g. Atrophique.	V.=0		Opérée de catar. congénit.
968	T.	God.	22	h.	—	Brossier	g. Atrophique. d. Bupht.		V.=0	
969	C.	God.	45	h.	—	Bibliothécaire	g. Décoll. rét. Myop.	V.=d.0,50		
970	K.	Gof.	72	f.	—	S. p.	g. Cat. regres. Strab. paral. amblyope.	V.=0		Traumat. il y a 30 ans.
971	V.	Goim.	47	h.	—	Fleuriste	g. Destr. corn. Symbléphar.	V.=0		Acide sulfurique.
972	C.	Gar.	24	f.	Seine-et-Oise	S. p.	g. Embol. de l'art. centr.	V.=0		
973	K.	Gori	56	f.	Seine	S. p.	d.O.g.Rét. hémor. Atr pap.		V.=0	
974	V.	Gor.	15	f.	—	S. p.	d. O. g. Iridochoroïd.		V.=0	
975	K.	Goug	68	f.	—	S. p.	d. Subluxat. du crist. g. Atr. choroïd.	O. d. V.=0 Og=d.0,50		Myopie forte.
976	C.	Gouj.	61	f.	—	S. p.	d. Leuc. corn.	V.=P.1.		
977	V.	Gouj.	23 j.	f.	—	S. p.	g. Destr. de la cornée.	V.=0		Opht. purul.
978	K.	Gourd.	47	h.	—	Ajusteur	d. O. g. M. f. Lés. choroïd.		V.=P.à p. se cond.	
979	C.	Gouttebr.	17	f.	Seine-et-Marne	Blanchisseuse	d. O. g. Myop., lés. mac.		V.=Idem	
980	K.	Goy.	73	h.	Seine	S. p.	g. Atrophique.	V.=P.1.		La vue s'est perdue en quelques semaines.
981	K.	Goy.	56	f.	—	S. p.	d. Choriorét.	V.=d.0,50		
982	K.	Goyo	43	h.	Charente	Tailleur	d. M. f., lés. macul.	V.=d.0,50		
983	V.	Grandja.	37	f.	Haute-Savoie	Cultivatrice	g. Décoll. rét. Myop.	V.=0		
984	K.	Grandj.	78	h.	Isère	S. p.	g. Atrophique.	V.=0		Traumat. il y a 18 mois.
985	K.	Grandj.	15	f.	Seine	S. p.	d. M., choroïd. périmacul.	V.=d 0,25		
986	T.	Grandj.	58	f.	—	S. p.	d. O. g. Leuc. cornée.	V.=P.1.		Opht. purul.
987	K.	Grandp.	73	h.	Haute-Marne	S. p.	g. Atrophique.	V.=0		Suite opératoire de cataract il y a un an.
988	V.	Gra.	28	f.	Seine	Blanchisseuse	g. Iridochoroïd.	V.=P.1.		Traumat 1 mois.
989	V.	Grass	10	h.	—	S. p.	d. Atrophique. Iridocycl.	V.=0		Traumatique.
990	K.	Grav.	64	h.	—	S. p.	d. O. g. M. f. Décoll.	V.=0		
991	V.	Grébon	20	h.	—	Garçon de café	d. O. g. Iridochoroïd.		V.=P.1.	
992	K.	Gre.	70	f.	—	Marchand de vin	g. M. f. Atr. choroïd.	V.=0		
993	T.	Gref	19	f.	—	S. p.	d. O.g. M. f. Atr. choroïd.		V.=0	
994	V.	Grégo	36	f.	—	Domestique	d. Atrophique. Iridocycl.	V.=0		Traumatisme.
995	C.	Gre	27	h.	—	S. p.	d. Hémorrh. du c. v.	V.=P.1. faible		Balle de révolver.
996	C.	Grém.	24	f.	—	S. p.	d. Strab. paral. Sclérose choroïd. post.	V.=Amblyope		
997	T.	Grév.	30	h.	—	Caissier	d. O. g. M. f. Staphyl.	V.=d.0,15		
998	C.	Gride	47	h.	Seine-et-Oise	Terrassier	d.O. g. Atr. optique.		V.=0	Sp. à 20 ans.
999	V.	Grog.	23	h.	Seine	Accordeur	d.O.g.Ambl. cong. Nystag.		V.=0	
1000	C.	Grosj	64	f.	—	S. p.	g. Décoll. rét.	V.=0		
1001	T.	Grous.	53	h.	Aveyron	Cultivateur	d. Iridochoroïd.	V.=P.1.		
1002	T.	Gru.	50	f.	Seine	S. p.	d. M. f. Décoll. rét.	V.=0		
1003	T.	Gru.	29	f.	—	Employé	g. Amblyop. s. lésion.	V.=d.0,50		
1004	K.	Guéd	18	f.	—	Couturière	g. Atrophique.	V.=0		Opht. purul.
1005	K.	Guerche	28	f.	—	Blanchisseuse	g. Atr. optique.	V.=0		Chute sur la tête 12 ans.
1006	T.	Guér.	84	f.	—	S. p.	g. Atrophique.	V.=0		Traumatisms.
1007	C.	Gucu.	40	h.	—	Instituteur	d. O. g. Neurorét.		V.=d.1m	Hémorrh. rétin.

Nos d'ordre	Soigné par	NOMS	Age	Sexe	ORIGINE	PROFESSION	DIAGNOSTIC	Affection unilatérale	Affection bilatérale	OBSERVATIONS et Epoque de l'Accident
1102	K.	Kien	50	h.	Seine	S. p.	g. Enucléé. d. Iridochoroïd.		V. = 0	
1103	K.	Klinezin	45	h.	—	Passementie	g. Atroph. du globe.	V. = 0		Traumatisme.
1104	C.	Koc	44	h.	—	Tablettier	g. Décol. rét.	V. = 0		Myopie forte.
1105	V.	Kra	14	f.	—	S. p.	O. d. — 20 / O. g. — 17 { Staphyl. post.		V. = P. à p. se cond.	
1106	T.	Kreu	70	f.	—	S. p.	d. O. g. Glauc. absolu.		V. = 0	
1107	K.	Labas	72	f.	—	S. p.	d. O. g. Glauc. absolu.		V. = 0	
1108	T.	Lab	71	h.	—	S. p.	g. Iridochor. Occl. pup.	V. = 0		
1109	K.	Lab	74	h.	—	S. p.	g. M. f. Large staphyl.	V. = 0		
1110	T.	Labouch	38	f.	Creuse	S. p.	d. O. g. Décoll. rét.		V. = 0	Névrite rétrobulb.
1111	V.	Laboura	28	f.	Seine	Couturière	g. Amblyope.	V. = d. 0,50		Sans lésion, p. défaut d'usage.
1112	C.	Labo	40	f.	—	S. p.	g. Choriorétinite.	V. = d. 0,50		Sp. 2 fausses-couches.
1113	T.	Lac	7 m.	h.	—	S. p.	g. Staphyl. corn.	V. = 0		
1114	K.	Leche	25	f.	—	S. p.	g. Iritis plastique.	V. = d. 0,50		Sp. 1 fausse-couche.
1115	V.	Lache	42	h.	—	Plombier	d. O. g. Atr. optique.		V. = P. à p. se cond.	
1116	V.	Laco	50	h.	—	Comptable	d. Neurorét.	V. = d. 0,50		Albumine.
1117	K.	Lacro	66	f.	—	S. p.	g. Glauc. absolu	V. = 0		
1118	T.	Ladu	3	f.	—	S. p.	d. O. g. Atr. optiq. Nystag.		V. = 0	
1119	K.	Lag	64	h.	—	S. p.	d. O. g. Glauc. absolu.		V. = 0	
1120	T.	Lagorge	52	f.	—	Ménagère	d. O. g. M. f. Luxat. du crist.		V. = P. l.	O. d. T + 1.
1121	C.	Lag	57	h.	—	Officier	d. Atr. optique.	V. = 0		
1122	V.	Lagre	74	f.	—	S. p.	d. O. g. Iritis plastiq. anc. Ocl. pup.		V. = P. l.	
1123	T.	Lagr	30 m.	f.	—	S. p.	d. O. g. Gliome.		V. = 0	
1124	V.	Lai	39	h.	—	Ajusteur	d. Neurorét.	V. = d. 0,50		Urine 0.
1125	V.	Lallem	37	f.	—	Institutric	d. Iridocycl.	V. = d. 0,50		
1126	C.	Laloue	55	h.	Oise	Employé	g. M. f. Décoll. de la rét.	V. = 0		
1127	C.	Lam	43	f.	Seine	S. p.	d. M. f. Décoll. de la rét.	V. = P. l.		
1128	T.	Laur	36	h.	Seine-et-Oise	Garde	d. O. g. Atr. papil. incompl.		V. = P. à p. se cond.	Sp. il y a 20 ans. Tabétique depuis 4 ans.
1129	C.	Lamb	40	h.	Seine	Maçon	d. O. g. Atr. papil. incompl.		V. = Idem	Tabes. Sp. à 20 ans.
1130	T.	Lamb	71	h.	Deux-Sèvres	S. p.	d. O. g. Atr. papil. incompl.		V. = Idem	
1131	K.	Lana	73	h.	Seine	S. p.	d. O. g. glauc. chron.		V. = 0	
1132	T.	Laub	39	f.	—	Domestiqu	d. O. g. Rétin. hémorrh. Atr. choroïd.		V. = 0	
1133	T.	Lauc	29	h.	—	Frappeur	d. O. g. Irit. plast. Ocel. pup.		V. = P. l.	Sp. à 20 ans.
1134	C.	Land	49	f.	—	S. p.	d. O. g. Glauc. absolu.		V. = 0	
1135	C.	Landri	73	h.	—	Charron	d. O. g. Glauc. absolu.		V. = 0	
1136	V.	Land	11	h.	—	S. p.	d. Enucléé.	V. = 0		
1137	T.	Lang	43	h.	—	Menuisier	d. Décoll. rét. M.	V. = 0		
1138	K.	Lami	57	h.	—	Tourneur	d. Iridochoroïd. T + 1.	V. = 0		
1139	V.	Lapey	11	f.	—	S. p.	g. Atr. opt. incompl.	V. = d. 0,50		
1140	K.	Lapreo	54	f.	Vosges	S. p.	g. M. f. Décoll. rét.	V. = 0		
1141	V.	Lapre	79	f.	Seine	S. p.	d. Glauc. chronique.	V. = 0		
1142	T.	Lareco	59	f.	—	S. p.	d. O. g. Glauc. chronique.	V. = 0		
1143	T.	Lartizi	32	h.	Oise	Cultivateu	d. O. g. M. f. Décoll. rét.		V. = 0	
1144	T.	Latr	33	h.	Seine-et-Oise	S. p.	d. Atr. du globe.	V. = 0		Iridocycl. traum.
1145	V.	Laure	54	f.	Seine	Ménagère	d. O. g. Atr. optique.		V. = P. à p. se cond.	
1146	V.	Laure	17	f.	—	Modiste	d. O. g. Leuc. corn.		V. = P. l. faible	Oph. purul.
1147	C.	Lava	39	h.	—	Monteur	g. Amblyope (M).	V. = d. 0,50		
1148	K.	Lava	19	h.	—	Séminarist	d. O. g. Rét. pigment.		V. = P. à p. se cond.	
1149	K.	Lave	21	h.	Seine-Inférieure	Berger	d. Iridochoroïd.	V. = 0		
1150	C.	Lebe	50	f.	Seine	Couturièr	d. Iridochor.	V. = 0		
1151	T.	Lebeg	70	f.	—	S. p.	g. Atr. optique incomplète	V. = d. 0,50		Sinusite frontal.
1152	T.	Lebe	10	h.	—	S. p.	d. O. g. Atr. optiq incompl.			
1153	C.	Lebla	66	f.	—	Blanchisse	d. Atr. choroïd.			Traumat. à l'âge de 7 ans.
1154	K.	Leblo	59	h.	—	Menuisie	g. Destr. de la corn.			Brûlure.
1155	K.	Le Brazi	10	h.	Morbihan	S. p.	d. O. g. Décoll. rét.		V. = 0	Pouvait se conduire il a 3 mois, voyait au loin.

N°s d'ordre	Soigné par	NOMS	Age	Sexe	Origine	Profession	Diagnostic	Affection unilatérale	Affection bilatérale	Observations et Epoque de l'Accident
1054	V.	Hug	73	f.	Seine	S. p.	Atr. optique.	V. = 0		
1055	T.	Humb	30	h.	—	S. p.	O. g. Atr. optique.		V. = 0	
1056	V.	Hur	43	h.	—	S. p.	O. g. Atr. optiq. incomp.		V.=P. à p. se cond.	
1057	C.	Hyem	40	f.	—	S. p.	O. g. M. f., Scl. choroïd. [...]	V.=d. 0,25		
1058	K.	Ido	32	h.	—	Ebéniste	O. g. Atr. optique.		V.=P. à p. se cond.	Suite de Névrite.
1059	K.	Igo	52	h.	—	Boulanger	Org. du c. v.	V. = P. l. faible		
1060	C.	Ise	50	h.	—	S. p.	O. g. Atr. papill.		V.=P. à p. se cond.	Tabes.
1061	T.	Jac	7 m.	h.	Meuse	S. p.	O. g. Névrite optique.		. = P. l. faible	
1062	K.	Jacque	64	h.	Seine	S. p.	O. g. M. Décoll. rét.	V.=0		Cataracte regressive.
1063	T.	Jacq	59	h.	—	S. p.	O. g. Rét. hémorrh.		V.=P. à p. se cond.	Albumine.
1064	K.	Jacqm	19	h.	Calvados	S. p.	O. g. Rét. pigment.		V. = Idem	Congénital.
1065	K.	Jacqu	24	f.	Seine-et-Marne	S. p.	M. f. Atr. choroïd.	V. = d. 1m		
1066	C.	Jah	59	h.	Seine	Employé	Glauc. absolu.	V. = 0		
1067	V.	Jalli	60	h.	—	Garçon de rec...	O. g. Choroïd. dissém.		V.=P. à p. se cond.	Sp. à l'âge de 20 ans.
1068	T.	Jama	67	f.	—	S. p.	O. g. Glauc. chron.		V. = Idem	
1069	C.	Jannet	22	f.	—	Domestique	Atrophique.	V. = 0		
1070	C.	Jard	59	f.	—	Md de 4 sais...	Glaucome.	V. = 0		Accid. de chasse 2 ans.
1071	K.	Jard	38	h.	—	Coiffeur	O. g. Atr. papill.		V.=P. à p. se cond.	Iritis, synéch. post. Sp- il y a 5 ans.
1072	V.	Jar	66	f.	—	S. p.	Atr. optique.	V. = 0		Tabes.
1073	C.	Jar	54	h.	—	S. p.	Décol. rét. Myop. Nystag.	V. = 0		Traumat. ancien.
1074	T.	Jea	36	f.	—	S. p.	O. g. M. f., Scl. choroïd. [...]		V.=P à p. se cond.	
1075	C.	Jea	45	h.	—	S. p.	Décol. rét	V. = 0		
1076	C.	Jean	21	h.	—	Cartonnier	O. g. Névrite optique.		V.=P. à p. se cond.	Albumine.
1077	T.	Jeanne	68	h.	—	S. p.	Atrophique.			
1078	K.	Jenn	59	f.	—	S. p.	Atrophique.			Traumat. 8 mois.
1079	C.	Jol	27	h.	—	S. p.	O. g. Atr. opt. Chorior.		V.=P. à p. se cond.	Traumat. à l'âge de 7 ans.
1080	C.	Joli	80	f.	—	S. p.	O. g. Iritis plastique. Choriorétinite.		V. = Idem	
1081	K.	Jo	74	h.	—	S. p.	O. g. Choroïd. Exs. gén.		V. = Idem	
1082	K.	Jou	70	f.	—	S. p.	M. f. Atr. choroïd.	V. = 0		
1083	K.	Josi	58	f.	—	S. p.	Glauc. chron.	V. = 0		
1084	T.	Josl	38	h.	—	Lithograph	O. g. Atr. optique.		V.=P. à p. se cond.	Début 6 mois.
1085	V.	Joua	21	f.	—	Blanchisse	Décoll. rét.	V. = Passer la main		Traumatique.
1086	V.	Jouane	24	h.	—	S. p.	O. g. Atr. optique.		V. = 0	
1087	T.	Joudi	38	h.	—	S. p.	M. Décoll. rét.	V. = 0		
1088	V.	Jouff	60	h.	—	Argenteur	Atrophique.	V. = 0		
1089	C.	Juqu	32	h.	—	S. p.	Hémorrh. du c. v.	V. = P. l.		
1090	K.	Juqu	27	f.	—	S. p.	Atr. optique incompl.	V. = P. l.		
1091	K.	Julli	61	h.	—	S. p.	O. g. Glaucome.		V. = 0	
1092	V.	Jourde	9	f.	—	S. p.	O. g. Atrophique.		V. = 0	Opht. purul.
1093	K.	Jub.	20	f.	—	S. p.	O. g. Kérat. interst.		V.=P. à p. se cond.	Première attaque 2 ans, deuxième attaque 6 mois.
1094	T.	Jull	60	f.	—	S. p.	Décoll. tot. de la rét.	V. = 0		
1095	T.	Jume	60	h.	Seine-et-Marne	Jardinier	Glaucome.	V = d. 0,50		
1096	T.	Jur	59	h.	Seine	Maçon	Enucléé.	V. = 0		
1097	T.	Ka	35	h.	—	Mécanicien	O. g. Atr. optique.		V. = 0	Glaucome irritatif.
1098	K.	Kasm	42	f.	—	S. p.	Atr. optique incomplète	V. = 0		
1099	T.	Kel	65	h.	—	Artiste pe...	Glauc. chronique.	V.=d. 0,50		
1100	T.	Kelle	39	h.	—	Employé d'...	Glauc. absolu.	V. = 0		
1101	K.	Kersu	35	f.	—	S. p.	O. g. Choroïd. dissém.		V. = 0	Sp. à 20 ans.

N°s d'ordre	Soigné par	NOMS	Age	Sexe	Origine	Profession	Diagnostic	Affection unilatérale	Affection bilatérale	Observations et Epoque de l'Accident
1008	B. B.	Sica	27	f	Seine	S. p.	d. O. g. Cat. pyramid. Nystagmus.		V.=P.à p. se cond.	
1009	B. B.	Ler	59	f.	—	S. p.	d. Atr. optique. Iridochor.	V. = 0		Accident (chute sur un morceau de bois).
1010	T.	Guia	28	f.	—	Porteur de pain	d. Choriorét. périph. et macul.	V. = 0		
1011	C.	Gur	48	h.	—	Frotteur	d. O. g. M. f. Décoll. rét.		V.=P.à p. se cond.	
1012	T.	Guillau	30	f.	Marne	Institutrice	g. Atrophique.	V. = 0		
1013	T.	Guille	66	f.	Seine-et-Marne	Md de beurre	g. Atr. optique. Iridochor.	V. = 0		
1014	K.	Guill	19	h.	Seine	Electricien	d. O. g. Taies. Pannus.		V.=P.à p. se cond.	
1015	K.	Guing	33	f.	—	S. p.	g. M. f. Atr. choroïd.	V.=d.0,25		
1016	T.	Guiv	4	f.	Orne	S. p.	g. Gliome de la rét.	V. = 0		Enucléé.
1017	V.	Gulli	51	f.	Seine	S. p.	d. Amblyop. Strab. paral.			
1018	K.	Guya	14	f.	—	S. p.	d. Iridocycl.	V. = 0		Coup de couteau 3 semaines.
1019	T.	Guy	64	h.	—	S. p.	d. O. g. Atr. papill.		V. = 0	
1020	T.	Guy	34	h.	—	Comptable	g. Décoll. rétine.	V. = 0		Contusion 15 jours.
1021	K.	Haca	43	f.	—	Mécanicien	d. Rét. hémorrh.	V.=d. 0,50		Glycosurie 3 ans.
1022	K.	Hacpm	31	h.	—	S. p	d. Atrophique. g. Décoll.		V. = 0	O. g. suite opération de cataracte 1 an.
1023	T.	Hal	22	f.	—	S. p.	d. O. g. Atr. opt.		V. = 0	Céphalée il y a 2 mois, la vue baisse rapidement.
1024	T.	Hall	52	h.	—	S. p.	d. Atrophique.	V. = 0		Accid. traumatique.
1025	T.	Hulp	72	h.	—	S. p.	d. O. g. Glauc. chron.		V.=P.à p. se cond.	
1026	C.	Hamm	69	h.	—	S. p.	d. O. g. Rét. hémorrh.		V. = Idem	
1027	T.	Ham	52	h.	—	Chaisier	d. O. g. Atr. optique.		V. = Idem	Tabes 8 ans.
1028	V.	Hammot	40	f.	—	S. p.	d. Staphyl. corn.	V. = 0		
1029	V.	Har	68	f.	—	Rentier	d. O. g. Choriorét.		0 d V.=P.l O. g. d. 0,50	La lésion remonte à 10 ans.
1030	C.	Har	46	h.	—	Employé	d. O. g. Neurorét.		V = P. à p. se cond.	Albumine.
1031	C.	Haro	49	h.	—	Peintre	d. O. g. Atr. papill.		V. = Idem	Sp. et saturnisme.
1032	K.	Ha	23	h.	—	Sage-femme	g. Atrophique.	V. = 0		Il y a 2 ans.
1033	V.	Heg.	5	h.	—	S. p.	d. Atrophique. g. Bupht.		V. = 0	
1034	C.	Hel	17	h.	—	Boucher	g. Décoll. rét.	V. = 0		Contus. il y a 9 ans.
1035	K.	Hell	14	f.	Orne	S. p.	d. O. g. Leuc. adh. Myop. Nystagmus.		V = P. à p se cond.	
1036	C.	Hena	43	h.	Seine	Pâtissier	d. O. g. Atr. optiq. incompl.		V. = Idem	
1037	V.	Hen	41	f.	—	S. p.	d. O. g. Iridochor.		V. = 0	
1038	C.	Hen	2	f.	—	S. p.	d. Gliome de la rét.	V. = 0		
1039	C.	Hen	57	f.	Seine-et-Oise	S. p.	d. Leuc. tot. et staphyl.			Ulcérat. de la cornée suite dacryoc. 10 ans.
1040	C.	Heryal	69	h.	Seine	Cordonnier	d. O. g. Glaucome.		V.=P.à p. se cond.	
1041	C.	Hers	27	h.	—	Cuisinier	d. Iridochoroïd.	V. = P. l.		
1042	C.	Husa	70	h.	—	S. p. Employé	d. Hémorrh. anc., surtout macul.	V. = 0		Artérioscl.
1043	C.	Heno	28	h.	—	Couturière	g. Enucléé.	V. = 0		Moignon douloureux.
1044	T.	Hypol	45	f.	—	Boucher	g. Glaucome absolu.	V. = 0		
1045	C.	Hir	18	h.	—	S. p.	g. Pannus et granul.	V.=d.0,50		
1046	T.	Hocha	54	f.	—	S. p.	g. M. f., décoll. rét	V. = 0		
1047	V.	Hourc	58	h.	—	S. p.	g. Enucléé.	V. = 0		Moignon douloureux.
1048	V.	Hou	62	f.	—	S. p.	d. O. g. Neurorét.		V.=P.à p. se cond.	Albuminurie.
1049	C.	Hub	57	f.	—	Couturière	d. Amblyope.	V.=d.0,50		Pas de lés. ophtalm. suite de métrorrhagie.
1050	C.	Hub	21	f.	—	S. p.	d. O. g. Micropht. Colob. de l'iris et de la coroïde.		V. = 0	ét. cataractes congénit.
1051	T.	Huberty	58	h.	—	S. s.	d. O. g. Hémorrh. du c. v.		V. = 0	Traumatisme.
1052	C.	Hu	64	f.	—	S. p.	g. Atrophie papill.	V. = P. l.		
1053	K.	Hug	74	f.	—	S. p.	d. Atroph. opt. Glauc.	V. = 0		

N° d'ordre	Soigné par	NOMS	Age	Sexe	ORIGINE	PROFESSION	DIAGNOSTIC	Affection unilatérale	Affection bilatérale	OBSERVATIONS et Epoque de l'Accident
1156	T.	Lebr.............	50	h.	Seine	S. p.	O. d. O. g. Iritis chronique.		V. = P. à p. se cond.	
1157	C.	Lecard..........	19	h.	—	Cimentier	O. d. Atr. papil.	O. d. V. = 0		Otite à gauche accés méning.
1158	K.	Lechano.........	32	h.	—	S. p.	O. d. Atr. optique. O. g. Occl. pupill.		O. d. V. = 0 O. g. V = d. 0,50	O. d. traumat.
1159	C.	Léchev..........	30	f.	—	S. p'	O. d. O. g. Atr. choroïd. et macul.		V. = P. à p. se cond.	Myopie forte.
1160	C·	Lechlan.........	38	h.	—	Peintre	O. d. Iridochoroïd.		V. = 0	
1161	V.	Lecle	70	h.	—	S. p.	O. d. Hémorrh. rét.	V. = d. 0,50		Glycosurie.
1162	V.	Lecle	19	f.	—	S. p.	O. d. Large colob. macul.	V. = d. 0,50		
1163	T.	Le Cog..........	66	f.	Eure-et-Loir	S. p.	O. d. O. g. Gl. absolu.		V. = 0	
1164	T.	Leco............	39	f.	Seine-et-Oise	S. p.	O. g. Décoll. rét. Myopie.	V. = d. 0,50		Depuis 4 ans.
1165	T.	Lecour..........	68	h.	Seine	S. p.	O. g. Atr. optique.	V. = 0		
1166	C.	Lecoy...........	9	f.	—	S. p.	O. d. O. g. Stase papil.		V. = P. à p. se cond.	
1167	K.	Ledi............	34	f.	—	S. p.	O. d. O. g. M. f., décoll. rét.		V. = 0	
1168	V.	Ledo............	5 m.	f.	—	S. p.	O. d. O. g. Iridochoroïd.		V. = 0	Congénitale.
1169	C.	Ledr............	49	f.	—	Fleuriste	O. g. Leuc. total.	V. = P. l.		
1170	C.	Lefè	32	h.	—	S. p.	O. g. Atrophique. O. d. Buphtalm.		V. = 0	
1171	K.	Lefè	14	h.	—	Feuillagiste	O. g. Amblyope.	V. = d. 0,50		Par défaut d'usage.
1172	V.	Lefeb	63	h.	—	Mécanicien	O. d. Atrophique.	V. = 0		
1173	V.	Lefè	47	f.	—	S. p.	O. d. Nephelion. O. g. Atrophique.		O. d. V = P. l. O. g. V = 0	
1174	V.	Lefè	28	h.	—	Fumiste	O. d. Enucléé.	V. = 0		Hyalite suppurée.
1175	C.	Lefè	24	h.	Yonne	S. p.	O. d. Atrophique.	V. = 0		
1176	C.	Lefo............	5.	h.	Seine	Marchande	O. d. Embol. de l'art. centr.	V. = P. l.		
1177	T.	Leg.............	6	h.	—	S. p.	O. d. O. g. Atr. optique.		V. = 0	Post. névritique.
1178	T.	Leg.............	46	f.	—	S. p.	O. d. Décoll. rét. M. f. O. g. Sclér. chor. post.		V. = 0	
1179	T.	Lege............	2	h.	Eure-et-Loir	S. p.	O. d. Atrophique.	V. = 0		Sect. traumat. de la cornée.
1180	C.	Legra...........	78	h.	Seine	Peintre	O. d. O. g. Atroph. papill.		V. = P. à p. se cond.	
1181	V.	Legr............	46	h.	—	S. p.	O. d. O. g. Rét. pigment. Atr. optique.		V. = d. 0,50	Sp. à 25 ans.
1182	T.	Legr............	38	h.	—	S. p.	O. d. Atrophie optique.		V. = P. à p. se cond.	
1183	C.	Leg.............	72	h.	—	S. p.	O. g. Atr. optique incomplète			
1184	C.	Legu............	49	h.	—	S. p.	O. d. Glauc. chron. simple.			
1185	T.	Lelo	57	h.	Seine-et-Marne	S. p.	O. d. O. g. Atr. optique.		V. = P. à p. se cond.	Tabétique. Sp. il y a 28 ans.
1186	T.	Lema............	34	h.	Seine	S. p.	O. d. Décoll. rét. M. f.	V. = 0		
1187	T.	Lema............	70	h.	—	S. p.	O. d. O. g. Glauc. chr. simple		V. = 0	
1188	T.	Lema............	67	f.	—	S. p.	O. d. O. g. Glauc. chr. simple		V. = 0	
1189	C.	Lemoni..........	31	h.	Ile-et-Vilaine	S. p.	O. d. O. g. Atr. optique.		V. = 0	Héréditaire, la mère et la grand'mère aveugle.
1190	C.	Leuv............	38	h.	Seine-et-Oise	S. p.	O. d. O. g. Atr. optique.		V. = 0	
1191	T.	Len.............	34	h.	Creuse	Chapelier	O. g. Atrophique.	V. = 0		Traumatisme il y a 6 mois.
1192	T.	Lep.............	45	h.	Seine	Emballeur	O. d. O. g. Atr. optique.		V. = P. à p. se cond.	Tabétique.
1193	K.	Leplu...........	27	h.	—	Chaudronnier	O. g. Atrophique.			Plaie pénétr. du globe, 6 mois
1194	T.	Ler	45	h.	—	Emballeur	O. g. Décoll. rét. M.	V. = P. l.		
1195	T.	Leroui..........	23	f.	—	Domestique	O. g. Atrophique.	V. = 0		
1196	K.	Ler	27	f.	—	S. p.	O. g. Enucléé.	V. = 0		Moignon doul. Atroph.
1197	T.	Ler	66	h.	—	Jardinier	O. d. O. g. Iridochor. Occl. pup.		V. = 0	
1198	T.	Ler	58	h.	—	S. p.	O. d. Décoll. rét. M.	V. = P. l.		
1199	C.	Ler	54	h.	Côtes-du-Nord	S. p.	O. d. O. g. Glauc. chronique.		V. = d. 0,50	
1200	C	Ler	59	f.	Calais	S. p.	O. g. Glauc. chronique.	V. = 0		
1201	V.	Lesq............	26	f.	Seine	S. p.	O. g. Enucléé.	V. = 0		Moignon douloureux.
1202	V.	Leth............	26	h.	—	Marchande	O. d. O. g. Atr. optique.		V. = 0	
1203	K.	Lev.............	56	f.	—	Mouleur	O. d. O. g. Atr. optique.		V. = 0	3 fausses-couches.
1204	C.	Lhuil...........	55	h.	—	Cuisinier	O. d. Atr. optique.	V. = 0		
1205	C.	Lia.............	39	f.	—	S. p.	O. g. Atr. optique. Choriorét.	V. = d. 0,50		Sp. il y a 10 ans.
1206	V.	Lev.............	76	h.	—	S. p.	O. d. Glaucome.	V. = 0		

N° ordre	Soigné par	NOMS	Age	Sexe	ORIGINE	PROFESSION	DIAGNOSTIC	Affection unilatérale	Affection bilatérale	OBSERVATIONS et Epoque de l'Accident
312	K.	Mon	12	h.	Seine	S. p.	O. d. Choriorét. périph. Atr. papill.	V. = 0		
313	T.	Monscu	54	h.	—	Modèle	O. d. O. g. Atr. optique.		V. = 0	
314	C.	Monte	10 ½	f.	—	S. p.	O. g. Iridochoroïd.	V. = 0		
315	K.	Monthel	66	f.	—	S. p.	O. d. Staphyl. cornée. Ulc. infect. cornée.	V. = 0		Depuis 1 an.
316	T.	Monti	38	f.	—	S. p.	O. g. Staphyl. corn.	V. = 0		
317	C.	Mor	30	f.	—	S. p.	O. g. Atr. optique.	V. = 0		
318	C.	Mora	14 m.	h.	—	S. p.	O. d. Iridochoroïd.	V. = 0		
319	T.	More	25	h.	—	Peintre	O. d. Cat. traumat. Panopht.	V. = 0		Enucléé.
320	C.	More	27	h.	—	Boulanger	O. d. O. g. Névrite optique.		V. = d. 0,25	Fièvre typh. il y a 1 an.
321	T.	More	19 m.	f.	Mayenne	S. p.	O. d. O. g. Iridochoroïd.		V. = 0	Affect. intra-utérine.
322	T.	More	7	h.	Seine	S. p.	O. d. O. g. Atr. optique.		V. = 0	Suite névrite sp.
323	T.	More	19	h.	—	S. p.	O. g. Leuc. total.	V. = 0		Oph. purul.
324	C.	Mor	20	h.	—	Limonadier	O. d. Décol. rét. Luxat. du crist.	V. = P. l.		Myopie forte.
325	C.	Mor	43	h.	—	Plombier	O. d. O. g. Atroph. papil.		V. = P. à p. se cond.	Tabes.
326	V.	Mori	77	h.	—	S. p.	O. d. Hémorrh. du c. v.	V. = 0		Artério sclorose.
327	V.	Mor	28	h.	—	S. p.	O. g. Atrophique. Suite d'ulc. infect.	V. = 0		Blennorrhagie.
328	C.	Morl	5	f.	—	S. p.	O. g. Leuc. total.	V. = 0		Opht. purul.
329	C.	Morb	38	f.	—	S. p.	O. d. Décol. rét.	V. = 0		
330	T.	Mouil	11	h.	—	S. p.	O. d. M. f. Décoll. rét.	V. = 0		
331	T.	Mou	19	h.	Haute-Marne	Comptable	O. d. Choroïd. atrophique.	V. = P. l.		
332	T.	Mout	18	f.	Seine	Couturière	O. d. O. g. Iritis plastique.		V. = 0	Sp. il y a 2 ans.
333	T.	Mout	38	h.	—	Ajusteur	O. d. Hyalite suppur. Enucléé	V. = 0		Plaie infectieu. de la cornée.
334	K.	Mon	53	h.	Colmar	Commerçant	O. d. Amblyope.	V. = 0		Sans lésion.
335	T.	Mul	40	h.	Seine	Ébéniste	O. d. Décoll. rét. M. f.	V. = 0		
336	K.	Mul	47	f.	—	Corsetière	O. d. Atr. optique.	V. = 0		Scarlatine à l'âge de 30 ans.
337	T.	Mura	32	f.	—	Institutrice	O. d. Iridochoroïd.	V. = 0		
338	T.	Nado	43	h.	—	Employé	O. d. Décoll. rét. M. f.	V. = 0		
339	C.	Vaudef.	60	h.	—	Corsetière	O. d. O. g. Glaucome absolu. Atr. optique.		V. = 0	
340	T.	Neukeur	53	h.	—	Imprimeur	O. d. O. g. Atr. opt. Rét. pigm.		V. = 0	Sp. à l'âge de 35 ans.
341	K.	Nico	29	h.	—	Charretier	O. g. Atr. optique. Glauc.	V. = 0		
342	K.	Niederland	38	h.	—	S. p.	O. g. Névrite optique.	V. = 0		Vomissements. Amblyope depuis 8 jours.
343	K.	No	20	f.	—	Teinturière	O. d. Atr. optique.	V. = 0		Stase papill.
344	K.	Nomenach	70	f.	—	S. p.	O. d. Atr. optique.	V. = 0		
345	T.	Normand	12	f.	—	S. p.	O. g. Staphyl. cornée.	V. = 0		
346	K.	No	68	f.	Orne	S. p.	O. d. O. g. Glaucome absolu. Atr. optique.		V. = 0	
347	T.	Norti	55	h.	Oise	S. p.	O. d. Atrophique.	V. = 0		Suite opérat. de cataracte.
348	T.	Nane	22	h.	Seine	Palfrenier	O. d. Atrophique.	V. = 0		Sect. traumat. du globe.
349	C.	Noy	10 m.	f.	—	S. p.	O. d. O. g. Névrite optique.		V. = P. l. faible	Méningite il y a 3 mois.
350	K.	Gie	73	h.	—	Md de vins	O. d. Leuc. total. Scl. de corn.	V. = P. l.		
351	C.	Olivi	25	h.	—	S. p.	O. g. Atrophique.	V. = 0		
352	C.	Olivi	52	h.	—	Emballeur	O. g. Atroph. papill.	V. = P. l.		Sect. traumat. enucléé 5 ans
353	K.	Orce	32	h.	—	Menuisier	O. d. O. g. Atr. optique incomplète.		V. = P. à p. se cond.	Tabes.
354	K.	Ort	38	h.	—	Peintre	O. g. Glauc. absolu. Atr. opt.	V. = 0		Depuis 3 ans.
355	T.	Ost	62	h.	—	S. p.	O. d. O. g. Glaucome absolu Atr. optique.	V. = 0		Depuis 10 ans.
356	K.	Oswal	8 ½	h.	—	S. p.	O. g. Leuc. total.	V. = P. l.		Oph. purul.
357	T.	Ot	21	h.	—	Cultivateur	O. g. Décoll. rét. M. f.	V. = 0		
358	K.	Oug	65	f.	—	S. p.	O. d. Ulc. infect. de la corn. Atrophique.			Dacryoc. ancienne.
359	C.	Pach	51	h.	—	Représentant	O. d. O. g. Hémorrh. du c. v.		V. = 0	Syph. il y a 6 ans.
360	K.	Paffo	26	h.	—	Ébéniste	O. g. Hyalite suppurée atroph.	V. = 0		Éclat de fer il y a 1 mois.
361	T.	Page	65	f.	—	S. p.	O. d. Iridochor. Obst. pupil.	V. = 0		
362	K.	Pag	40	h.	—	S. p.	O. d. O. g. Atr. optique. Choroïd. généralisée.		V. = 0	Sp. 15 ans.
363	C.	Pailla	21	h.	Oise	Pâtissier	O. g. Strab. et Ambl. congénit.		V. = d. 0,20	

N°ˢ d'ordre	Soigné par	NOMS	Age	Sexe	ORIGINE	PROFESSION	DIAGNOSTIC	Affection unilatérale	Affection bilatérale	OBSERVATIONS et Epoque de l'Accident
1260	T.	Mart	54	h.	Seine-et-Oise	Maréchal	0. d. O. g. Rét. hémorrh.		V.=P. à p. se cond.	Diabète.
1261	T.	Mart	45	h.	Seine	Ciseleur	0. d. O. g. M. f. Décoll. rét.			
1262	T.	Mart	59	h.	Eure-et-Loir	Cultivateur	0. d. Staphyl. cornée.	V. = 0		Perfor. ancien. dacryo. purul
1263	C.	Mass	46	f.	Seine	S. p.	0. d. O. g. Glauc. chron.		V. = 0	
1264	K.	Massi	33	h.	—	Employé	0. g. Atrophique.	V. = 0		
1265	K.	Mart	71	h.	—	S. p.	0. d. Hémorrh. des gaines.	V. = 0		Cécité le matin à 8 h. aboutis à l'atr. optique.
1266	T.	Mass	77	h.	—	Couturière	0. d. Atrophique.	V. = 0		
1267	C.	Mass	42	f.	—	Domestique	0. d. Leuc. adh. Occl. pupil.	V. = 0		Piqûre d'aiguille 6 mois.
1268	K.	Mas	76	h.	—	S. p.	0. d. Staphyl. cornée.	V. = 0		
1269	V.	Masso	56	h.	—	Charretier	0. d. O. g. Glauc. chr.		V. = 0	
1270	C.	Mas	4	h.	—	S. p.	0. d. O. g. Iridochoroïd. Synéchie postér. T.— 1.		V.= Tend. à l'atroph.	Début il y a 6 semaines.
1271	V.	Malh	60	h.	—	S. p.	0. d. O. g. Atr. optique.		V. = 0	Névrite.
1272	T.	Matho	55	f.	Nord	S. p.	0. d. Atr. optique.	V. = 0		
1273	V.	Mathm	64	h.	Seine	Tailleur de pierre	0. g. Hémorrh. rétin.	V.= d. 0,80		Urine 0. aboutit au 5ᵉ moi à l'atr. optique.
1274	C.	Mat	44	f.	—	S. p.	0. d. O. g. Atr. optique.		V. = 0	
1275	V.	Mauf	20	f.	—	S. p.	0. d. Atroph. du globe.	V. = 0		Iridochoroïdite.
1276	V.	Man	35	f.	—	S. p.	0. d. Choroïd. mac. Rét. pigm.	V. = 0		
1277	C.	Maum	44	h.	—	S. p.	0. d. O. g. Atr. optique.		V.= P. à p. se cond.	Tabes. Nie sp.
1278	V.	Maup	49	h.	—	Fondeur	0. d. O. g. Atr. optique.		V. = 0	
1279	T.	Maur	7	f.	—	S. p.	0. d. Iridocycl.	V. = 0		Traum. piq. d'aiguille 8 jour
1280	C.	Mau	58	h.	—	S. p.	0. d. O. g. Atr. optique.		V. – 0	
1281	K.	Mec	13	f.	Seine-et-Marne	S. p.	0. g. Staphyl. total.	V. = 0		Œil atrophique.
1282	V.	Medra	6¹/₂	f.	Seine	S. p.	0. d. O. g. Atrophique.		V. = 0	Opht. purul.
1283	C.	Meil	48	h.	Yonne	Cantonnier	0. d. Décoll. rét.	V. = 0		Spontané 6 mois.
1284	C.	Ména	14	f.	Seine	S. p.	0. d. Leuc. total.	V. = 0		
1285	T.	Mén	71	h.	—	S. p.	0. d. Glauc. chronique.	V. = 0		
1286	T.	Men	48	h.	—	S. p.	0. g. Iridochoroïd.	V. = 0		
1287		Mend	10	h.	—	S. p.	0. d. Atrophique.	V. = 0		Coup de couteau il y a 7 ans
1288	T.	Menev	45	h.	—	S. p.	0. g. Décoll. rét.	V. = 0		
1289	V.	Meney	18	h.	—	Chaudronnier	0. d. Atr. du globe.	V. = 0		Eclat d'acier.
1290	K.	Men	19	h.	—	Mécanicien	0. d. Décoll. rét.	V. = 0		Par plaie pénétr.
1291	K.	Tessi	13	f.	—	S. p.	0. d. O. g. Rétin. pigment. Atr. optique.		V.= d. 0,50	
1292	T.	Mer	28	h.	—	S. p.	0. d. O. g. Iridochoroïd.		V. = 0	Sp. il y a 5 ans.
1293	T.	Merli	59	h.	—	S. p.	0. d. Iridochoroïd.	V. = 0		
1294	T.	Merl	64	f.	—	S. p.	0. d. O. g. Atr. optique.		V. = 0	Tabes.
1295	K.	Mesan	35	h.	—	Charron	0. d. Atr. optique.	V. = 0		Traumat. 6 mois.
1296	K.	Mesan	38	h.	—	Maréchal	0. d. O. g. Choroïd. exud. Atr. optique complète.		V. = 0	Sp. il y a 10 ans.
1297	T.	Meun	28	h.	—	Ebéniste	0. d. Névrite optique.			Stase papillaire.
1298	V.	Meun	1	h.	—	S. p.	0. g. Iritis tub.	V. = 0		
1299	V.	Messa	12¹/₂	f.	—	S. p.	0. d. O. g. Atr. papill.		V. = 0	
1300	V.	Mey	66	h.	—	S. p.	0. d. O. g. Atr. optique et choroïd.		V. = 0	
1301	T.	Mic	27	h.	—	S. p.	0. d. O. g. Névrite optique.		V.= P. à p. se cond.	
1302	K.	Mic	56	f.	—	Cuisinière	0. d. Glauc. chron. simple.	V. = 0		
1303	K.	Mila	46	f.	—	S. p	0. d. O. g. Rét. pigment. Atr. optique.		V.= P. à p. se cond.	Acquise s. 4 ans
1304	T.	Mil	39	h.	—	Camionneur	0. d. O. g. Rét. pigment.		V. = Idem	Acquise s. 10 ans.
1305	V.	Milo	64	h.	—	Maréchal	0. d. O. g. Atr. optiq. incompl.		V. = Idem	S. 8 ans.
1306	V.	Min	61	f.	—	S. p.	0. g. Glaucome absolu.			
1307	V.	Moitr	9¹/₂	h.	—	S. p.	0. d. Atr. optique.	V. = 0		
1308	T.	Monar	69	f.	—	S. p.	0. d. Iritis anc. Occl. pupil.	V. = 0		
1309	T.	More	53	h.	—	S. p.	0. d. O. g. Atr. opt. incompl.		V.= P. à p. se cond.	Tabes. sp. à l'âge de 20 ans
1310	C.	Mon	2	f.	—	S. p.	0. d. Leuc. et infiltr. cornée.			Opht. purul.
1311	C.	Moni	55	h.	—	Glacier	0. d. Panoph. Ulc. infect. de la cornée.	V. = 0		Enucléée.

N° ordre	soignés par	NOMS	Age	Sexe	Origine	Profession	Diagnostic	Affection unilatérale	Affection bilatérale	Observations et Époque de l'Accident
1207	V.	Lev	56	f.	Seine	Marchande	O. g. Atr. optique.	V. = d. 0.50		
1208	V.	Libe	52	f.	—	S. p.	O. d. Décoll. rét. M. f.	V. = P. l.		Depuis 3 ans.
1209	C.	Lied	50	h.	—	Employé de com	O. d. O. g. Glauc.		V. = P. l.	
1210	T.	Lién	67	h.	Oise	S. p.	O. d. O. g. Décoll. rét. M. f. Luxat. du crist.		V. = 0	8 ans.
1211	T.	Lieva	38	h.	Seine	S. p.	O. d. O. g. Atr. optique.		V. = 0	O. d. 4 ans. O. g. 6 mois.
1212	T.	Lig	12	f.	—	S. p.	O. g. Iridocycl. Atr. du globe.	V. = 0		Traumat. il y a 3 mois.
1213	V.	Lemetk	53	f.	—	S. p.	O. d. Enucléé.	V. = 0		Glauc. irritatif.
1214	K.	Lio	11	f.	—	S. p.	O. d. Leuc. anc. Staph. corn.	V. = 0		Opht. purul.
1215	V.	Lisc	55	h.	—	S. p.	O. d. O. g. Rét. hémorrh.		V. = P. à p. se cond.	Diabète.
1216	T.	Litt	21	f.	—	S. p.	O. d. O. g. Granulat. anc. Staphyl. cornée.		V. = Idem	
1217	V.	Litte	21	f.	—	S. p.	O. g. Staph. corn. Trichiasis	V. = 0		
1218	T.	Loe	52	h.	—	Gantier	O. g. Iridochoroïd. occl. pup.	V. = 0		Traumatisme.
1219	V.	Loise	71	f.	—	S. p.	O. g. Iridochoroïd. occl. pup.	V. = 0		
1220	C.	Long	30	f.	—	S. p.	O. d. Leuc. adh. total.	V. = P. l. faible		Opht. purul.
1221	T.	Lorg	61	h.	—	Charpentier	O. g. Iridochoroïd.	V. = 0		Traumat. à l'âge de 14 ans.
1222	T.	Lorge	68	f.	Nord	S. p.	O. g. Glaucome.	V. = 0		
1223	T.	Laulat	17	h.	Seine	S. p.	O. d. O. g. Atr. optique.		V. = 0	
1224	T.	Lo	65	f.	—	S. p.	O. d. Glauc. hémorrh.	V. = 0		
1225	K.	Madéri	60	h.	—	S. p.	O. g. Décoll. M. f.	V. = 0		Depuis 4 ans.
1226	V.	Mah	3	h.	Aube	S. p.	O. d. Buphtalm.	V. = 0		
1227	T.	Maill	20	h.	Seine	Sculpteur	O. g. Ambl. sans lésion.	V. = 0		
1228	B. B.	Delvinco	64	h.	—	S. p.	O. d. M. f. Atr. choroïd. O. g. Leuc. Iridochoroïd.		V. = P. à p. se cond.	
1229	T.	Mach	39	h.	—	Employé	O. g. Enucléé.	V. = 0		Iridocycl. T — 1.
1230	C.	Moul	73	h.	Aisne	S. p.	O. g. Atrophique.	V. = 0		
1231	C.	Mailloc	14	f.	Charente	S. p.	O. d. Iridocycl. Atr. du globe			
1232	V.	Marl	61	h.	Seine	Bijoutier	O. g. Glauc. absolu.	V. = 0		
1233	V.	Mala	33	h.	—	S. p.	O. g. Atr. du globe.	V. = 0		
1234	T.	Mal	54	h.	—	S. p.	O. d. O. g. Atr. optique.		V. = 0	Suite de névrite.
1235	T.	Malpar	49	h.	Seine-et-Oise	Vigneron	O. d. O. g. Atr. optique.			Suite de névrite.
1236	T.	Malqu	63	h.	Seine	Marchande	O. d. Iritis plast. anc. Synéchie totale.	V. = 0		Sp.
1237	T.	Malv	70	h.	Loiret	S. p.	O. d. Iridochoroïd.	V. = 0		
1238	K.	Malvi	20	h.	Seine	Tailleur de pierre	O. d. Décoll. rét. M. f.	V. = P. l.		
1239	T.	May	42	h.	—	Carrier	O. g. Sclér. de la corn. avec atroph. du globe.	V. = 0		Brûlure par la chaux.
1240	K.	Mans	55	f.	—	S. p.	O. g. M. f. Décoll. rét.	V. = 0		Depuis 3 ans.
1241	C.	Marbec	11 m.	h.	—	S. p.	O. g. Leuc. total.	V. = 0		Opht. purulente.
1242	K.	Mar	60	h.	—	S. p.	O. g. Atr. du globe. Lés. corn.	V. = 0		Il y a 15 ans.
1243	C.	Marce	34	f.	Seine-et-Marne	S. p.	O. d. O. g. Atr. optique.		V. = 0	
1244	V.	March	53	h.	Seine	S. p.	O. d. O. g. Atr. optique.		V. = 0	
1245	V.	March	22	f.	—	S. p.	O. g. Atrophique.	V. = 0		
1246	C.	March	36	f.	—	S. p.	O. d. O. g. Atrophique.		V. = 0	
1247	T.	Maria	51	h.	Aisne	Chaudronnier	O. g. Iridochoroïd.	V. = 0		
1248	V.	Maric	76	h.	Seine-et-Marne	S. p.	O. g. Leuc. adh. total.	V. = 0		Atrophique.
1249	C.	Mai	57	h.	Oise	S. p.	O. d. O. g. Névrite optique.		V. = P. à p. se cond.	
1250	T.	Mar	29	h.	Calvados	S. p.	O. d. O. g. Atr. optique.		V. = 0	
1251	T.	Maril	46	f.	Seine	S. p.	O. d. O. g. Rét. hémorrh.		V. = P. à p. se cond.	
1252	K.	Mar	49	f.	Saône-et-Loire	Cultivateur	O. g. Glaucome.	V. = 0		4 ans.
1253	V.	Marin	70	f.	Seine	S. p.	O. d. O. g. Glaucome.		V. = 0	8 ans.
1254	T.	Mari	65	f.	—	S. p.	O. d. O. g. Rét. hémorrh.		V. = P. à p. se cond.	Brightique.
1255	V.	Mart	4 ½	h.	—	S. p.	O. d. Tubercul. de l'Iris.	V. = 0		
1256	V.	Marn	51	h.	—	Tailleur de pierre	O. g. Staphyl. total.	V. = 0		Suite Dacryoc. purul.
1257	C.	Mar	71	h.	Yonne	S. p.	O. d. Décoll. rét.	V. = 0		
1258	C.	Mart	29	f.	Seine	Cartonnière	O. d. Enucléé.	V. = 0		
1259	V.	Mart	55	h.	—	S. p.	O. d. O. g. Atr. optique.		V. = 0	

N°s d'ordre	Soigné par	NOMS	Age	Sexe	Origine	Profession	Diagnostic	Affection unilatérale	Affection bilatérale	Observations et Epoque de l'Accident
1364	T.	Pajo	62	h.	Indre	S. p.	d. O. g. Choroïd. dissém. Atr. optique.		V.=0	Sp. 20 ans.
1365	V.	Pap	2 m.	h.	Seine	S. p.	d. Leuc. total.	V.=P.1.		Opht. purul.
1366	T.	Pari	39	f.	Yonne	S. p.	g. Ulc. infect. Atr. du globe	V.=0		Plaie pénétr. il y a 8 jours.
1367	C.	Paris	59	f.	Seine-et-Marne	S. p.	d. Hémorrh. macul.	V.=d.0,50		
1368	V.	Paris	40	f.	Seine	S. p.	g. Atr. optique. Choriorét.	V.=0		Sp. il y a 15 ans. Tabes.
1369	C.	Paran	38	h.	—	Maçon	d. O.g. Atr. optiq. Chorior.		V.=0	Sp.
1370	T.	Parr	66	f.	—	S. p.	d. O. g. Glauc. chr. simple			
1371	V.	Parch	48	h.	—	Garçon de recette	d. Iridochoroïd. atroph.	V.=P.1.		
1372	V.	Pasqu	73	f.	—	S. p.	d. O.g. Atroph. Gl. absolu		V.=0	Coup de corne (2 ans).
1373	C.	Pat	27	h.	Indre	Cultivateur	g. Atrophique.	V.=0		Sect. traum. Coup de couteau
1374	K.	Pauch	35	h.	Seine	Maréchal	d. Glaucome.	V.=0		
1375	K.	Pau	43	h.	—	S. p.	d. Atrophique.		V.=0	Coup de pied de cheval 2 mois
1376	C.	Pa.	63	f.	—	S. p.	g. Atroph. papill.			
1377	C.	Pays	62	h.	Seine-et-Marne	S. p.	d. Atroph. Ulc. infect.	V.=0		
1378	K.	Pid	69	h.	Yonne	Vigneron	g. Atr. opt. Irit. plastique	V.=0		Sp.
1379	V.	Pella.	58	h.	—	Cultivateur	g. Atr. opt. Glauc. T.+2.	V.=0		
1380	V.	Pelle.	19	h.	Seine	S. p.	d. O. g. Iridochoroïd.		V.=0	
1381	T.	Pelli	68	h.	—	Menuisier	d. O. g. Atrophique.			
1382	T.	Pelis	65	h.	—	Cantonnier	d. Iridochoroïd. atroph.	V.=0		6 mois.
1383	K.	Peunev	62	h.	—	Commission^e	d. O. g. Glauc. chronique		V.=P. à p. se cond.	
1384					—		d. O. g. Choriorét. anc.		V.= Idem	
1385	C.	Peul	49	h.	—	Plombier	d. Leuc. total.	V.=0		Blenorrh.
1386	C.	Peune	60	f.	Yonne	Couturière	d. Décoll. Myopie.	V.=P.1.		Depuis 1 an.
1387	K.	Péra	24	f.	Marne	Cultivatrice	d. Iridochor. Cat. adhér.	V.=0		
1388	K.	Perche.	58	h.	—	S. p.	d. Atr. papill. Choriorét.			
1389	C.	Percher	20	h.	Seine	S. p.	d. O. g. Atroph. optique.		V.=0	Angine il y a 3 ans.
1390	C.	Per.	24	h.	—	S. p.	d. Leuc. adh. T.—1.	V.=0		
1391	T.	Peret	41	h.	—	S. p.	d. O. g. Choriorét. Atr. papille.		V.=0	Sp.
1392	T.	Péri	41	h.	—	Mécanicien	d. O. g. Atr. optique.		V.=0	Sp. Tabes.
1393	V.	Pér.	31	f.	—	S. p.	g. Choroïd. dissém. Staph. post.	V.=0		Sp. il y a 6 ans.
1394	C.	Per	63	h.	—	S. p.	d. O. g. Atr. opt. Chorior.		V.=P.1.	Sp.
1395	K.	Per	2	h.	—	S. p.	d. Atrophique.			Opht. purul.
1396	C.	Percher.	11	h.	—	S. p.	d. O. g. Névrite optique.		V.=0	Stase papil. Méningite.
1397	C.	Perrot	70	h.	Seine-et-Oise	S. p.	d. Atrophique.	V.=0		
1398	V.	Pers	75	f.	Seine	S. p.	d. O. g. Glauc. absolu.		V.=0	
1399	V.	Perth	50	h.	—	Camionneur	d. Décoll. rét.	V.=0		
1400	B. B.	Bid.	67	h.	—	S. p.	g. Enucléé.	V.=0		Traumatisme. Ulc. infect.
1401	B. B.	Rossem.	33	h.	—	S. p.	d. O. g. Iridochoroïd.	V.=0		Dacryoc. purul. (O. d.).
1402	T.	Pet	32	h.	—	Cocher	d. M. I. Décoll.		V.=0	
1403	K.	Pet	58	h.	—	Serrurier	g. Iridochoroïd. d. Enucléé.	V.=0		Cat. traumat. Iritis T.—1.
1404	V.	Pet	60	h.	—	S. p.	g. Glaucome.	V.=d.0,50		Accid. il y a 17 jours.
1405	C.	Pet	6	h.	Orne	S. p.	d. Leuc. total.	V.=0		Opht. purul.
1406	V.	Pet	66	h.	Seine	S. p.	d. O. g. Rét. pigment.		V.=P.àp. se cond.	
1407	C.	Petitho	70	f.	Seine-et-Marne	Journalière	d. Glauc. absolu.	V.=0		
1408	T.	Petitj.	9½	h.	Seine	S. p.	d. Scl. de la cornée.	V.=0		Brûlure par la chaux.
1409	C.	Peza	9 m.	b.	Nord	S. p.	g. Staphyl. total.		V.=0	Opht. purul.
1410	V.	Phili.	13	f.	Seine	S. p.	g. Atrophique.			
1411	K.	Phili.	18	h.	—	Ebéniste	g. Atroph. Iridocycl.	V.=0		
1412	K.	Piffa.	58	h.	Aisne	Négociant	d. Atr. optique.	V.=0		Traumatisme.
1413	T.	Pige	49	h.	Ardennes	Ajusteur	g. Leuc. total.	V.=0		Ulc. anc. Dacryoc. purul.
1414	C.	Pile	30	f.	Seine	S. p.	g. Iritis anc. Occl. pupill.	V.=0		Sp.
1415	C.	Pille	63	h.	—	Accord^r de piano	d. Atrophique.	V.=0		Début il y a 6 ans.
1416	C.	Pilli	20	h.	—	Emballeur	d. O. g. Rét. pigment.		V.=P.àp. se cond.	Parents, cousins-germains.

N°° d'ordre	Soigné par	NOMS	Age	Sexe	ORIGINE	PROFESSION	DIAGNOSTIC	Affection unilatérale	Affection bilatérale	OBSERVATIONS et Époque de l'Accident
1417	C.	Pina	9	f.	Seine	S. p.	d. O. g. Leuc. total.		V. = P. l.	Opht. purul.
1418	T.	Pinc	48	f.	—	S. p.	d. Iridochoroïd.	V. = 0		Traumat.
1419	K.	Pin	63	f.	—	S. p.	d. O. g. Gl. absolu.		V. = 0	Diabète.
1420	K.	Pla	22	h.	Haute-Garonne	Employé	d. Atr. optique.	V. = 0		Depuis 5 mois après une chute
1421	K.	Planc	43	f.	Seine	S. p.	d. O.g. Chorior. Atr. optiq.		V. = 0	Depuis 4 mois.
1422	C.	Plans	10	f.	Aisne	S. p.	d. Enucléé.	V. = 0		Depuis l'âge de 3 ans.
1423	K.	Poir	42	f.	Corrèze	S. p.	g. Décoll. rét. Myopie.	V. = 0		
1424	T.	Poig	56	f.	Maine-et-Loire	S. p	g. Iridochoroïd. T — 1.	V. = 0		
1425	V.	Pom	54	h.	Seine	Terrassier	g. Atr. optique. Choroïd. général.	V. = 0		
1426	T.	Pona	34	h.	—	Terrassier	g. Atrophique. Iridocycl.	V. = 0		Depuis 1 an.
1427	C.	Popu	68	f.	Eure	S. p.	d. O. g. Glauc. chronique.		V.=P. à p. se cond.	
1428	T.	Port	86	h.	Seine	S. p.	d. Enucléé. Iridocycl.	V. = 0		
1429	V.	Pot	66	h.	Eure	S. p.	d. O. g. Glauc. absolu.		V. = 0	
1430	V.	Poul	11	f.	Calais	S. p.	d. Atroph. Ulc. infect.	V. = 0		Traumat.
1431	V.	Pou	48	h.	Seine	S. p.	d. Amblyope sans lés.	V.=d.0,50		
1432	V.	Pourma	33	h.	—	S. p.	d. O. g. Atr. optique.		V.=P. à p. se cond.	Tabes.
1433	T.	Pou	39	h.	—	Maçon	g. Leuc. total, suite de perforation ancienne.	V. = P. l. faible		
1434	K.	Pull	44	h.	—	S. p	d. Décol. rét. Subluxat. du crist.	V. = 0		
1435	C.	Prad	23	h.	—	S. p	d. Décoll. rét.	V. = 0		Traumat. éclat d'acier.
1436	T.	Premil	54	h.	—	Doreur sr métau	d. Atr. papil.	V.=d. 0,50		
1437	T.	Pré	34	f.	Loir-et-Cher	S. p.	g. Leuc. total. Staph. corn.	V. = P. l.		
1438	K.	Prev	65	h.	Seine	Chiffonnier	d. O. g. Glauc. absolu.		V. = 0	
1439	C.	Prov	44	h.	—	S. p.	d. O. g. Atroph. papill.		V.=P. à p. se cond.	Tabes.
1440	K.	Pro	75	h.	Nièvre	Cultivateur	d. Glauc. hémorrh.	V. = 0		
1441	C.	Qued	28	h.	Calvados	S. p.	d. O. g. Atr. optique.		V. = 0	Sp. il y a 7 ans.
1442	C.	Quir	62	f.	Seine	S. p.	d. O. g. choroïd.	V.=d. 0,50		
1443	C.	Rabon	60	f.	—	S. p.	d. O. g. Rét. pigment. Atr. papill.		V.=P. à p. se cond.	
1444	T.	Ra	53	h	—	Représentant	d. O. g. Atr. optique.		V. = 0	Post névritique.
1445	K.	Rail	2 ans.	f.	Puy-de-Dôme	S. p	d. O. g. Iridochoroïd. Atr. du globe.		V. = 0	Affect. intra-utérine.
1446	K.	Raimb	4	h.	Dreux	S. p.	d. O. g. Iridochoroïd.		V. = 0	Affect. intra-utérine.
1447	K.	Ral	28	f.	Seine	S. p.	d. Décoll. rét.	V. = 0		Spontané 2 ans.
1448	C.	Ramb	58	f.	—	S. p.	d. O. g. Rét. hémorrh.		V.=P. à p. se cond.	Diabète.
1449	C.	Ram	42	h.	—	S. p.	d. O. g. Atr. papil.		V. = 0	Tabétique.
1450	V.	Rappen	7 m.	f.	—	S. p.	d. O. g. Atr. papil.		V. = 0	
1451	K.	Ragm	30	h.	—	Brossier	d. O. g. Rét. pigment. Atr. optique.		V. = 0	Sp. il y a 10 ans.
1452	V.	Rate	68	h.	Nièvre	S. p.	d. Leuc. total. Staphyl.	V. = 0		
1453	V.	Rate	58	h.	Seine	S. p.	d. O. g. Taies larges.		V. = d. 1m	
1454	C.	Rat	57	h.	—	S. p.	d. O.g. Leuc. Scl. des corn.		V. = P. l.	Odocil. atrophique.
1455	K.	Ravet	70	h.	—	Mécanicien	g. Atr. Choroïd. Atr. opt.	V. = d. 1m		
1456	V.	Ra	66	h.	—	Concierge	d. Décoll. rét.	V. = 0		
1457	C.	Ra	66	h.	—	Cocher	g. Décoll. rét.	V. = 0		Presbyope.
1458	T.	Réa	56	h.	—	S. p.	d. M. f. Taies. Staphylome post.	V.=d.0,25		
1459	T.	Réaub	72	h.	—	S. p.	g. Glaucome absolu.	V. = 0		
1460	T.	Reb	56	h.	—	S. p.	g. Choriorét. atrophique.	V. = 0		
1461	V.	Regn	40	h.	—	Marchand de v	d. O. g. Névrite optique.		V.=d. 0,50	Alcoolisme.
1462	K.	Reis	21	h.	—	S. p.	d. O. g. Rét. pigment.		V. = 0	Congénitale.
1463	K.	Reja	14	f.	—	S. p.	d. O. g. Rét. pigment.		V. = 0	Père rét. pigment.
1464	C.	Rem	32	h.	Nord	S. p.	d. O. g. Atroph. Iridochor.		V. = 0	
1465	K.	Ren	12	f.	Seine	S. p.	d. Iridochoroïd. atroph.	V. = 0		
1466	T.	Rena	63	f.	—	S. p.	d. Iridochoroïd. atroph.	V. = 0		Traumatisme.
1467	K.	Rena	16	f.	—	S. p.	d. O. g. Atr. optique. M. f.		V. = 0	
1468	K.	Ren,	33	h.	—	S. p.	d. Leuc. corn.	V. = P. l.		Blenorh.
1469	K.	Rena	76	h.	Eure-et-Loir	S. p	d. Atroph. papill.	V. = 0		Depuis 10 ans.

N°s d'ordre	Soigné par	NOMS	Age	Sexe	ORIGINE	PROFESSION	DIAGNOSTIC	Affection unilatérale	Affection bilatérale	OBSERVATIONS et Epoque de l'Accident
1470	T.	Ret	70	h.	Seine	S. p.	d. O. g. Glauc. absolu.		V. = 0	
1471	T.	Reverc	65	f.	—	S. p.	d. O. g. Atr. papill.		V. = 0	
1472	C.	Revi	59	f.	—	S. p.	d. Iridochoroïd. atroph.	V. = 0		
1473	V.	Re	39	h.	—	Coupeur	d. O. g. Choriorét.		V.=d.0,50	Sp. il y a 6 ans.
1474	V.	Regn	43	h.	Dordogne	Terrassier	g. Atr. optique.	V. = 0		
1475	V.	Rica	49	h.	Aisne	S. p.	d. Leuc. total.	V. = P. l. faible		Suite opht. purul.
1476	C.	Rich	55	h.	Seine	S. p.	d. Leucome. Pannus.	V. = 0		
1477	V.	Rich	44	h.	—	Cocher	d. Décoll. rét.	V. = 0		
1478	K.	Roch	48	h.	—	S. p.				
1479	K.	Roch	68	h.	Manche	S. p.	d. Atroph. Hyalite suppur.	V. = 0		Traumatisme.
1480	C.	Roch	52	f.	Seine	Tailleuse	d. O. g. Hémorrh. M. f.		V. = 0	
1481	C.	Rich	65	h.	—	S. p.	g. Glauc. chronique.	V.=d.0,50		
1482	C.	Ric	65	f.	—	S. p.	d. O. g. Atr. optique.		V. = 0	
1483	V.	Riche	27	f.	Sarthe	S. p.	d. O. g. Atr. optique.		V. = 0	
1484	K.	Rig	4	h.	Seine	S. p.	g. Glauc. de la rét.		V. = 0	
1485	C.	Rinche	42	f.	—	Couturière	Atrophique.	V. = 0		Néoplasme orbitaire.
1486	T.	Rip	32	h.	—	Peintre	d. Atrophique.	V. = 0		Traumatisme.
1487	K.	Ris	34	h.	—	Tonnelier	g. Atr. papill.	V. = 0		V. = 0.
1488	T.	Rio	67	h.	Corrèze	S. p.	d. O. g. Glauc. absolu.		V. = 0	
1489	V.	Rivau	64	h.	Seine	Md de pommes	g. Atroph. du globe. Staph. cornée.	V. = 0		Ancien Ulc. infect.
1490	K.	Riv	46	h.	—	S. p.	d. O. g. M. f. Atr. choroïd.		V.=P. à p. se cond.	
1491	C.	Robe	65	h.	—	S. p.	d. Leuc. total.	V. = 0		Ulc. infect.
1492	V.	Robe	40	h.	—	S. p.	d. Leuc. total.	V. = 0		
1493	K.	Robe	62	h.	—	S. p.	g. Choroïd. disséminée.	V. = 0		Sp. il y a 20 ans.
1494	K.	Robe	34	f.	—	S. p.	d. O. g. Rétin. pigment.		V.=P. à p. se cond.	
1495	T.	Rob	38	f.	—	S. p.	d. O. g. Atrophiq. Staph.		V. = 0	
1496	C.	Rob	29	h.	—	S. p.	g. Enucléé.	V. = 0		Iridocycl.
1497	K.	Rob	49	f.	—	S. p.	d. Hémorrh. macul.	V. = 0		
1498	C.	Rob	66	f.	—	S. p.	d. Atrophique.	V. = 0		Suite opérat. de cataracte.
1499	T.	Robi	40	h.	—	S. p.	d. O. g. Rét. pigment.		V.=P. à p. se cond.	
1500	V.	Ro	57	f.	—	S. p.	d. Décoll. rét.	V. = 0		
1501	T.	Roc	55	f.	Jura	Garde malade	d. Iridochoroïd.	V. = 0		
1502	C.	Rodrig	38	f.	Seine	Couturière	d. O. g. Atr. grise.		V.=P. à p. se cond.	Tabes. sp.
1503	T.	Rogn	70	f.	—	S. p.	d. O. g. Glauc. absolu.		V. = 0	
1504	K.	Rog	59	h.	—	Cocher	d. Atr. papill.	V. = 0		Sp.
1505	K.	Rogua	49	h.	—	Maçon	d. Iridochoroïd.	V.=d.0,50		
1506	C.	Rouc	31	f.	—	Cultivatrice	d. O. g. Rét. pigment.		V.=P. à p. se cond.	3 fausses couches.
1507	K.	Rope	49	h.	—	Concierge	d. Choriorét. Iritis plastiq.	V. = 0		
1508	V.	Roq	30	f.	—	Domestique	d. Pannus. Staphyl.			
1509	V.	Rossem	31	h.	—	Monteur	d. O. g. Iritis plastique.			S. 4 ans.
1510	V.	Rossi	35	h.	—	S. p.	d. O. g. Iridochoroïd.		V. = 0	
1511	T.	Rou	64	h.	—	Cantonnier	d. O. g. Leuc. adh. Atr. du globe.	V. = 0		
1512	C.	Rougeore	62	h.	—	Fleuriste	d. O. g. Iritis. Choroïd. Exud.		V.=P. à p. se cond.	
1513	V.	Rouge	68	f.	Creuse	S. p.	d. Décoll. rét.	V. = 0		Myopie forte 40 ans.
1514	T.	Roni	52	h.	Deux-Sèvres	Cultivateur	d. Iridochoroïd.	V. = 0		Traumat. 20 ans.
1515	C.	Rous	78	h.	Seine	Horloger	d. O. g. Glauc. absolu.		V. = 0	
1516	C.	Rous	40	h.	—	S. p.	g. Iridochoroïd.	V. = 0		
1517	C.	Rous	44	f.	Oise	S. p.	d. Décoll. rét. M. f.	V. = 0		
1518	T.	Rou	39	h.	Seine-et-Oise	S. p.	d. Enucléé.	V. = 0		Traumat. c. étr. 4 ans.
1519	V.	Rou	5 1/2	f.	Marne	S. p.	d. Bupht. cong.	V. = 0		
1520	C.	Roy	71	h.	Seine	S. p.	d. Glauc. Atr. optique.	V. = 0		
1521	C.	Roy	60	h.	Loire	Régisseur	g. Décoll. rét.	V. = 0		Depuis 6 mois.
1522	V.	Roy	40	f.	Seine	S. p.	d. Atr. optique.	V.=d.0,50		
1523	V.	Sabour	22	h.	—	Maçon	g. Kératite. Pannus.	V.=d.0,50		
1524	C.	Sabour	23	h.	—	Garçon de Magasin	d. Pannus. Taies.	V. = 0		

N° d'ordre	Soigné par	NOMS	Age	Sexe	Origine	Profession	Diagnostic	Affection unilatérale	Affection bilatérale	Observations et Epoque de l'Accident
1525	K.	Sacon	53	h.	Seine	S. p.	O. d. Atr. optique.	V. = 0		Myopie forte.
1526	T.	Sacl	25	h.	—	S. p.	O. g. Névrite optique.	V. = d. 0,50		Sp. Il y a 5 mois.
1527	C.	Saclo	65	h.	Seine-et-Marne	S. p.	O. d. Iridochoroïd.	V. = 0		Post variolique.
1528	V.	Saffr	18	h.	Seine	S. p.	O. d. Iridochoroïd. atroph.			
1529	T.	Sam	49	h.	—	S. p.	O. d. Atr. du globe.			Leucome 20 ans.
1530	V.	Didi	36	f.	—	S. p.	O. d. O. g. Atrophique.		V. = 0	Iridochoroïd. 8 ans.
1531	K.	Saint-Yv	80	f.	—	S. p.	O. g. M. f. Atr. choroïd.	V. = 0		60 ans.
1532	T.	Sais	37	h.	Ile Adam	S. p.	O. d. Rét. pigment.	V. = d. 0,50		Sp.
1533	V.	Sam	37	f.	Seine	Blanchisseuse	O. g. Atrophique.			Leucome.
1534	C.	San	60	h.	—	Chauffeur	O. d. O. g. Iritis plastiq. anc. Glauc.		V. = 0	Sp.
1535	V.	Sand.	33	h.	—	Fondeur	O. d. Atrophique.	V. = 0		Traumat. 4 ans.
1536	T.	Sar	51	h.	—	S. p.	O. d. Iridochoroïd.	V. = 0		
1537	K.	Sa	28	h.	—	S. p.	O. g. Enucléé.			Traumatisme.
1538	T.	Sau	12	h.	—	S. p.	O. g. Rét. pigment.	V. = 0		
1539	T.	Sauv	40	h.	—	S. p.	O. d. O. g. Atr. optique.			Sp. Il y a 10 ans.
1540	V.	Savo	68	h.	—	S. p.	O. g. Iritis plastique. Chorior.	V. = 0		Myopie forte.
1541	V.	Savoy	68	h.	—	S. p.	O. g. Atr. choroïd.	V. = 0		Suite traumat. 5 ans.
1542	V.	Schæf.	24	h.	—	Papetier	O. g. Enucléé.	V. = 0		Ulc. infect. de la corn. 8 ans.
1543	C.	Schal	27	h.	Yonne	Imprimeur	O. g. Leuc. total.	V. = 0		
1544	C.	Schipp.	50	h.	Seine	Ebéniste	O. d. Décol. rét	V. = 0		Glaucome irritatif.
1545	V.	Schm	53	f.	—	Boutonnière	O. g. Enucléé.	V. = 0		Moignon douloureux.
1546	T.	Schm	54	h.	—	S. p.	O. d. Enucléé.		V. = 0	Moignon douloureux.
1547	V.	Schm	66	h.	—	S. p.	O. d. O. g. Glauc. chron.	V. = 0		Enucléé.
1548	V.	Schnei	47	h.	—	Orfèvre	O. g. Enucléé.	V. = 0		
1549	C.	Schnei	14	f.	—	Fleuriste	O. d. Gliome.	V. = 0		
1550	K.	Segu	40	h.	—	S. p.	O. g. Leucome. Choroïd. périphérique.		V. = 0	
1551	V.	Seill	7	f.	—	S. p.	O. d. O. g. Atroph. optique. Nystagmus.		V. = 0	
1552	T.	Sein	75	h.	—	S. p.	O. d. Décoll. rét. O. g. Iridochoroïd.			
1553	T.	Sénéc	31	h.	—	Elève pharmac	O. g. Atr. optique.	V. = 0		
1554	T.	Serg	22	h.	—	Mécanicien	O. g. Glauc. hémorrh.	V. = 0		
1555	V.	Seron	55	f.	—	S. p.	O. d. Iridocyclite.	V. = 0		Traumat. 1 mois, couteau.
1556	K.	Ser	13	h.	—	S. p.	O. g. Hémorrh. du c. v.	V. = 0		
1557	T.	Serv	15	h.	—	Cuisinier	O. g. Atrophique.	V. = 0		Coup de couteau.
1558	T.	Sibi.	59	h.	Seine-et-Oise	Peintre	O. g. Iritis plastique. Glauc.	V. = 0		Sp.
1559	C.	Sibile	5	h.	Loir-et-Cher	S. p.	O. g. Leuc. de la cornée.	V. = 0		Opht. purul.
1560	K.	Sie.	51	f.	Seine	S. p.	O. d. O. g. Choriorét. périph.		V. = 0	Sp.
1561	C.	Sim	52	f.	—	M^d de soldes	O. d. O. g. M. f. Décoll. rét.		V. = 0	M. f.
1562	V.	Sims	47	h.	Indre-et-Loire	Cultivateur	O. d. Iridocycl.	V. = 0		Plaie pénét. du globe 1 mois.
1563	C.	Si	26	f.	Seine	S. p.	O. d. Leuc. total.	V. = 0		Opht. purul.
1564	T.	Slon	49	h.	Seine-et-Oise	Carrier	O. d. Iridocycl.	V. = 0		Eclat de pierre.
1565	V.	Seu.	59	h.	Seine	Cocher	O. g. Hémorrh. du c. v.	V. = 0		Coup de fouet.
1566	K.	Sœur Aug.	44	f.	—	Sœur	O. d. Iridochoroïd.	V. = 0		
1567	R.	— Gene.	45	f.	—	—	O. d. M. f. Iritis atroph.	V. = 0		
1568		— Paul	58	f.	—	—	O. g. Glaucome absolu.	V. = 0		Diabète.
1569		— Vin	61	f.	Creuse	—	O. g. M. Hémorrh. macul.	V. = 0		
1570	C.	Soi	46	f.	Seine	Couturière	O. g. Atr. papill.	V. = P. l.		
1571	T.	Sonnev	66	h.	—	Marinier	O. d. Enucléé.	V. = 0		Panopht. Ulc. infect.
1572	V.	Sord.	21	h.	Saône-et-Loire	Violoniste	O. d. O. g. Rét. pigment.		V. = P. à p. se cond.	
1573	V.	Soul	62	h.	Corrèze	Armurier	O. d. Atr. du globe.	V. = 0		Depuis 4 ans.
1574	K.	Sour	70	f.	Lot	S. p.	O. d. O. g. Glaucome absolu.		V. = 0	
1575	C.	Spein	63	h.	Seine	Peintre	O. d. Glauc. absolu.	V. = 0		Granuleux.
1576	V.	Starcel	35	h.	—	Restaurateur	O. d. O. g. Atrophique.		V. = 0	
1577	V.	Ster	21	h.	—	Brossier	O. d. Hémorrh. des gaînes.			
1578	V.	Stelm	41	h.	—	Palfrenier	O. d. Atr. papill.	V. = 0		
1579	C.	Strub	37	f.	—	S. p.	O. d. O. g. Leuc. total.		V. = 0	Opht. purul.
1580	V.	Suss	13	f.	—	S. p.	O. g. Iridochoroïd.	V. = 0		Rhumatisme.
1581	C.	Talv	55	h.	—	S. p.	O. d. O. g. Iridochoroïd.		V. = 0	
1582	C.	Tall	55	h.	—	S. p.	O. d. Décoll. rét. Myop.	V. = 0		
1583	C.	Tama	25	h.	—	Palfrenier	[illegible]			

N°s d'ordre	Soigné par	NOMS	Age	Sexe	ORIGINE	PROFESSION	DIAGNOSTIC	Affection unilatérale	Affection bilatérale	OBSERVATIONS et Epoque de l'Accident
1584	V.	Tan	6	h.	Seine	S. p.	O. g. Staphyl.			Opht. purul.
1585	V.	Tapon	55	h.	—	Imprimeur	O. g. Choroïd. dissémin. Iritis plastique.	V. = 0		
1586	v.	Tarte	57	h.	—	Sabotier	O. g. Atr. optique.	V. = 0		Sp.
1587	V.	Tarte	73	f.	—	S. p.	O. d. O. g. Glaucome absolu.		V. = 0	
1588	K.	Tass	39	h.	—	S. p.	O. d. O. g. Atr. optique.		V. = 0	
1589	T.	Terr	25	h.	—	S. p.	O. d. O. g. Leuc. total.		V. = 0	Opht. purul.
1590	V.	Tessonn	20	f.	—	S. p.	O. d. O. g. Choroïd. macul.		V. = 0	Myope.
1591	V.	Touli	25	f.	Ariège	Cuisinier	O. d. O. g. Choroïd. macul.		V. = 0	Myope — 22. Iridodonésis.
1592	T.	Tenli	47	h.	Seine	Téléphoniste	O. d. O. g. Atr. optique. Choroïd. général.			Tabes.
1593	T.	Thér	54	f.	—	S. p.	O. d. O. g. Glaucome absolu.		V. = 0	
1594	T.	Thévc	23	f.	Haute-Saône	S. p.	O. d. Rét. pigment.	V. = d. 0,20		
1595	K.	Thév	7	h.	Seine	S. p.	O. g. M. f. Colob. macul.	V. = 0		Nystagmus.
1596	K.	Thiéb	36	h.	—	S. p.	O. d. O. g. Atr. optique incomplète.		V. = P. à p. se cond.	
1597	K.	Thiéb	34	f.	—	Couturière	O. g. Atroph. papill.	V. = 0		Glauc. myopie.
1598	T.	Thier	26	h.	—	S. p.	O. d. O. g. Rét. pigment.		V. = P. à p. se cond.	Cat. pol. postér.
1599	K.	Thier	25	h.	—	Fleuriste	O. d. O. g. Atr. optique.		V. = 0	
1600	T.	Thier	20	h.	Italie	S. p.	O. d. O. g. Atr. optique.			Fièvre intermittente.
1601	V.	Thier	20	f.	Aube	S. p.	O. d. O. g. Leucomes.		V. = P. 1.	Opht. purul.
1602	K.	Thom	23	h.	Seine	Charretier	O. g. Leuc. Pannus.	V. = 0		
1603	K.	Thomas	29	f.	—	S. p.	O. g. Décoll. rét. M.	V. = 0		
1604	K.	Thor	51	h.	—	S. p.	O. d. g. Choroïd. disséminée. Atr. optique.		V. = 0	Sp.
1605	V.	Thuill	54	h.	—	Tourneur	O. d. Atr. optique.	V. = 0		
1606	C.	Tilm	58	h.	—	S. p.	O. d. O. g. Atr. optique.		V. = 0	Sp.
1607	V.	Tocor	38	h.	—	Agriculteur	O. d. O. g. Atr. opt. Chorior.		V. = 0	Sp.
1608	C.	Torn	60	h.	—	S. p.	O. d. Enucléé.	V. = 0		Ulc. infect.
1609	V.	Tortil	27	h.	—	Employé	O. d. Amblyope pr déf. d'usage	V. = d. 0,50		
1610	C.	Tourn	38	h.	Cantal	Cultivateur	O. d. O. g. Iridochoroïd.		V. = 0	
1611	V.	Toussa	49	h.	Meurthe-et-Moselle	Voyageur	O. d. Atrophique.		V. = 0	Iridocyc. Traumat.
1612	C.	Touze	10	h.	Allier	S. p.	O. g. M. f. Choroïd. mac.	V. = 0		
1613	C.	Tou	45	h.	Seine	S. p.	O. d. O. g. Atroph. du globe		V. = 0	
1614	V.	Tou	61	f.	Puy-de-Dôme	S. p.	O. d. O. g. Rét. hémorrh.		V. = P. à p. se cond.	Diabète.
1615	T.	Trém	42	h.	Nevers	Briquetier	O. d. Atrophique.	V. = 0		Iridocyc.
1616	K.	Trotign	69	f.	Indre	S. p.	O. d. O. g. Glaucome chron.		V. = 0	3 semaines.
1617	C.	Tuf	55	h.	Seine	S. p.	O. d. Iridochoroïd.	V. = 0		
1618	T.	Thlem	33	h.	—	Corroyeur	O. d. Atr. optique.	V. = 0		
1619	K.	Vailla	25	f.	—	Domestique	O. g. Décoll. rét.	V. = 0		Traumat.
1620	T.	Vailla	67	h.	—	S. p.	O. d. O. g. Atr. optique. Choroïd. dissémin.		V. = 0	Sp.
1621	V.	Vail	1 m.	h.	—	S. p.	O. d. O. g. Leucome.		V. = 0	Oph. purul.
1622	K.	Val	31	h.	—	Maçon	O. g. Ambl. s. lésion.	V. = 0		
1623	T.	Vall	57	f.	—	S. p.	O. g. Atr. du globe.	V. = 0		Iridocyc. traumat.
1624	T.	Valen	41	h.	—	Graveur	O. g. Choriorét. Iritis plastiq.	V. = 0		Sp.
1625	T.	Valla	31	h.	—	S. p.	O. d. Hémorrh. macul.	V. = 0		
1626	T.	Val	38	f.	—	S. p.	O. d. Décol. rét.	V. = 0		Traumat. 6 mois.
1627	T.	Valle	29	f.	—	S. p.	O. d. O. g. Atr. choroïd. Iritis plastique.		V. = P. à p. se cond.	Sp.
1628	T.	Valli	33	f.	—	S. p.	O. d. Choriorét.	V. = 0		
1629	T.	Vall	52	h.	—	Commerçant	O. d. O. g. Rét. hémorrh.		V. = 0	
1630	K.	Val	38	f.	—	Femme de ménage	O. d. Iridochoroïd.	V. = 0		
1631	V.	Val	52	h.	—	Marchand de vin	O. g. Staphyl. total.	V. = 0		Suite ulcèr.
1632	C.	Vander Bro	64	h.	—	Ebéniste	O. g. Atrophique.	V. = 0		Staphylome.
1633	T.	Vande	58	h.	Seine-et-Marne	S. p.	O. d. Glauc. absolu.	V. = 0		
1634	T.	Vaug	28	h.	Seine	S. p.	O. d. O. g. Rét. pigment.		V. = 0	
1635	C.	Vauth	5	h.	—	S. p.	O. d. O. g. Buphtalm.		V. = 0	
1636	V.	Véd	59	h.	—	Marchand de vin	O. g. Atrophique.	V. = 0		
1637	V.	Venn	24	h.	—	S. p.	O. d. O. g. Atr. optique.	V. = 0		Rét. pigment.
1638	C.	Vantouil	64	h.	—	S. p.	O. d. Décoll. rét. M.	V. = 0		Depuis 1 an.
1639	C.	Verd	68	h.	—	Tourneur	O. d. O. g. Atr. papill.		V. = 0	

N° d'ordre	soignés par	NOMS	Age	Sexe	ORIGINE	PROFESSION	DIAGNOSTIC	Affection unilatérale	Affection bilatérale	OBSERVATIONS et Epoque de l'Accident
1640	C.	Vern	35	h.	Seine	Cultivateur	O. d. Décoll. rét.	V. = 0		
1641	T.	Verri	3½	f.	Seine-et-Marne	S. p.	O. d. O. g. Atr. optique.	V. = 0		
1642	C.	Ver	19	h.	Seine	S. p.	O. d. Leuc. total.	V. = 0		Staphylome suite ulc. depuis l'âge de 6 ans.
1643	K.	Vent	61	f.	Aisne	S. p.	O. g. Décoll. rét.	V. = 0		Sarcome.
1644	C.	Vial	66	f.	Seine	S. p.	O. d. Atrophique.	V. = 0		
1645	T.	Viga	25	h.	—	S. p.	O. d. O. g. Leuc. total.		V. = 0	
1646	C.	Vila	32	f.	Seine-et-Oise	S. p.	O. d. Décoll. rét.	V. = 0		Myopie forte.
1647	C.	Vé	21	f.	Seine	S. p.	O. g. Atr. optique.	V. = 0		
1648	V.	Villv	19	f.	Loiret	S. p.	O. g. Buphtalm.	V. = 0		Traumat.
1649	V.	Vincente	31	f.	Seine	S. p.	O. d. O. g. Atr. optique.		V. = 0	O. d. 6 mois. O. g. 1 an.
1650	C.	Vince	68	f.	—	S. p.	O. d. O. g. Atr. optique.		V. = 0	
1651	T.	Vinc	60	f.	—	Lectrice	O. d. O. g. Rét. hémorrh.		V. = P. à p. se cond.	Albumine.
1652	C.	Vin	2 m.	h.	—	S. p.	O. d. Leuc. total.	V. = 0		Opht. purulente.
1653	C.	Vin	4 m.	h.	—	S. p.	O. d. Staphylome.	V. = 0		Opht. purul.
1654	T.	Vit	67	f.	—	S. p.	O. d. O. g. Névrite optique.		V. = 0	Sp.
1655	V.	Vit	51	h.	—		O. d. O. g. Névrite optique.		V. = P. à p. se cond.	Etylisme tabagique.
1656	K.	Voil	37	h.	—	Mécanicien	O. d. O. g. Atr. papill.		V. = 0	Coup de révolver, 3 semaines
1657	V.	Voll	62	f.	—	S. p.	O. d. Atr. optique.	V. = 0		
1658	V.	Volpel	73	f.	—	S. p.	O. d. Choroïd. atr. Myopie.	V. = 0		
1659	T.	Volta	52	h.	—	S. p.	O. d. O. g. Atr. optique.		V. = 0	
1660	C.	Wagn	59	f.	—	S. p.	O. g. Atrophique.	V. = 0		Iridocycl.
1661	C.	Watre	28	h.	—	S. p.	O. d. Enucléé.	V. = 0		Ulc. infect.
1662	T.	Wath	46	h.	—	S. p.	O. d. Iridochoroïd.	V. = 0		
1663	K.	Weyri	39	h.	—	S. p.	O. d. Atr. papill.	V. = 0		Sp. il y a 15 ans.
1664	T.	Weissh	18	h.	Seine-et-Oise	S. p.	O. d. O. g. Atr. optique.		V. = 0	Névrite.
1665	V.	Xema	33	h.	Seine-et-Marne	Serrurier	O. d. O. g. Névrite optique.		V. = P. à p. se cond.	Etylisme.
1666	V.	Zyppressen	66	h.	Seine	Marchand	O. d. Atrophique.	V. = 0		Iridocycl. Traumat.
1667	K.	Abr	65	h.	Dordogne	S. p.	O. d. Décoll. Catarac. adhér.	V. = 0		
1668	T.	Allugu	66	h.	Creuse	Maçon	O. g. Staphyl. corn.	V. = 0		Perfor. anc., suite ulc. infect.
1669	C.	Amau	44	h.	Seine-et-Oise	S. p.	O. d. Leuc. adh. T. + 1.	V. = 0		
1670	K.	Angé	51	h.	Seine	S. p.	O. d. Glaucome.	V. = 0		
1671	K.	Boul	23	f.	—	S. p.	O. d. O. g. Trichiasis. Leuc. adh.		V. = P. 1.	
1672	K.	Bar	20	h.	—	Couvreur	O. d. Atrophique.			Traumatisme.
1673	V.	Bard	6 m.	h.	—	S. p.	O. g. Destr. de la cornée.	V. = 0		Opht. purul.
1674	K.	Bard	58	f.	—	S. p.	O. d. Iritis. Glauc.	V. = P. 1.		
1675	C.	Bard	36	f.	Tarn	S. p.	O. d. Iridochoroïd. ana.	V. = 0		
1676	V.	Bau	30	h.	Seine	Boulanger	O. d. Leuc. adh.	V. = P. 1.		Opht. blénorrhagique.
1677	V.	Bern	60	h.	—	S. p.	O. g. Enucléé.	V. = 0		
1678	V.	Boll	36	h.	Marne	Cultivateur	O. d. Iridochoroïd. occl. pup.	V. = P. 1.		
1679	T.	Bonn	70	f.	Seine	S. p.	O. g. Staphyl. corn.	V. = 0		
1680	K.	Bonn	77	f.	Seine-et-Marne	S. p.	O. d. Glaucome.	V. = 0		
1681	K.	Bouc	68	h.	Orne	S. p.	O. d. Destr. du globe.	V. = 0		Panopht. 4e jour après l'opération de la cataracte.
1682	C.	Bouil	46	h.	Marne	Terrassier	O. d. Dacryoc. purul. Ulc. à hypop.	V. = 0		
1683	T.	Bould	32	f.	Seine	S. p.	O. g. Enucléé.	V. = 0		Néopl. orbitaire.
1684	C.	Bour	19	h.	—	Marchand de vin	O. g. Atr. papill.	V. = 0		Néopl. (?)
1685	K.	Bourg	60	h.	Ardennes	Forgeron	O. d. Décoll. rét.	V. = 0		6 sem. apr. opér. d'une catar.
1686	K.	Bourg	47	f.	Seine	Blanchisseuse	O. d. O. g. Glaucome.		V. = 0	
1687	V.	Boutel	32	h.	Orne	Domestique	O. d. Glauc. chronique.	V. = 0		Ulc. à hypop.
1688	C.	Bouvra	64	h.	Seine-et-Marne	S. p.	O. g. Destr. de la cornée.		V. = 0	Larmoiement.
1689	K.	Bonn	77	f.	—	S. p.	O. g. Iridochoroïd. T. + 2.		V. = 0	6 ans.
1690	K.	Boya	55	f.	Le Tréport	S. p.	O. d. Ulc. infect. de la cornée	V. = 0		Dacryoc. purul.
1691	K.	Brathe	27	h.	Seine-et-Marne	Agriculteur	O. d. Iridochoroïd. atroph.	V. = 0		
1692	C.	Brau	55	h.	Niort	S. p.	O. d. Enucléé.	V. = 0		Moignon douloureux.
1693	V.	Bret	22	f.	Seine	Domestique	O. d. Atr. optique. O. g. Pannus granuleux.		V. = P. à p. se cond.	
1694	K.	Bria	75	f.	Côtes-du-Nord	S. p.	O. d. Atrophique.	V. = 0		

N°° d'ordre	Soigné par	NOMS	Age	Sexe	ORIGINE	PROFESSION	DIAGNOSTIC	Affection unilatérale	Affection bilatérale	OBSERVATIONS et Epoque de l'Accident
1695	T.	Brilla	70	f.	Indre	S. p.	O. d. O. g. Glauc. absolu.		V. = 0	
1696	K.	Briss	30	h.	Seine	Garçon de café	O. g. Leuc. total.	V. = 0		Enucléé.
1697	K.	Bruce	3	f.	—	S. p.	O. g. Leuc. total.	V. = 0		Opht. purul.
1698	C.	Brum	20	h.	—	Garçon de Magasin	O. g. Ulc. infect. de la cornée	V. = 0		Dacryoc. purul.
1699	K.	Brun	54	h.	Calvados	S. p.	O. d. Enucléé.	V. = 0		Pour tumeur mélanique de la cornée.
1700	V.	Busig	48	f.	Aisne	S. p.	O. d. Destr. de la cornée.	V. = 0		
1701	C.	Cail	36	f.	Sèvres	S. p.	O. d. Bupht.	V. = 0		
1702	V.	Caille	77	f.	Seine	S. p.	O. g. Glaucome absolu.	V. = 0		
1703	V.	Carmat	33	h.	—	S. p.	O. g. Décoll. rétine. O. d. Enucléé.		V. = 0	
1704	C.	Cami	2	h.	—	S. p.	O. d. Atrophique.	V. = 0		Traumat.
1705	V.	Cam.	35	f.	—	S. p.	O. d. Leuc. adh. O. g. Panopht.		V. = 0	
1706	K.	Cas	61	h.	—	S. p.	O. d. Destr. de la cornée.	V. = 0		Ulc. à hypopyon.
1707	C.	Cass	65	h.	—	S. p.	O. d. O. g. Destr. de la corn.		V. = 0	Ulc. infect.
1708	K.	Gause	48	f.	Haute-Saône	S. p.	O. g. Atrophique.	V. = 0		
1709	C.	Caus	3	f.	Gers	S. p.	O. g. Gliome.	V. = 0		
1710	C.	Cavaill	14	h.	Seine	Verrier	O. d. Atrophique.	V. = 0		Traumat. il y a 2 ans.
1711	T.	Cham	76	f.	—	Blanchisseuse	O. d. O. g. Glaucome.		V. = 0	
1712	C.	Chamu	45	h.	—	Livreur	O. d. Staphyl.	V. = 0		Opht. purul.
1713	C.	Chapl	67	h.	—	Domestique	O. d. Atrophique.	V. = 0		Iridocyclite.
1714	K.	Chata	68	h.	Loiret	Cultivateur	O. d. Cat. adhérent. T. + 2.	V. = 0		
1715	T.	Chen	58	f.	Seine	S. p.	O. d. Iridochoroïd.	V. = 0		Glaucome.
1716	K.	Chere	58	f.	Yonne	S. p.	O. d. Décoll. rét.	V. = 0		
1717	V.	Civ	14 m.	f.	—	S. p.	O. g. Staphylome.	V. = 0		Opht. purul.
1718	K.	Coll	35	h.	—	Domestique	O. g. Enucléé.	V. = 0		Coup de révolver.
1719	C.	Corni	58	f.	Seine	S. p.	O. g. Glauc. absolu.	V. = 0		
1720	T.	Costerm	5	f.	—	S. p.	O. g. Enucléé.	V. = 0		
1721	T.	Cos	33	h.	—	Chauffeur	O. d. O. g. Destr. des corn.		V. = 0	Brûlure pr le gaz ammoniaque
1722	V.	Coupel	50	h.	—	Rempailleur de chaises	O. d. Enucléé. O. g. Iridochoroïd.		V. = 0	
1723	V.	Cous	13	f.	Calvados	S. p.	O. d. Enucléé.	V. = 0		
1724	K.	Culo	66	f.	Ardennes	S. p.	O. d. Atrophique.	V. = 0		
1725	K.	Dal	60	f.	Lozère	S. p.	O. g. Atrophique.	V. = 0		
1726	C.	Dauz	24	h.	Seine	Coiffeur	O. d. Buphtalm.	V. = 0		
1727	K.	De Beaup	38	f.	—	S. p.	O. d. O. g. Leuc. total.		V. = 0	
1728	K.	Delame	39	h.	Oise	Maréchal	O. d. Atrophique.	V. = 0		Eclat de pierre, 6 mois.
1729	T.	Delbor	36	f.	Seine	Domestique	O. d. Iridocyclite.	V. = 0		
1730	V.	Delp	22	h.	Lot	S. p.	O. d. O. g. Névrite optique.		V. = P. l.	
1731	K.	Demeau	66	h.	Manche	S. p.	O. d. O. g. Atr. optique.		V. = 0	
1732	K.	Dem	5	f.	Seine	S. p.	O. d. O. g. Leucomes.		V. = 0	Opht. purul.
1733	T.	Der	76	f.	—	Garde malade	O. d. Iridochoroïd.	V. = 0		
1734	C.	Deromai	74	f.	Seine-et-Marne	S. p.	O. d. Destr. de la cornée.	V. = 0		Eclat de pierre.
1735	C.	Desbo	37	h.	Nièvre	Employé de com.	O. g. Atrophique.	V. = 0		
1736	K.	Desmouill	40	h.	Aube	Vigneron	O. g. Staphylome.	V. = 0		Ulc. infect.
1737	C.	Despi	8	h.	Seine	S. p.	O. d. Buphtalm.	V. = 0		
1738	C.	D'Hay	10	h.	Oise	S. p.	O. d. O. g. Destr. des cornées.		V. = 0	Opht. purul.
1739	K.	Dheil	26	f.	Algérie	S. p.	O. d. O. g. Destr. des cornées.		V. = 0	Blenorrhagie.
1740	C.	Dugon	65	f.	Cantal	S. p.	O. d. O. g. Glauc. chron.		V. = 0	
1741	T.	Enf	54	f.	Seine	Domestique	O. d. Atrophique. O. g. Granul. Pannus.			O. d. V. = 0 O g V = P. à p. se cond.
1742	C.	Eng	34	h.	—	Cultivateur	O. d. O. g. Trachome. Leuc. ancien.			V. = P. à p. se cond.
1743	C.	Ensmin	48	f.	—	Concierge	O. g. Glaucome absolu.	V. = 0		
1744	K.	Fau	58	f.	—	S. p.	O. d. Enucléé.	V. = 0		Iridocyclite.
1745	T.	Foulh	23	h.	—	S. p.	O. g. Atrophique.	V. = 0		Iridocyclite.
1746	C.	Fourn	25	h.	Oise	Agriculteur	O. g. Atrophique.	V. = 0		Hyalite suppurée.
1747	C.	Frè	8	f.	Seine	S. p.	O. d. Destr. de la cornée.	V. = 0		Opht. purul.
1748	C.	Galli	70	h.	—	S. p.	O. d. Enucléé.	V. = 0		Panopht. infect. cornée.
1749	C.	Gangl	51	f.	Calais	S. p.	O. d. Staphyl. total.	V. = 0		
1750	V.	Garde	59	h.	Cantal	S. p.	O. d. Enucléé.	V. = 0		Iridocycl.
1751	C.	Garm	74	f.	Nièvre	S. p.	O. d. Atrophique.	V. = 0		Traumatisme.

N° ordre	Soigné par	NOMS	Age	Sexe	Origine	Profession	Diagnostic	Affection unilatérale	Affection bilatérale	Observations et Epoque de l'Accident
1752	V.	Gelin	21	h.	Indre	Menuisier	d. Atrophique.	V. = 0		Coup de révolver.
1753	K.	Geli	33	h.	Seine	S. p.	g. Destr. de la corn.	V. = 0		Dacryoc. purul.
1754	V.	Gen.	64	h.	Allier	S. p.	d. Atrophique.	V. = 0		Ulc. infect. cornée.
1755	K.	Giro	74	h.	Seine	S. p.	g. Atrophique.	V. = 0		Ulc. infect. cornée.
1656	K.	Gir	20	f.	—	Domestique	d. O. g. Staphylome.	V. = 0		Ulc. infect. cornée.
1757	T.	Gir	3	h.	Indre	S. p.	d. O. g. Leuc. total.		V. = 0	Opht. purul.
1758	K.	Goldb	56	h.	Marne	Emballeur	g. Glauc. absolu.	V. = 0		
1759	V.	Gou	80	h.	Seine-et-Marne	Cultivateur	d. Atrophique.	V. = 0		Traumat. Il y a 10 ans.
1760	K.	Grang	45	h.	Seine	S. p.	g. Iridochoroïd.	V. = 0		Enucléé.
1761	C.	Grob	5½	h.	Ardennes	S. p.	d. Iridochoroïd.	V. = 0		Affect. de cause générale (?)
1762	T.	Gaum	35	h.	Seine	Emballeur	g. Atrophique.	V. = 0		Traumatisme.
1763	V.	Guer	35	h.	—	Allumettier	g. Décoll. rét. Choroïd. disséminée.	V. = P. 1.		Myopie forte.
1764	V.	Guib	62	f.	—	S. p.	d. Choriorétinite.			
1765	K.	Guign	5	f.	Seine-et-Oise	S. p.	d. Destr. de la corn.	V. = 0		Oph. purul.
1766	C.	Har	58	h.	Oise	Maréchal	d. Enucléé.	V. = 0		Moignon douloureux.
1767	K.	Hot	42	h.	Orne	Charron	d. Iridochoroïd.	V. = 0		Traumat. éclat de fer.
1768	C.	Héb	10	h.	Seine	S. p.	g. Atrophique.	V. = 0		
1769	T.	Hou	48	h.	—	S. p.	d. Enucléé.	V. = 0		Tumeur.
1770	T.	Hub	26	h.	—	S. p.	d. Iridochor.	V. = 0		Enucléé.
1771	T.	Hub	66	f.	Seine-et-Oise	S. p.	d. Atrophique.	V. = 0		Moignon douloureux.
1772	T.	Isma	6	f.	Seine	S. p.	d. Bupht.	V. = 0		
1773	K.	Jama	73	f.	Isle Adam		g. Glauc. chronique.	V. = 0		
1774	K.	Janss	53	f.	Seine	S. p.	g. Glaucome.	V. = 0		Depuis 6 ans.
1775	K.	Jume	58	f.	Oise	S. p.	d. O. g. Glauc. absolu.		V. = 0	
1676	B. B.	Kau	68	f.	Seine	S. p.	g. Iridochoroïd. T. + 2.			
1777	V.	Job	52	h.	Aube	S. p.	d. O. g. Choriorétinite.		V.=P. à p. se cond.	Sp. à 20 ans.
1778	C.	Jago	19	h.	Morbihan	S. p.	d. Destr. de la cornée.	V. = 0		Blenorrhagie.
1779	K.	Labrou	41	f.	Seine	Courtier	d. Destr. de la cornée.	V. = 0		Eviscération après cataracte. Ozène.
1780	C.	Lacla	29	h.	—	Doreur	d. Atrophique. Cat. traum.	V. = 0		Corps étranger.
1781	C.	Laco	6½	h.	—	Chauffeur	g. Leuc. tot. après ulcère.	V. = P. 1.		
1782	T.	Lafra	37	h.	Haute-Vienne	Serrurier	d. Destr. de la cornée.	V. = 0		Ulc. à hypop.
1783	C.	Lagar	50	h.	Seine	Charretier	g. Destr. de la cornée.	V. = 0		Ulc. à hypop.
1784	C.	Lal	77	h.	Seine-et-Oise	S. p.	g. Enucléé.	V. = 0		Panoph. dacryoc. purul.
1785	K.	Lanne	12	h.	Yonne	S. p.	g. Atrophique.	V. = 0		Plaie pénét. 6 mois.
1786	V.	Laro	62	h.	Châlons	Charpentier	g. Enucléé.	V. = 0		Iridocycl. traum.
1787	C.	Laum	64	h.	Seine	Cultivateur	g. Destr. de la cornée.	V. = 0		Ulc. à hypop
1788	K.	Laum	6½	h.	—	S. p.	g. Atrophique.	V. = 0		Coup de ciseaux 24 h.
1789	K.	Laun	2?	f.	Seine-et-Oise	Domestique	d. Leuc. adh.	V = P. 1		Oph. purul.
1790	K.	Lam	22	f.	Seine	—	g. Atrophique.	V. = 0		Eclat de pierre 1 mois.
1791	K.	Leb	27	f.	—	Giletière	g. M. Staphyl. post.	V. = 0		
1792	V.	Lebe	11	f.	—	Boulanger	g. Buphtalm.	V. = 0		Enucléation.
1793	C.	Lebo	16	h.	—	Boulanger	d. Iridocycl.	V. = 0		Enucléation.
1794	K.	Lebr	51	h.	Haute-Vienne	S. p.	d. Choriorét. périph. M. f.	V. = 0		A été opéré de cataracte.
1795	V.	Lecl	25	h.	Seine	S. p.	d. Atrophique.	V. = 0		Traumat. 2 mois.
1796	K.	Lefé	59	h.	—	Gardien	g. Glaucome.	V.=d. 0,50		1 an.
1797	T.	Le Flo	51	h.	Côtes-du-Nord	S. p.	g. Leuc. adh.	V. = 0		Dacryoc. chronique.
1798	K.	Le Gal	62	h.	Seine-et-Oise	S. p.	g. Atrophique.	V. = 0		Accid. traum. 20 ans.
1799	V.	Lel	49	h.	Seine	Bourrelier	d. O. g. Destr. de la corn.		V. = 0	Blenorrhagie.
1800	C.	Lemaig	56	f.	—	S. p.	g. Glauc. T. + 1.	V. = 0		Traum. coup de fourchette.
1801	K.	Lemai	7	f.	—	S. p.	g. Enucléat	V. = 0		Enucl. traumat. 6 semaines.
1802	C.	Lemaî	8	h.	—	Maçon	d. Iridocycl.	V. = 0		Atrophique ancien.
1803	K.	Ler	78	h.	Oise	S. p.	d. Panopht.	V. = 0		Phlegmon orbit.
1804	V.	Lesa	48	h.	Seine	S. p.	g. Enucléé.	V. = 0		
1805	V.	Létou	19	f.	—	S. p.	d. Enucléé.	V. = 0		
1806	C	Lhéri	64	f.	—	S. p.	d. O. g. Glaucome.		V. = 0	
1807	K.	Lhôte	61	h.	—	S. p.	d. Atrophique.	V. = 0		Ulc. à hypop.
1808	K.	Loch	56	f.	Seine-et-Oise	Blanchisseuse	g. Glauc.	V. = 0		
1809	T.	Loc	56	h.	Seine	Caissier	d. Destr. de la cornée.	V. = 0		Ulc. à hypop.
1810	K.	Lorm	52	h.	Orne	S. p.	d. O. g. Conjonct. granul. Pannus.		V.=P. à p. se cond.	
1811	C.	Lup	59	f.	Seine	S. p.	d. O. g. Glauc.		V. = 0	4 ans.

N°s d'ordre	Soigné par	NOMS	Age	Sexe	ORIGINE	PROFESSION	DIAGNOSTIC	Affection unilatérale	Affection bilatérale	OBSERVATIONS et Epoque de l'Accident
1812	C.	Mah	30	h.	Seine	Briqueteur	O. d. Destr. de la cornée.	V. = 0		Blenorrhagie.
1813	V.	Makl	28	h.	—	Chauffeur	O. d. Leuc. Pannus.	V. = 0		Granul.
1814	V.	Malar	6	h.	Aube	S. p.	O. d. Atrophique.	V. = 0		Staphyl. cornée.
1815	T.	Maléz	12	h.	Aisne	S. p.	O. d. Atrophique.	V. = 0		
1816	T.	Mali	36	h.	Seine	S. p.	O. d. Enucléé.	V. = 0		
1817	K.	Maré	22	h.	—	Peintre	O. d. Atrophique.	V. = 0		Plaie pénétr., 17 jours.
1818	V.	Margu	64	h.	—	S. p.	O. d. Destr. de la cornée.	V. = 0		Ulc. hypopyon.
1819	T.	Marq	70	h.	Creuse	Cultivateur	O. g. Destr. de la cornée.	V. = 0		Ulc. hypopyon.
1820	K.	Mon	45	h.	Seine	Marbrier	O. g. Destr. de la cornée.	V. = 0		Ulc. hypopyon.
1821	K.	Math	16	h.	—	Miroitier	O. d. Atrophique.	V. = 0		Traumat., éclat de fer.
1822	K.	Mazo	52	f.	—	Blanchisseuse	O. d. O. g. Iridochoroïd.		V. = P. à p. se cond.	
1823	V.	Méquil.	15	f.	Doubs	S. p. / Garçon de café	O. d. Kérat. interst. / O. g. Bupht.		V. = P. à p. se cond.	
1824	C.	Micha	19	h.	Seine	S. p.	O. g. Bupht.	V. = 0		Critchett.
1825	C.	Micha	25	f.	—	S. p.	O. g. Bupht.	V. = 0		
1826	T.	Molin	7	f.	—	S. p.	O. g. Kérat. hypop.	V. = 0		Atrophique.
1827	C.	Monco	43	h.	Seine-et-Marne	S. p.	O. g. Iridochoroïd.	V. = 0		Enucléat.
1828	C.	Mora	15	h.	Seine	S. p.	O. d. Décoll. rét.	V. = 0		Traumatique.
1829	K.	Mori	17	h.	—	S. p.	O. d. Iridocycl.	V. = 0		Enucléation.
1830	K.	Mar.	72	h.	—	S. p.	O. d. Décoll. rét.	V. = 0		Opéré de cataracte, 2 ans.
1831	K.	Noi.	22	h.	—	Md de vins	O. d. Kérat. hypop.	V. = 0		
1832	T.	Olig	35	f.	—	S. p.	O. g. Iridochoroïd.	V. = 0		
1833	C.	Oliv	50	h.	—	S. p.	O. d. Destr. de la cornée.	V. = 0		Ulc. hypop.
1834	K.	Pava	72	h.	—	S. p.	O. g. Destr. de la cornée.	V. = 0		Ulc. hypop.
1835	T.	Pari	20 j.	f.	—	S. p.	O. d. O. g. Destr. des cornées		V. = 0	Opht. purul.
1836	C.	Par.	47	h.	Cantal	S. p.	O. d. Destr. de la cornée.	V. = 0		Ulc. infect.
1837	T.	Pat.	4	f.	Seine	S. p.	O. g. Gliome.	V. = 0		Enucléé.
1838	K.	Per.	29	f.	Côtes-du-Nord	Cuisinière	O. d. Leuc. adh.	V. = P. 1.		
1839	T.	Perroch.	25	h.	Seine	S. p.	O. d. Iridochoroïd.	V. = 0		Poussée glaucomat. il y a 1 a[n]
1840	K.	Pét.	56	h.	Orne	Teinturière	O. g. Glauc. second.	V. = 0		Après opér. catarac., 4 moi[s]
1841	T.	Pfist.	43	h.	Seine	Chauffeur	O. d. Ulc. cornée. Glaucome hémorrh.	V. = 0		Enucléation.
1842	K.	Pheul.	58	f.	Haute-Saône	S. p.	O. g. Enucl.	V. = 0		Iridocyclite.
1843	T.	Philipe	33	h.	Seine	Estampeur	O. d. Iridocycl.	V. = 0		Enucléation.
1844	K.	Pier	30	f.	—	S. p.	O. d. O. g. Choriorét.		V. = 0	Sp. il y a 10 ans.
1845	T.	Pillo	19	h.	—	Maçon	O. d. Iridochoroïd.	V. = 0		
1846	K.	Plan	75	f.	—	S. p.	O. d. Atrophique.	V. = 0		Iritis purul. 4 jours après opérat. d'une cataracte.
1847	C.	Pless	66	h.	Oise	S. p.	O. d. O. g. Décoll. rét.		V. = 0	
1848	C.	Pluc	15	h.	Seine-et-Oise	S. p.	O. d. O. g. Glaucome.	V. = 0		
1849	C.	Pri	36	h.	—	Cultivateur	O. g. Destr. de la cornée.	V. = 0		Ulc. infect.
1850	K.	Prov.	31	f.	Yonne	S. p.	O. d. Iritis plastique.	V. = P. 1.		
1851	V.	Pujo	78	h.	Meuse	S. p.	O. d. Glauc. absolu.		V. = 0	
1852	K.	Rab	60	h.	Lozère	S. p.	O. d. O. g. Leucome.		V. = P. 1.	
1853	K.	Raffe	57	h.	Seine	S. p.	O. d. Enucléat.	V. = 0		Pour néopl. orbit.
1854	C.	Rai	77	h.	—	S. p.	O. d. Destr. de la cornée.			Ulc. infect.
1855	V.	Rat	70	f.	—	S. p.	O. d. Atr. du globe.			Traumat. 1 an.
1856	T.	Ratil	38	f.	—	S. p.	O. d. O. g. Iridochoroïd. Atr. du globe.		V. = 0	
1857	T.	Red	41	f.	—	S. p.	O. g. Iridocycl.	V. = 0		Traumatique.
1858	T.	Regna	31	h.	Aube	Maçon	O. g. Atrophique.	V. = 0		Traumatisme.
1859	K.	Rena	65	f.	Seine	S. p.	O. g. Enucléé.	V. = 0		
1860	T.	Monta	39	f.	—	S. p.	O. d. O. g. Névrite par stase.		V. = P. à p. se cond.	Albumine.
1861	K.	Gangl	23	f.	—	S. p.	O. d. O. g. Atrophique. Rét. pigment.		V. = 0	
1862	K.	Couv	26	h.	—	Couvreur	O. d. O. g. Atr. optique.	V. = 0		Sp. à 17 ans.
1863	K.	Russ.	36	f.	—	S. p.	O. d. Décoll. rét. M. t. / O. g. Enucléée.		V. = 0	
1864	K.	Rev.	47	f.	—	S. p.	O. d. Atrophique. / O. g. Nystagmus.		V. = 0	
1865	K.	Rey	43	h.	—	S. p.	O. d. O. g. Granulat. anc.		V. = P. à p. se cond.	

N°	Soigné par	NOMS	Age	Sexe	ORIGINE	PROFESSION	DIAGNOSTIC	Affection unilatérale	Affection bilatérale	OBSERVATIONS et Epoque de l'Accident
366	V.	Ric	61	h.	Seine	Serrurier	0. d. Décoll. rét.	V. = 0		
367	C.	Rich	59	f.	Lozère	S. p.	0. d. Iridochoroïd.	V. = 0		
368	C.	Rich	55	f.	Seine	S. p.	0. d. O. g. Iritis plastique.		V. = P. à p. se cond.	
369	V.	Rimb	24	h.	Algérie	S. p.	0. d. O. g. Granulat. Pannus		V. = Idem	Enucléat. Blessure 2 ans.
370	K.	Rio	24	h.	Seine	S. p.	0. g. Iridochoroïd.	V. = 0		
371	V.	Riv	27	h.	—	S. p.	0. d. Enucléé.	V. = 0		
372	T.	Riz	22	f.	—	S. p.	0. g. Granul. Pannus.	V. = P. 1.		
373	V.	Rob	43	h.	Allier	S. p.	0. g. Atrophique.	V. = 0		Traumatisme.
374	V.	Rob	50	h.	Seine	S. p.	0. d. Kérat. à hypop.	V. = 0		Dacryoc. purul.
375	T.	Robi	58	h.	Seine-et-Marne	S. p.	0. g. Ulc. cornée et hypop.	V. = 0		Dacryoc. purul.
376	K.	Rol	16	h.	Morbihan	S. p.	0. g. Iritis plastique. Occlus. pupil.	V. = 0		
377	K.	Ronde	11	h.	Yonne	S. p.	0. g. Enucléé.	V. = 0	V. = 0	Eclat de capsule.
378	K.	Rond	27	f.	Seine	S. p.	0. d. O. g. Trachome.		V. = 0	
379	V.	Ro	55	h.	Ardennes	Ferronnier	0. d. Glauc. chronique.	V. = 0		
380	T.	Bou	38	h.	Haute-Marne	Mécanicien	0. d. Iridochoroïd.	V. = 0	V. = 0	Eclat d'acier, 1 mois.
381	V.	Rous	29	h.	Seine	S. p.	0. d. O. g. Atrophique.	V. = 0		Opht. purul.
382	T.	Rous	9	h.	—	S. p.	0. d. O. g. Leucome.			Opht. purul.
383	V.	Rous	6 sem.	h.	—	S. p.	0. d. O. g. Leucome.			
384	C.	Rou	65	f.	—	S. p.	0. d. Enucléé. Staph.	V. = 0		
385	C.	Rus	80	h.	—	S. p.	0. g. Glaucome absolu.	V. = 0		
386	T.	Russa	35	h.	—	Menuisier	0. d. Destr. de la cornée.	V. = 0		Panophtalm.
387	V.	Se	62	f.	Oise	S. p.	0. d. Glauc. absolu.	V. = 0		
388	K.	Ser	18	f.	Loiret	S. p.	0. g. Bupht. T. + 1.	V. = 0		Enucléation.
389	K.	Sel	62	h.	Seine-et-Marne	S. p.	0. g. Destr. de la cornée.	V. = 0		
390	C.	Syre	57	h.	Seine	S. p.	0. g. Ulc. de la cornée	V. = 0		Iridocycl. Panopht.
391	C.	Souri	55	f.	Aisne	S. p.	0. g. Glauc. irritatif.	V. = 0		Enucléat.
392	V.	Sou	48	f.	Seine	S. p.	0. d. Staphyl.	V. = 0		Enucléat.
393	V.	So	14	f.	Eure	S. p.	0. g. Iritis. tubercul.	V. = 0		Traumat. 1 an.
394	V.	Sta	10	f.	Seine-et-Oise	S. p.	0. d. Bupht.	V. = 0		Ulc. hypop.
395	K.	Shin	66	f.	Seine	S. p.	0. g. Destr. de la cornée.	V. = 0		Ulc.
396	V.	Sar	59	h.	Aube	Vigneron	0. d. Destr. de la cornée.	V. = 0		Critchett.
397	K.	Terra	17	h.	Corrèze	Etudiant	0. d. Leuc. total.	V. = 0		Eclat de pierre 1 mois.
398	K.	Tho	27	h.	Oise	Carrier	0. g. Iridocycl. Eviscération.	V. = 0		Ulc. et hypopyon.
399	C.	Thome	20	h.	Seine	Jardinier	0. d. Atrophique.	V. = 0		
400	K.	Tinti	45	h.	Corrèze	S. p.	0. d. O. g. Iridochoroïd.		V. = 0	
401	K.	Tou	43	h.	Seine	Charron	0. g. Choriorét.	V. = P. 1.		
402	K.	Tou	23	h.	Yonne	S. p.	0. d. O. g. Pannus.		V. = P. à p. se cond.	Opht. purul.
403	T.	Trin	3	f.	Seine-et-Marne	S. p.	0. d. Destr. de la cornée.	V. = 0		
404	C.	Val	65	f.	Eure-et-Loir	S. p.	0. g. Bupht. de la sclérotique	V. = 0		
405	K.	Vanh	35	h.	Calais	Peintre	0. d. O. g. Granulat.		V. = P. à p. se cond.	
406	V.	Vau	5¼	h.	Seine	S. p.	0. d. O. g. Atroph. du globe.		V. = 0	Plaie pénétr.
407	V.	Vas	20	h.	Oise	S. p.	0. d. Atrophique.	V. = 0		Plaie pénétr.
408	K.	Vouil	25	h.	Cantal	S. p.	0. d. O. g. Iridochoroïd.		V. = 0	
409	C.	Welt	63	f.	Seine-et-Oise	S. p.	0. g. Enucléé.	V. = 0		5 mois après opér. de catar.
410	V.	Arn	43	h.	Seine	Matelassier	0. g. Enucléé.	V. = 0		Sarcome.
411	T.	Auf	51	h.	Morbihan	Terrassier	0. d. Leuc. ancien.	V. = P. 1.		
412	C.	Bal	20	h.	Seine	Boucher	0. d. O. g. Glaucome.		V. = P. à p. se cond.	
413	C.	Barb	18	h.	—	Papetier	0. d. O. g. Leuc. Nystagmus		V. = Idem	
414	T.	Baril	66	f.	—	Journalier	0. g. Enucléat.	V. = 0		Epitheliome.
415	C.	Batail	21	f.	Ille-et-Vilaine	Domestique	0. d. Buphtalm.	V. = 0		Critchett.
416	V.	Bau	2	h.	Oise	S. p.	0. d. Gliome de la rét.	V. = 0		Enucl.
417	K.	Belli	27	h.	Aube	Fondeur	0. d. Cataract. adh. 0. g. Décollement.		V. = d. 0,25	
418	K.	Broch	5 j.	h.	Seine	S. p.	0. d. O. g. Destr. de la corn.		V. = 0	Opht. purul.
419	T.	Bobo	50	h.	Côtes du Nord	Maçon	0. d. Enucléé.	V. = 0		
420	C.	Bor	5	f.	Haute-Saône	S. p.	0. d. O. g. Atr. papill.	V. = 0		Congénital.
421	T.	Boud	69	h.	Seine	Cordonnier	0. d. Destr. du globe.	V. = 0		Panopht.
422	C.	Boul	68	f.	Ile Adam	S. p.	0. d. O. g. hémorrh. rétin. Enucléé.		V. = 0	

Nos d'ordre	Soigné par	NOMS	Age	Sexe	ORIGINE	PROFESSION
1923	K.	Boul	26	h.	Seine	S. p.
1924	T.	Bou	15	h.	—	S. p.
1925	C.	Bove	55	f.	—	S. p.
1926	C.	Broz	52	h.	Marne	S. p.
1927	C.	Bri	50	h.	Seine	S. p.
1928	K.	Bros	60	f.	—	S. p.
1929	T.	Brun	59	h.	—	S. p.
1930	V.	Buis	7 m.	f.	—	S. p.
1931	V.	Cala	40	h.	Seine-et-Marne	Carrier
1932	C.	Ca	60	h.	Seine	S. p.
1933	K.	Carl	62	h.	Ardennes	S. p.
1934	C.	Cast	16	f.	Seine	Mercière
1935	K.	Champ	60	f.	Cantal	S. p.
1936	K.	Casl	48	h.	Orne	S. p.
1937	C.	Chen	54	h.	Seine	S. p.
1938	C.	Chob	62	f.	Oise	S. p.
1939	K.	Claw	1 m.	f.	Seine	S. p.
1940	K.	Col	25	f.	—	S. p.
1941	T.	Cont	10	h.	Aube	S. p.
1942	T.	Cour	10	h.	—	S. p.
1943	T.	Cour	13	h.	Seine	S. p.
1944	T.	Dal	6 1/2	h.	Ille-et-Vilaine	S. p.
1945	C.	Delleni	23	h.	Côte-d'Or	S. p.
1946	V.	Dezu	55	h.	Creuse	Maréchal
1947	T.	Desbro	66	h.	Seine	Vigneron
1948	K.	Descos	70	h.	Seine-et-Marne	S. p.
1949	V.	Deslau	55	h.	Seine	S. p.
1950	C.	Dieulan	45	f.	Seine-et-Oise	Domestique
1951	V.	Gal	14	f.	Cher	S. p.
1952	T.	Genes	24	h.	Corrèze	S. p.
1953	T.	Gene	67	h.	Yonne	Cultivateur
1954	K.	Gib	66	h.	Seine	S. p.
1955	C.	Gir	10	f.	Creuse	S. p.
1956	K.	Grand	45	h.	Yonne	Maçon
1957	K.	Grand	24	h.	Haute-Saône	Terrassier
1958	C.	Gu	64	h.	Seine-et-Marne	Cultivateur
1959	C.	Guer	50	f.	Seine	Brunisseuse
1960	K.	Gui	71	h.	Loir-et-Cher	S. p.
1961	V.	Guil	63	f.	Seine	S. p.
1962	C.	Hauch	18 1/2	f.	Ardennes	S. p.
1963	C.	Hur	53	h.	Aisne	Maréchal
1964	K.	Jalma	17	f.	Corrèze	S. p.
1965	V.	Jan	66	h.	Yonne	Cantonnier
1966	C.	Jome	42	h.	Seine	S. p.
1967	V.	Kif	55	h.	—	S. p.
1968	K.	Lab	74	f.	Yonne	S. p.
1969	K.	Labbei	52	f.	Somme	S. p.
1970	V.	Labo	9 m.	h.	Cantal	S. p.
1971	T.	Laun	23	h.	Seine-et-Oise	S. p.
1972	T.	Lar	17 m.	h.	—	S. p.
1973	C.	Lave	17	h.	Seine	Employé
1974	T.	Lebla	66	f.	—	S. p.
1975	V.	Leco	56	h.	Maine-et-Loire	Cultivateur
1976	K.	Lecor	65	h.	Aube	S. p.
1977	T.	Lemer	21	h.	Seine	S. p.
1978	K.	Le Perc	22	h.	Côtes-du-Nord	S. p.
1979	K.	Lepin	50	h.	Ardennes	Horloger

DIAGNOSTIC	Affection unilatérale	Affection bilatérale	OBSERVATIONS et Epoque de l'Accident
O. g. Iritis plastique.	V. = 0		Sp. 8 ans.
O. g. Staphylome.	V. = 0		Ulc. ancienne
O. d. O. g. Glaucome.		V. = 0	
O. g. Atrophique.	V. = 0		Traumat. 1 an.
O. d. Destr. de la corn. Iritis purul.	V. = 0		Panopht.
O. d. O. g. Iritis plastique.		V. = d. 0,50	
O. g. Destr. de la cornée.	V. = 0		Ulc. à hypop.
O. d. O. g. Destr. des corn.	V. = 0		Opht. purul.
O. d. Staphylome.	V. = 0		
O. d. Atrophique.	V. = 0		Suite opér. cataracte 1 an.
O. d. Leuc. adh.	V. = 0		
O. d. O. g. Leuc. Pannus.		V. = P. à p. se cond.	Granuleux.
O. g. Iridokératite purul.	V. = 0		Suite opérat. catár. le lend main de l'opération.
O. d. Hémorrh. du c. v.	V. = d. 0,50		Branche d'arbre.
O. g. Destr. de la corn.	V. = 0		Ulc. lupique. Dacryoc pur
O. g. Staphylome.	V. = 0		Granulat. ancienne.
O. d. Destr. de la cornée.	V. = 0		Opht. purul.
O. d. Leuc. adh.	V. = 0		
O. d. Atrophique.	V. = 0		Traumatisme.
O. g. Staphyl. Glauc. second.	V. = 0		Traumat.
O. d. O. g. Pannus. Granul.		V. = 0	Atroph. papill.
O. d. Enucl. (Gliome).			
O. d. Buphtalm.		V. = 0	
O. g. Atr. optique.			
O. g. Atr. du globe.	V. = 0		Traumat.
O. g. Atr. du globe.	V. = 0		Iridocyclite.
O. d. Iridochoroïd.		V. = 0	4 ans.
O. g. Glaucome.			
O. d. O. g. Choroïd. atr.		V. = P. à p. se cond.	
O. d. Atrophique.	V. = 0		
O. d. Enucléé.	V. = 0		
O. d. Enucléé.			
O. g. Amblyope.	V. = 0		
O. d. Leuc. adh.	V. = 0		Panopht.
O. g. Leuc. total.	V. = 0		Opht. purul.
O. d. Destr. de la cornée.	V. = 0		Eclat de pierre 3 semaine
O. g. Atrophique.	V. = 0		Dès l'âge de 6 ans.
O. g. Destr. de la cornée.	V. = 0		Ulc. hypopyon.
O. g. Glaucome.	V. = 0		
O. g. Atrophique.	V. = 0		
O. d. O. g. Glaucome.		V. = 0	
O. d. Pannus (Taies).	V. = d. 0,50		Granulation.
O. g. Iridochoroïd.	V. = 0		Enucl. (traumatique).
O. d. Atrophique	V. = 0		Enucl.
O. g. Iridochoroïd.	V. = 0		Traumat. 12 ans.
O. d. Destr. de la cornée.	V. = 0		Ulc. à hypop.
O. g. Glaucome.	V. = P. 1.		
O. d. Atrophique.	V. = 0		Suite opér. de cataracte.
O. g. Atrophique.	V. = 0		
O. g. Infiltr. de la cornée.	V. = 0		Opht. purul.
O. g. Iridochoroïd.	V. = 0		
O. d. Leuc. total.	V. = 0		Opht. purul.
O. d. Leuc. total.	V. = 0		
O. g. Destr. de la cornée.	V. = 0		Ulc. infectieux.
O. d. Atrophique.	V. = 0		
O. g. Atroph. choroïd.	V. = 0		
O. d. O. g. Leuc. total.		V. = 0	Opht. purul.
O. d. O. g. Atr. optique.		V. = 0	
O. d. Iridochoroïd.	V. = 0		

	Soigné par	NOMS	Age	Sexe	ORIGINE	PROFESSION	DIAGNOSTIC	Affection bilatérale	Affection unilatérale	OBSERVATIONS et Epoque de l'Accident
0	C.	Limele	25	h.	Haute-Marne	Forgeron	0. g. Leuc. total.	V. = 0		Dracryoc. purul.
1	C.	Lou	63	f.	Seine	S. p.	0. g. Staphyl. cornée.	V. = 0		
2	K.	Magua	47	f.	Corrèze	S. p.	0. d Atrophique.	V. = 0		Panopht. suite traumatisme.
3	V.	Marti	25	f.	Allier	S. p.	0. g. Staphylome.	V. = 0		
4	K.	Masui	52	f.	Corrèze	S. p.	0. d. Iridochoroïd.	V. = 0		Glauc. irritatif.
5	K.	Mer.	21	h.	Allier	S. p.	0: g. Iridochoroïd.	V. = 0		
6	V.	Mil	63	f.	Seine-et-Marne	S. p.	0. d. O. g. Glaucome.		V. = 0	
7	T.	Mil	15	h.	Seine	S. p.	0. g. Destr. de la cornée.	V. = 0		
8	K.	Mout	62	f.	Oise	S. p.	0. d. Glauc. second.	V. = 0		Leucome. Début 3 mois.
9	K.	Or.	45	h.	Aube	S. p.	0. g. Gliome.	V. = 0		Enucléé.
0	V.	Pau	20 m.	h.	Seine	S. p.	0. d. Glaucome.	V. = 0		
1	C.	Pic	16	h.	—	S. p.	0. d. O. g. Névrite optique.		V. = 0	Stase papil. Otite suppurée, accès méningite après.
2	C.	Pelle	66	h.	—	Boucher	0. d. Glaucome. 0. g. Enucléé.	V. = 0		
3	T.	Pi	32	f.	—	S. p.	0. d. Iridocyclite.		V. = 0	Traumatisme.
4	K.	Pleu	7 1/2	h.	Orne	S. p.	0. d. Atrophique.	V. = 0		
5	T.	Pay	38	h.	Vienne	Cultivateur	0. d. Iridochoroïd. T. + 1.	V. = 0		
6	T.	Ras	64	h.	Aube	Cultivateur	0. d. O. g. Glaucome.		V. = 0	5 ans, la vue se perd.
7	T.	Ra.	10	h.	Eure	S. p.	0. d. M. f. Scl. choroïd. post.	V. = 0		
8	V.	Réci	53	h.	Aube	Charretier	0. g. Atrophique.			Traumat. Eclat de pierre.
9	T.	Rich	53	f.	Ardennes	S. p.	0. d. Iridochoroïd.		V. = 0	10 ans.
0	C.	Pa.	61	f.	Seine	S. p.	0. g. Atrophique. 0. d. Iridochoroïd. T. + 1.	V. = 0		2 ans.

Dr GOLESCEANO.

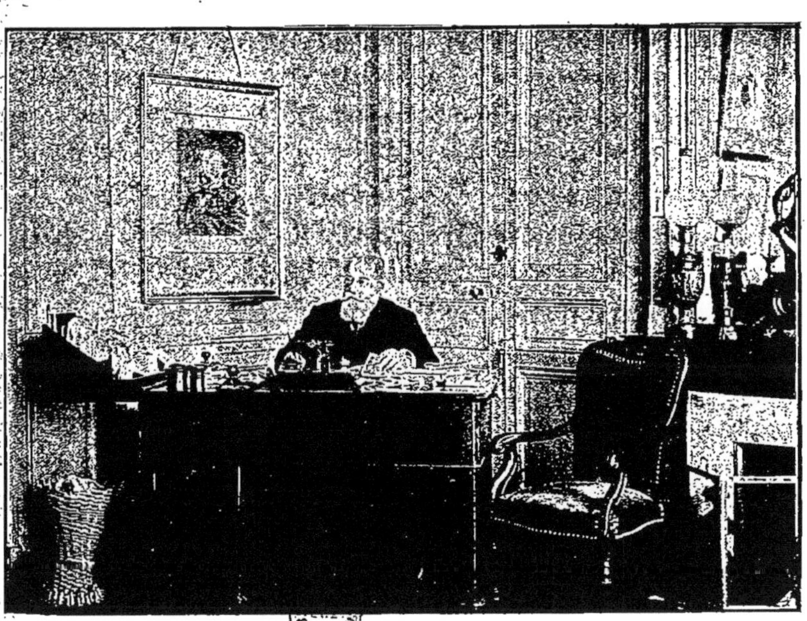

Monsieur Péphau dans son cabinet de travail.

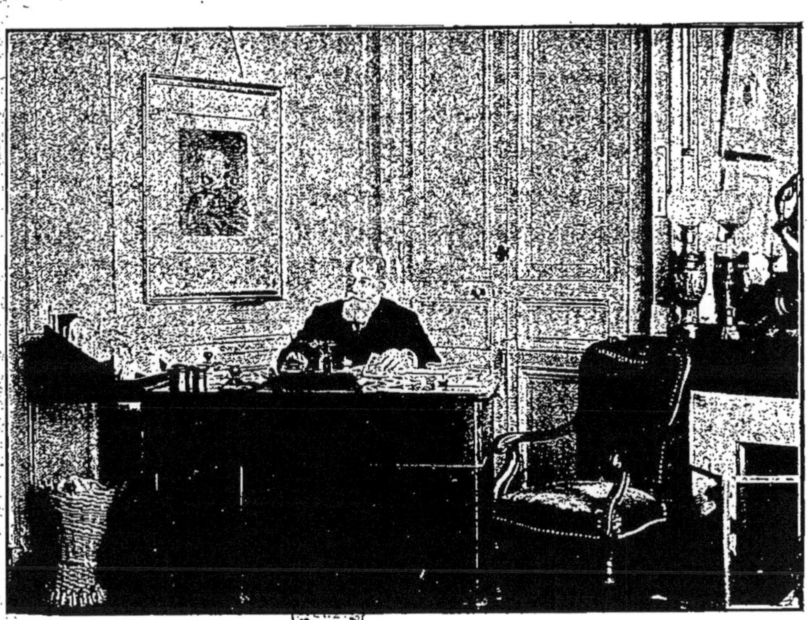

Monsieur Péphau dans son cabinet de travail.

HOSPICE NATIONAL DES QUINZE-VINGTS

Personnel administratif

Directeur : A. Péphau.
Sous-Directeur : Du Bois Halbran.
Econome : Trouillard.
Receveur : Robbe.
Commis d'administration : Libault.
Secrétaire de la Clinique : Bonnel.

L'Hospice national des Quinze-Vingts modernes n'a rien de changé de son aspect d'autrefois comme emplacement et comme destination.

Il diffère complètement sous le rapport du mode d'administration et des pensionnaires.

Le travail consciencieux de M. Léon Le Grand, « les Quinze-Vingts, depuis leur fondation, XIIIe-XVIIIe siècles », les présente sous toutes les phases jusqu'à leur demeure au faubourg Saint-Antoine, rue de Charenton, 28.

Sous Saint-Louis, l'assistance des aveugles s'adresse à la charité publique. Lors de son retour de la septième croisade (1254), il trouve les aveugles sans organisation. Il les réunit en une congrégation constituant celle des Quinze-Vingts et composée de frères et de sœurs. Cette congrégation reçoit une rente de 3.369 fr. 90 cent., avec de nombreux privilèges ainsi que les revenus des offrandes faites dans les troncs de l'église des Quinze-Vingts érigée en paroisse. L'affluence des fidèles les jours de grandes cérémonies était d'autant plus considérable que la chaire des Quinze-Vingts comptait des prédicateurs célèbres du temps, tels que le Père Chamillart, le Père de la Rue, Massillon, etc.

La protection généreuse du pouvoir spirituel et des rois de France, les legs importants, leur exemption d'impôts et de contributions jouissant d'immunités particulières : le droit d'asile, des franchises de toute nature, firent que la fortune des Quinze-Vingts s'accrut rapidement. Si on ajoute les donations tant en valeurs immobilières que mobilières faites par des âmes charitables soit à titre gracieux ou à charge des services religieux, les Quinze-Vingts arrivent bientôt à avoir une fortune considérable qui assure largement leur indépendance. La liste serait très longue si on voulait énumérer les importants comme les modestes dons faits en faveur des Quinze-Vingts. Quelques clauses de testaments étaient assez compliquées, telles que celles de Nicolas Flamel, le célèbre calligraphe, qui imposaient aux Quinze-Vingts (testament du 22 novembre 1416) l'obligation de se rendre processionnellement chaque mois, la croix en tête, à Saint-Jacques-la-Boucherie, sous la conduite d'un prêtre et d'un clerc revêtus de surplis. Ils assistaient au service célébré pour le repos de son âme et recevaient au départ des marguilliers de Saint-Jacques chaque fois 47 sols parisis.

En 1613, le chapitre ordonne que, conformément à l'ancienne coutume, ceux qui assisteront à l'obit de Nicolas Flamel seront tenus d'aller et revenir avec la modestie joyeuse qui convient à cette procession. Henri de Villeneuve de la Folleville (5 juillet 1645), maître de la chambre des comptes, laisse 400 livres tournois de rente (35.844 francs) augmenté d'un capital de 6.000 livres (1).

Marguerite de Gondy, veuve du marquis de Maignelay, laisse 22 livres 4 sols 5 deniers de rente.

(1) Au xviiie siècle, la livre parisis = 112 fr. 33.
      —   tournois = 89 fr. 86.

Denise de Bordeaux, veuve de François de Pommereux, conseiller au grand conseil, laisse 3.000 livres pour cave sépulcrale, 1.000 livres pour chapelle ardente et 200 livres de rente.

Vers le milieu du xviiie siècle, on trouve le legs de Louis Tafforeau, de Bellême (Orne), qui laisse par son testament du 14 juin 1877 aux Quinze-Vingts la somme de 100.000 francs, sans aucune condition.

Le 3 mai 1889, Mme veuve Ferdinand Delmas fait un don de 15.000 francs, qui stipule la célébration annuelle de huit messes pour elle et les membres de sa famille.

Quoi qu'il en soit, la fortune actuelle des Quinze-Vingts n'atteint pas annuellement 600.000 francs de revenus, c'est tout ce que lui rapportent les biens ruraux de la Seine-et-Marne (fermes de Louvres et de Venantes), la maison de rapport à Paris du théâtre des Folies-Bergère. Ce terrain, sur lequel furent faites des constructions successives, a été légué aux Quinze-Vingts par le sieur Quentin-Courtin, chanoine de la Sainte-Chapelle (testament du 3 juin 1579).

La fortune des Quinze-Vingts serait plus que décuplée si elle n'avait pas subi la déplorable administration du cardinal Louis-René-Edouard, prince de Rohan, qui, au 13 décembre 1779, autorisé par Louis XVI, aliéna l'emplacement occupé par les aveugles et le transporta dans leur demeure actuelle de la rue de Charenton, 28. On peut se rendre compte de la valeur qu'aurait aujourd'hui le terrain appartenant autrefois aux Quinze-Vingts. Ce terrain était limité au nord par la rue Saint-Honoré, à l'ouest par la rue Castiglione et l'allée qui se trouve en face dans le jardin des Tuileries, au sud par une ligne parallèle à la Seine, distante de cent quatorze mètres de la grille du jardin qui longe la rue de Rivoli et continue jusqu'à l'Arc-de-Triomphe du Carrousel, à l'est par la rue de l'Echelle qui serait prolongée jusqu'à la ligne dont je parlais. Certes, les transformations qu'on visait dans la nouvelle demeure étaient d'une haute portée morale et sociale pour l'amélioration du sort de l'aveugle, par la suppression de la mendicité et des quêtes, l'augmentation du nombre des places internes des Quinze-Vingts, la distribution journalière de pain aux pensionnaires, l'institution de 25 lits pour le traitement des maladies des yeux afin de guérir ou prévenir la cécité, et un prix annuel de 400 livres au meilleur mémoire concernant les maladies des yeux.

Si la situation budgétaire de l'Etat avait pu supporter le règlement complet de la dette de 1779, la fortune des Quinze-Vingts se chiffrerait aujourd'hui par des millions. Le nombre des aveugles qui se trouvent répandus sur le territoire de la France étant plus de 36.000, il est facile à concevoir que les pensions qu'ils recevraient assureraient modestement leurs moyens d'existence.

De 1831 à 1849, la subvention de 250.000 francs fut réduite par les Chambres à 210.000 francs.

En 1896 (19 novembre), l'hospice est subventionné pour la somme de 325.000 francs.

En 1897, le budget de l'hospice est angmenté de 10.000 francs; mais ces subventions, pour l'hospice national, ne sont qu'une faible partie des intérêts d'un capital dont l'Etat s'était approprié par la vente des dits immeubles appartenant aux Quinze-Vingts.

Les justes revendications des droits sur la fortune des Quinze-Vingts trouvent déjà depuis longtemps dans son infatigable directeur, M. Péphau, un admirable représentant. Cet ardent défenseur de tout ce qui touche à l'intérêt de l'aveugle a fourni déjà des résultats admirables par l'École Braille et par la Clinique nationale. Par l'École Braille, l'avenir est assuré; à la Clinique, la souffrance est soulagée.

Une fois ces revendications couronnées de succès, les Quinze-Vingts étant rentrés dans leurs biens, le sort de tout ce qui touche à l'aveugle indigent serait amélioré.

Les proportions dans lesquelles l'hospice national des Quinze-Vingts concourt à la distribution des secours annuels et viagers sont faites aux aveugles à partir de leur 21e année.

En dehors des 300 pensionnaires internes, l'hospice national secourt 1.750 aveugles choisis parmi les plus âgés.

Emplacement

Les Quinze-Vingts se trouvent aujourd'hui au 28, rue de Charenton, dans l'hôtel qui fut construit en 1699 par Hardouin Mausard, formant l'ancienne caserne des mousquetaires noirs, inoccupée depuis le 15 décembre 1775, époque de la suppression des mousquetaires de la garde.

Sous Louis XIV, la superficie de cet hôtel était de 5.415 toises, dont 1.559 en bâtiments. Le nombre des chambres à cheminées était de 330 et il y avait en plus quatre grands logements.

En 1780 et 1785, la maison des Quinze-Vingts s'agrandit par l'achat de six maisons rue de Charenton, de deux maisons et de terrains rue Moreau.

En 1857 et 1859, la Compagnie des chemins de fer de Vincennes, et en 1862 la Ville de Paris, font des expropriations de terrains et maisons et diminuent ainsi l'étendue des propriétés appartenant aux Quinze-Vingts.

En 1866, les Quinze-Vingts, sous le nom de maison impériale des Quinze-Vingts, se trouvent décrits dans un ouvrage intitulé : *Établissements généraux de Bienfaisance*

Aujourd'hui, la maison des Quinze-Vingts est bordée à droite et à son extrémité par le chemin de fer de Vincennes et des propriétés voisines, à gauche par la rue Moreau et occupe une superficie de 16.564 mètres. La valeur du terrain était estimée en 1866 à 4.366.655 francs.

Il est évident que depuis cette valeur a augmenté considérablement, grâce aux nouvelles constructions faites, telles que la Clinique et le pavillon d'isolement, et les innovations successives dues à la direction de M. Péphau.

L'hospice des Quinze-Vingts a son entrée principale rue de Charenton. Une vaste cour comprend des bâtiments importants ayant trois étages, occupés par les aveugles. A droite de l'entrée principale, se trouve la chapelle, qui sert de paroisse aux habitants du faubourg Saint-Antoine, et contiguë aux bâtiments occupés par l'administration (l'église des Quinze-Vingts, selon l'avis du Préfet de la Seine, doit être transférée prochainement avenue Ledru-Rollin).

A gauche de ces bâtiments est le pavillon consacré à l'infirmerie et à la communauté.

A l'extrémité de la cour principale et des grands bâtiments où se trouvaient les vastes magasins servant autrefois d'écuries et de greniers à fourrage pour les mousquetaires noirs, se trouve aujourd'hui le pavillon d'isolement.

Le nombre des logements d'aveugles est de 245 et pour l'infirmerie de 50, soit 295 en tout, auxquels il faut ajouter les appartements, logements et chambres réservés au personnel et aux gens de service.

Direction et administration

Le pouvoir administratif des Quinze-Vingts modernes comprend :

Le Ministre de l'Intérieur, désigné autrefois sous le nom de Grand Aumônier, qui nomme et approuve tous les rapports faits par le Directeur.

Une commission consultative attachée à l'établissement ayant pour membres :

MM. Goujon, ancien maire et sénateur;

le duc Ferry d'Esclandes;

le comte Clauzel;

le Docteur Vincent Laborde, membre de l'Académie de médecine;

Chapuis Ernest, avocat.

Le Directeur, connu autrefois sous le nom de maître, représente l'établissement et a sous sa responsabilité l'administration intérieure. Il gère les biens, l'emploi des revenus et tout ce qui concerne l'ordre et le régime intérieur. Il procède aux adjudications, passe les marchés, prépare les budgets, ordonne, liquide et mandate toutes les dépenses. Après la clôture de l'exercice, il adresse au ministre le compte administratif et moral de l'exercice de l'année écoulée. Il correspond directement avec le ministre et fait exécuter les règlements et instructions émanant de l'autorité supérieure. Il tient ou fait tenir sous sa responsabilité les registres prescrits par les règlements.

Il procède à la vérification de la caisse du receveur, surveille les opérations de l'économe, et, chaque année, il fait le recollement de l'inventaire du mobilier.

Les budgets et les comptes, les adjudications et les marchés, ainsi que toute opération importante, sont soumis à l'approbation du ministre,

Les propositions du Directeur sont accompagnées de l'avis de la commission consultative attachée à l'établissement. L'arrêté ministériel du 1er mars 1852 donnait au Directeur, comme signe distinctif, un uniforme. Aujourd'hui, ce signe distinctif est aboli.

La commission consultative attachée à l'établissement comprend cinq membres désignés plus haut; elle est nommée par le ministre qui nomme chaque année son président et le secrétaire.

Les membres de la commission se renouvellent chaque année par fractions et peuvent être réélus; ses fonctions sont essentiellement gratuites. La commission comprend des fonctionnaires appartenant au Conseil d'Etat, à la Cour des Comptes, à la magistrature, et leur concours utile et éclairé est d'une grande utilité à l'administration supérieure.

Les séances de la commission ont lieu à des époques déterminées; le Directeur assiste aux séances et a voix délibératrice (art. 7 de l'arrêt, 21 juin 1845). Les délibérations sont prises à la majorité des voix et transcrites sur un registre spécial coté et paraphé. Le rôle de la commission consultative consiste non seulement dans la surveillance et les visites que ses membres font dans les différentes parties de l'hospice, mais encore elle délibère et émet son avis sur les budgets, les acquisitions, les aliénations et échange de propriétés, les baux, les travaux de constructions et autres, les achats d'objets de consommation, les dons et legs, les placements de fonds, les actions judiciaires, etc., etc. En outre, tous les ans, la commission consultative envoie directement au ministre un rapport pour montrer les améliorations et les réformes nécessaires.

Le sous-directeur (poste qui a été créé depuis 1880) seconde admirablement le directeur et lui facilite la tâche. Il prépare le budget, la correspondance et répond en l'absence du directeur à tout ce qui concerne la maison. Il est à la fois secrétaire et administrateur.

Le receveur perçoit les revenus et paye les dépenses mandatées par le directeur. Le receveur exerce personnellement sa gestion; il est soumis aux dispositions des lois relatives aux comptables publics. A la fin de chaque trimestre, il remet au directeur la balance des comptes et le bordereau de la situation, et, à la fin de l'année, une copie de son compte. Le receveur fournit un cautionnement de 10 $^{0}/_{0}$ du montant des recettes ordinaires réalisées la dernière année.

L'économe est chargé, sous la direction et la surveillance du directeur, de la gestion de tous les services économiques de l'établissement : réception, emmagasinage, conservation et distribution des denrées et autres objets de consommation. Il a la garde des magasins, de la lingerie, du vestiaire, ainsi que la surveillance des ouvroirs, ateliers, des cuisines et la pharmacie. Tous les matins, l'économe visite et s'assure de la qualité et de la quantité d'alimentation que les malades reçoivent. L'économe peut faire de même des dépenses qui ne comportent ni factures régulières ni mandats spéciaux. Il peut, en vertu d'ordres du directeur, acheter directement les objets pour lesquels il n'a été passé ni marché ni adjudication. L'économe veille à l'entretien et à la conservation du mobilier, dont il dresse l'inventaire général. Il tient les écritures conformément aux instructions sur la comptabilité. Il fournit les justifications prescrites; il est responsable de tout déficit non expliqué dans les objets du mobilier ou de l'approvionnement. Il est assujetti à un cautionnement.

Personnel

Les Sœurs qui se trouvent à l'infirmerie sont placées sous l'autorité de l'administration et s'occupent du service de l'infirmerie, de la pharmacie, de la direction secondaire des services économiques et remplissent ces rôles successivement à la cuisine, à l'office, à la lingerie, au vestiaire et aux ouvroirs. Elles agissent comme déléguées de l'économe qui, seul, est responsable.

L'aumônier est nommé par le ministre de l'Intérieur, sur la présentation de l'autorité diocésaine. Chargé de la célébration du culte, il célèbre les anniversaires prescrits par le gouvernement ou par l'administration. Il n'a droit à aucun casuel. En ce qui concerne les ministres des autres cultes reconnus par l'Etat, ils ont libre accès près de leurs coreligionnaires de l'établissement, après avoir concerté avec le directeur.

Un architecte assisté d'un inspecteur de bâtiments est chargé de l'entretien des lieux et des réparations et constructions nouvelles. Le nombre des employés et agents attachés au service, leur nomination ou leur renvoi regarde le directeur. Certains avantages accordés par une décision du ministre sont attribués à certains fonctionnaires et consistent en gratuité de logement, nourriture, chauffage, éclairage, blanchissage et habillement.

L'habillement des gens du service des Quinze-Vingts est identique à celui du ministère de l'Intérieur et se compose d'un habit complet en drap noir avec boutons de cuivre portant l'inscription : Ministère de l'Intérieur. La casquette est à visière et brodée devant avec la marque : Quinze-Vingts. Tous les traitements, à l'exception de ceux de l'aumônier, des Sœurs, des médecins, des architectes et des gens de service sont soumis à une retenue proportionnelle versée dans la caisse de l'établissement et servant comme pension de retraite.

Archives

Les archives de l'hospice des Quinze-Vingts offrent, par leur ancienneté, un intérêt tout particulier au point de vue des documents anciens et dignes d'intérêt pour le chercheur, l'historien et l'archéologue. Le nombre des pièces, des sceaux et la variété des sujets abondent.

La première partie de l'inventaire sommaire des archives comprend les chartes, lettres, patentes, bulles, ordonnances, arrêts de 1260 à 1754. Concessions d'indulgences, 1260 à 1674. Rentes, 1262 à 1772. Maisons dans la ville de Paris, 1279 à 1754. Exemption de la juridiction de l'ordinaire et droit du grand aumônier pour le gouvernement tant du spirituel que du temporel, 1269-1748. Procuration pour faire les quêtes; droits et immunités accordés à l'église des Quinze-Vingts par les papes et par le chapitre de Saint-Germain-l'Auxerrois pour avoir les fonts baptismaux, administrer les sacrements, don de reliques, droit de revendiquer les particuliers pris dans leur église et constitués prisonniers, 1282-1694. Statuts et règlements de 1521 à 1755. Exemptions de toutes tailles et impositions, 1360 à 1713. Don par les rois des vieux ornements de la Sainte-Chapelle, 1551 à 1662.

Conditions d'admissibilité

L'hospice national des Quinze-Vingts secourt les aveugles français adultes indigents de l'un et l'autre sexe. Les secours se divisent en pensionnaires internes et pensionnaires externes. Les demandes pour faire partie de l'une ou l'autre classe doivent être adressées au ministre de l'Intérieur, qni a seul qualité de faire les nominations. Les pensionnaires externes se divisent en trois classes :

1º Pension annuelle et viagère de 100 francs.
2º — — — de 150 —
3º — — — de 200 — .

Les aveugles passent successivement d'une classe à l'autre après avoir fait partie une année au moins de la classe précédente.

Pour être admis à ces secours annuels, il faut :

1º Être Français;
2º Avoir l'âge de 21 ans au moins;
3º Justifier d'une cécité complète et incurable;
4º Etre dans un état d'indigence dûment constatée.

Pour obtenir la première pension, la demande doit

être adressée directement au ministre de l'Intérieur et accompagnée :

1º D'un extrait de naissance ;

2º Du certificat de cécité complète et incurable délivré pour les aveugles résidant en province par un docteur en médecine désigné par le préfet ou sous-préfet du domicile des pétitionnaires, et, pour ceux qui habitent Paris, par un des médecins attachés à l'hospice des Quinze-Vingts ;

3º Un certificat d'indigence délivré par le maire de la commune et légalisé ;

4º Un certificat de bonne vie et mœurs ;

5º Un extrait du casier judiciaire.

Ces pièces sont faites sur papier libre.

L'augmentation de la pension n'exige pas de nouvelles pièces. Une demande adressée à M. le Ministre est suffisante.

Les secours attribués aux pensionnaires externes sont payés à la fin de chaque trimestre, savoir ·

Pour les aveugles résidant à Paris, à la caisse de l'hospice, et pour ceux demeurant en province, à la caisse du percepteur de la circonscription. Dans chaque cas, l'aveugle doit remettre un certificat de vie en forme et présenter le titre de pension qui lui a été délivré par l'hospice des Quinze-Vingts.

Pensions internes

Pour être admis à l'hospice des Quinze-Vingts en qualité d'interne, il faut :

1º Avoir fait successivement partie des deux classes de pensionnaires externes de 100 et 150 francs et être au moment de la demande dans la classe des pensionnaires externes à 200 francs ;

2º Etre âgé de 40 ans au moins ;

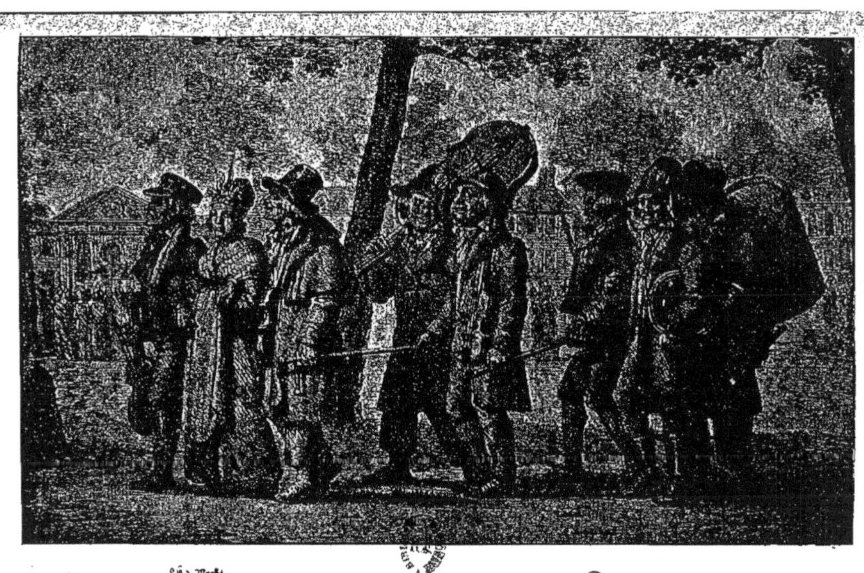

Lith. de Marlet

Aveugles des Quinze-vingts en promenade.

3° L'aveugle doit posséder la somme de 150 francs pour acheter le mobilier nécessaire et garnir le logement que l'administration lui fournit;

4° En outre, un certificat du maire de sa commune indiquant qu'il n'est ni impotent ni infirme et qu'il est assez solide pour vivre seul dans sa chambre et suffire à tous ses besoins;

5° Un certificat médical attestant à nouveau que sa cécité est complète et incurable.

En possession de toutes ces formalités, l'aveugle reçoit son titre définitif d'admission aux Quinze-Vingts. Le conjoint et les enfants d'un aveugle interne peuvent demeurer avec lui dans l'hospice. Toutefois, les enfants du sexe masculin sont obligés d'en sortir à l'âge de 15 ans.

Il est intéresssant de voir les différentes indemnités d'autrefois et celles d'aujourd'hui.

Avant 1857, la paye quotidienne était de 1 fr. 0275, soit 375 francs par an.

La décision du 27 mai 1857 donne au pensionnaire 1 fr. 20 par jour, soit 438 francs par an. L'arrêté ministériel du 6 mai 1865 élève la somme de 0 fr. 10 par jour, soit 474 fr. 50 par an.

Le décret de 1867 supprime l'habillement obligatoire et porte la paye journalière à 1 fr. 40 par jour, soit 511 francs par an.

En 1878, la situation matérielle du pensionnaire s'améliore davantage : il reçoit 1 fr. 50 par jour, soit 547 francs 50 par an.

Les derniers décrets de 1893, 1899, 1900 établissent la paye du pensionnaire à 1 fr. 60, celle du conjoint à 0 fr. 40, des enfants à 0 fr. 25, des veufs et veuves à 0 fr. 60, soit 730 francs par an.

L'aveugle reçoit, en outre, 625 grammes de pain par jour.

Il est alloué à chaque enfant ayant moins de 14 ans

1 kilogr. de pain par semaine, pendant treize semaines de l'hiver seulement.

La maison des Quinze-Vingts donne à chaque femme qui accouche un secours de 25 francs. Elle alloue 30 francs à chaque enfant lors de sa première communion et un secours de 120 francs au moment de son apprentissage. Cette somme est placée à la Caisse d'épargne au profit de l'enfant, pour être touchée à sa majorité.

La maison fait, en outre, à ses pensionnaires, l'avantage de leur recevoir des capitaux en placement viager.

Dans le règlement du 11 août 1856, la maison des Quinze-Vingts renonce à tout droit sur la succession des aveugles internes.

La commission consultative, dans sa séance du 29 décembre 1897, au sujet de l'attribution du bien des aveugles à leur décès, est d'avis qu'il y a lieu, pour M. le Ministre de l'Intérieur, d'adopter la proposition du directeur et de rétablir dans le règlement général le droit absolu pour les Quinze-Vingts, sous les réserves spécifiées dans les statuts de 1522, et de substituer aux héritiers de tout pensionnaire décédé dans la maison et de s'approprier leurs biens, titres et valeurs.

Dans la séance du 2 février 1901, la commission consultative soumet au conseil des inspecteurs généraux les modifications approuvées par le Ministère de l'Intérieur le 15 avril 1901 et portant sur les articles suivants :

Art. 11. — Tout pensionnaire soit interne, soit externe de l'hospice des Quinze-Vingts, est rayé lorsque l'état d'indigence qui a motivé son adhésion vient à cesser. Aucun pensionnaire n'est admis qu'à la condition d'indemniser l'hospice des dépenses qu'il aura occasionnées, soit sur les biens qui pourront lui survenir ou sur ce qu'il laissera à son décès.

En ce qui concerne les pensionnaires internes, l'hospice pourra, s'il est nécessaire, exercer le droit de rétention sur les valeurs de leurs successions. L'hospice se réserve les droits de recours contre les membres de la famille de l'aveugle visés aux articles 205 et suivants du Code civil et contre toute personne ou collectivité tenue à l'égard du pensionnaire à indemnité ou à pension.

Les biens mobiliers, bijoux, deniers comptants et laissés après décès par le pensionnaire interne seront, dans tous les cas, recueillis par l'hospice; les héritiers n'y auront aucun droit.

ART. 12. — Dans le cas où un pensionnaire décédé laisserait un conjoint infirme ou des enfants mineurs, le directeur prendra toute mesure nécessaire; mais il ne sera statué définitivement qu'après l'avis de la commission consultative et approbation du Ministre de l'Intérieur.

ART. 13. — Tout aveugle demandant à être inscrit comme pensionnaire aux Quinze-Vingts devra produire une déclaration certifiée par le maire de la commune et par deux témoins établissant qu'il a pris connaissance des articles 11 et 12 et qu'il les a acceptés.

La seule restriction imposée aux aveugles, est l'interdiction du mariage entre deux pensionnaires aveugles.

L'aveugle célibataire ou veuf admis à l'internat ne peut se marier sans l'autorisation du ministre de l'Intérieur.

A l'origine de l'établissement, on trouve uniquement des aveugles (1) et une soixantaine de domestiques voyants pour les servir.

NOMBRE. — Saint Louis, en fondant la maison, avait décidé que les aveugles y seraient toujours au nombre de 300 et, selon le langage du moyen âge, la numération par vingtaine fait que la langue vulgaire les appellent « les Quinze-Vingts ».

Au XIVe siècle, la maison ne comptait que 276 membres présents.

(1) Mémoires de Joinville.

Au xve siècle, la maison, appauvrie par la guerre et par une mauvaise administration, renferme :

105 personnes en l'année 1501.
 99   —   —   1502.
 88   —   —   1505.
116   —   —   1519.

Vers le milieu du xviiie siècle, on retrouve à peu près le nombre primitif. Ainsi, aux 275 aveugles internes, il faut ajouter, pour compléter le chiffre de 300 fixé dans l'acte de fondation, 25 aveugles qui, admis à l'internat, ont préféré rester dans leur domicile, et ils recevaient en compensation un secours annuel et viager de 250 francs. Depuis l'arrêté du 21 octobre 1854, cette faveur a été supprimée; la résidence à l'hospice est obligatoire.

En 1866, la population qui se trouvait aux Quinze-Vingts se décomposait ainsi :

275 aveugles internes mariés et célibataires.
145 époux voyants.
 40 enfants au-dessous de 14 ans.
 10 enfants au-dessus de 14 ans placés en apprentissage.
 33 enfants hors d'apprentissage tolérés par l'hospice.
 26 veuves d'aveugles internes.
 10 parents d'aveugles.
Soit un total de 539.

Aujourd'hui, la population des Quinze-Vingts peut se décomposer environ :

Aveugles internes	270
Veuves d'aveugles	30
Epoux voyants	100
Enfants au-dessous de 14 ans	24
— au-dessus —	8
Parents d'aveugles	0
	432

Eléments composant les Quinze-Vingts

Si, pour entrer dans l'hospice, on devait justifier son origine parisienne, cette condition n'était pas toujours absolue. Ainsi, on trouvait autrefois des aveugles fournis par les pays voisins : Le Mans, Beauvais, Clermont, etc., etc.

Les conditions sociales ne furent jamais soumises à aucune règle. Une femme noble pouvait se rencontrer avec une corroyère, un prêtre se coudoyait avec un boulanger, un médecin était à côté d'un tavernier ou maître d'école. Il va sans dire que ces mélanges d'éléments hétérogènes ne vivaient pas toujours en bonne entente et donnèrent lieu quelquefois à des scènes pénibles.

Parmi les pensionnaires des Quinze-Vingts d'autrefois, on trouve :

Le Docteur Barroche, qui inventa un moyen d'écriture au crayon, système fort satisfaisant pour les aveugles.

Foucault, né en 1797, qui était élève de l'Institut national, fut l'inventeur de la traction mécanique. Pourrait-on croire qu'à cette époque où personne ne prévoyait ce genre de locomotion, un pauvre aveugle sachant que la vapeur était employée à mettre en action de tels moyens, rêvait pour l'appliquer ce qu'il appelait un chemin à coulisses sur lequel on pouvait marcher avec une vitesse jusque-là inconnue (Guadet, dans les *Annales des Sourds-Muets et des Aveugles*). Ce Foucault, admis plus tard aux Quinze-Vingts, monta un petit commerce d'épicerie et aborda, en 1839, un système d'écriture pour les aveugles et qui, à diverses expositions, lui a valu des médailles d'honneur.

Les pensionnaires d'aujourd'hui, composés d'indigents, forment la seule population des Quinze-Vingts.

On trouve parmi eux des anciens ouvriers qui, accidentellement ou par suite de maladie, ont perdu la vue.

Le bien-être relatif dont jouissent les aveugles comme pensionnaires externes et comme pensionnaires à la maison des Quinze-Vingts (ces derniers ayant l'avantage de pouvoir se trouver avec les leurs) fait que les demandes d'admission à ces pensions sont très recherchées ; elles sont l'objet d'une enquête. L'avis d'un préfet, d'un maire, d'un député ou d'un conseiller municipal favorise toujours le candidat à l'admission. Les nominations sont faites tous les trois mois et sont données de préférence à ceux qui sont plus âgés, chargés de famille ou encore aux indigents, ou à ceux qui par des services rendus à l'Etat ou à ses institutions : tels anciens militaires, instituteurs, cantonniers, ouvriers devenus aveugles sur les chantiers de l'Etat.

Les admissions sont toujours révocables au cas où le titulaire interne ou externe cesserait d'avoir recours à l'assistance ou se serait rendu indigne par sa conduite.

La condition imposée aux pensionnaires au moment de leur admission à l'hospice, pour prouver qu'ils sont aveugles indigents, et, en conséquence, dignes d'être secourus par l'Etat, a été une des grandes préoccupations de la commission consultative. Le règlement intérieur écarte de cette façon le faux pauvre ou celui qui sait s'introduire dans cette maison hospitalière avec la connivence des municipalités pour cacher sa véritable position matérielle. Parmi les faux indigents, on trouve Mme S... (veuve T...), qui, au moment de son décès, possédait 70.000 francs, somme sur laquelle l'établissement, en absence d'un texte, n'a pu excercer aucune reprise et qui fut intégralement remise aux héritiers.

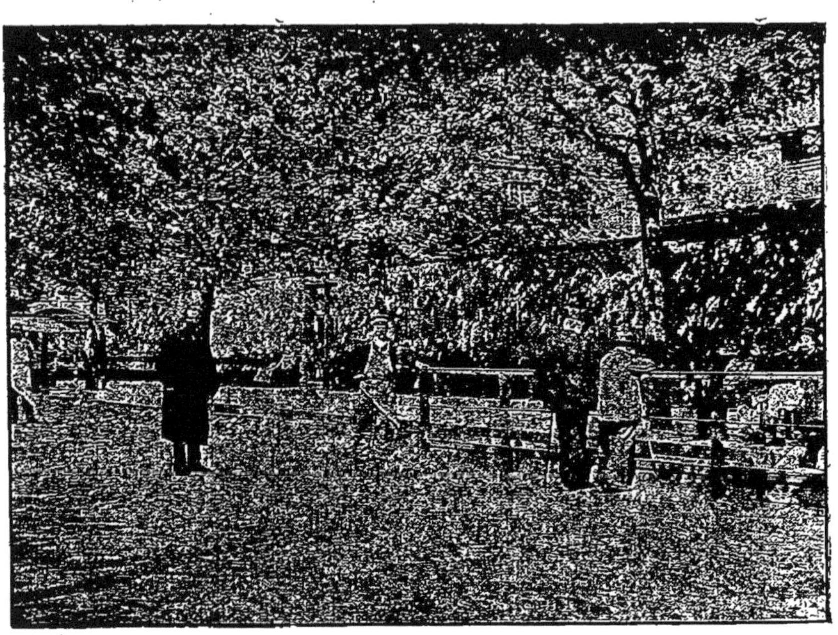

Les Aveugles au jeu de quilles.

Situation morale des aveugles

LOGEMENT. - L'arrêt de 1523 concernant les aveugles permet de supposer que, si un logement déplaisait à un pensionnaire, il pouvait en louer un au dehors de la maison; et, comme la situation matérielle de jadis était tout autre, vu qu'elle dépendait de la congrégation, l'aveugle pouvait même se faire construire une maison à son goût ou acheter à vie une de celles qui se trouvaient dans l'enclos.

Aujourd'hui, l'aveugle doit habiter le logement qui lui est attribué par la direction.

De tout temps, le mobilier qui garnissait le logement était des plus sobres. Malgré la modestie qui incombe au rang de ces malheureux, on n'est pas sans remarquer dans le ménage du pensionnaire une certaine coquetterie.

Le logement est plus ou moins grand, selon qu'il s'agit d'un célibataire ou d'une famille. Il se compose d'une petite entrée et d'une pièce assez spacieuse garnie du strict nécessaire à un ménage : armoire, table, lit, chaises, suspension, etc. Des fleurs garnissent la bordure des fenêtres pourvues de rideaux blancs ou de couleur. Lorsqu'on entend derrière ces rideaux l'exécution d'un morceau de violon accompagné de chant ou d'harmonium, on se demande si ces habitants sont réellement à plaindre.

L'aveugle est fait à son sort. Sans vouloir lui attribuer une gaîté exubérante, on ne peut pas dire qu'il soit triste, car il a à sa disposition tout ce qui contribue à l'entretien et à la conservation de sa santé et de sa partie intellectuelle, surtout depuis qu'il jouit des améliorations successives faites depuis 22 ans, époque à laquelle M. Péphau se trouve à la tête de cet établissement. Le vaste jardin de la cour principale, avec ses larges allées pourvues de bancs, est un endroit de prédilection où ils vont s'asseoir et se promener souvent en groupes de deux et où ils sont chez eux.

Le promenoir des aveugles, sur le trottoir qui borde les maisons de la cour, est entièrement en asphalte et a une longueur de 500 mètres. Il a été reconstruit par M. Péphau. Les anciens et les habitués le parcourent avec une grande sûreté du chemin. D'autres, munis de leur canne, font le trajet s'accompagnant du rhythme et de la cadence que cette canne fait en tombant soit sur le mur, soit sur le bord du trottoir. Si la question pécuniaire permettait de construire une marquise pour protéger cette promenade, ce serait très agréable pour l'aveugle qui, par les jours de pluie ou de neige, doit suspendre ses promenades quotidiennes et reste confiné à l'intérieur en attendant le retour du beau temps.

Qui peut savoir les surprises ménagées par M. Péphau, ce fervent disciple de l'hydrothérapie et de l'hygiène, et qui comprend combien on peut éviter les dépenses lorsqu'on prévient les maladies? Peut-être qu'un beau jour on verra ce projet se réaliser. Certes, la promenade seule serait monotone si elle était l'unique distraction de l'aveugle. Plusieurs pensionnaires se livrent au jeu de quilles. Ce jeu se trouve dans la deuxième cour. On est tout surpris de voir ces vieillards, privés de lumière, s'adonner à un jeu qui exige la précision. Les aveugles ont encore à leur disposition une salle où se trouve un billard chinois. Les 1er et 3e jeudis, les 2e et 4e mercredis, sur la demande de M. Péphau, un concert, donné par la musique militaire dans la première cour de la rue de Charenton, offre un éclat tout particulier à cette maison de retraite.

La population composant la maison ainsi que quelques habitants du quartier s'y donnent rendez-vous. Les pensionnaires de l'hospice des Quinze-Vingts, quoique privés de la vue, sont assez valides; ils se suffisent

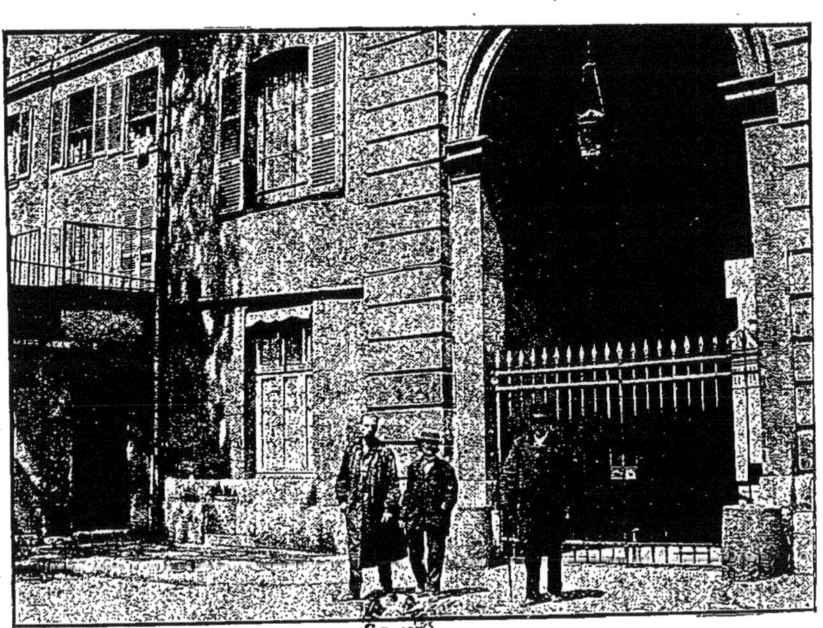

Pensionnaires en promenade.

à eux-mêmes et à leurs besoins. Ils sont au courant avec tout ce qui concerne les journaux. L'admirable pensée du Directeur a fait qu'ils possèdent une salle où on leur fait la lecture et des conférences. Deux lectrices voyantes, conjointes d'aveugles, ont obtenu la place par concours. Elles font chacune deux heures de lecture. Le matin, on lit le journal; le soir, on lit un morceau de littérature. Leur traitement est de 20 francs par mois.

Habillement

Le costume de l'aveugle, si bien réglementé au xviie siècle, comprenait une livrée de teinte brune ou grise. Le chapitre de la confrérie était sévère à ce sujet et enjoignait aux frères de porter des habits de serge brune. La pièce principale de cette livrée consistait en une robe flottante à peu près de même forme pour les hommes que pour les femmes. Les accessoires consistaient en une chemise, des bonnets, « chaperons et sans moustaches » pour les femmes. Les hommes portaient chapeaux et souliers et un grand manteau fendu sur le côté. Les femmes portaient un tablier. Toute coquetterie était sévèrement réprimandée : pas de bijoux ; on interdisait aux femmes de porter des cheveux « tirez ou frisez n y pendants en façon de moustaches ». Le seul bijou était la fleur de lys de cuivre, les fleurs en or ou en argent étaient interdites. Cette fleur était le véritable emblême des Quinze-Vingts de Paris. Aujourd'hui, les pensionnaires ne portent aucun de ces signes distinctifs. L'administration actuelle laisse entièrement aux pensionnaires la liberté de s'habiller comme bon leur semble, bien entendu avec tout ce qui comporte leur rang et leur position. Si les aveugles recevaient autrefois un costume tous les deux ans, aujourd'hui ils ne jouissent pas de cette gratification.

Régime intérieur, occupations

Combien loin sommes-nous de l'époque où la seule occupation de l'aveugle des Quinze-Vingts était la mendicité. Revêtu de sa robe avec la fleur de lys, chargé d'une besace en toile pour récolter les morceaux de pain, d'une boîte en cuivre pour mettre l'argent, il parcourait tous les matins les rues de Paris en criant : « Aux Quinze-Vingts pain Dieu. » Au retour, les quêteurs recevaient la moitié de la recette, et comme ils cachaient souvent une partie des aumônes, on les fouillait à leur entrée. On trouvait aussi parmi eux des tisserands, avec l'aide de femmes voyantes. En 1762, deux frères aveugles furent admis comme maîtres de danse. Les contemporains de Petit-Walle trouvèrent aussi aux Quinze-Vingts l'installation complète d'une fabrication de rasoirs et de nécessaires à barbe. Tout ce qui concernait les délassements et les plaisirs était soumis aux règles du chapitre. Certains jeux de quilles ne trouvaient pas grâce devant l'austérité du chapitre. La musique, la distraction si précieuse pour les aveugles, était admise avec restriction ; aucune distraction n'était tolérée sans l'autorisation du maître.

Aujourd'hui, la plus grande liberté est laissée aux aveugles qui résident dans l'établissement. Ils mènent la vie de famille, certains font de la musique, d'autres font un travail lucratif, tels que : rempailleurs, brossiers, filetiers, fabricants de couronnes, accordeurs de pianos, organistes et facteurs. Les femmes font des reprises et du tricot. Il est curieux de voir la manière dont les aveugles enfilent une aiguille.

L'aiguille est celle ordinaire. L'aveugle la saisit entre le pouce et l'index de la main gauche, et, aux légers mouvements des doigts, il en repère exactement le chas ; après, il recueille le fil de la main droite et le

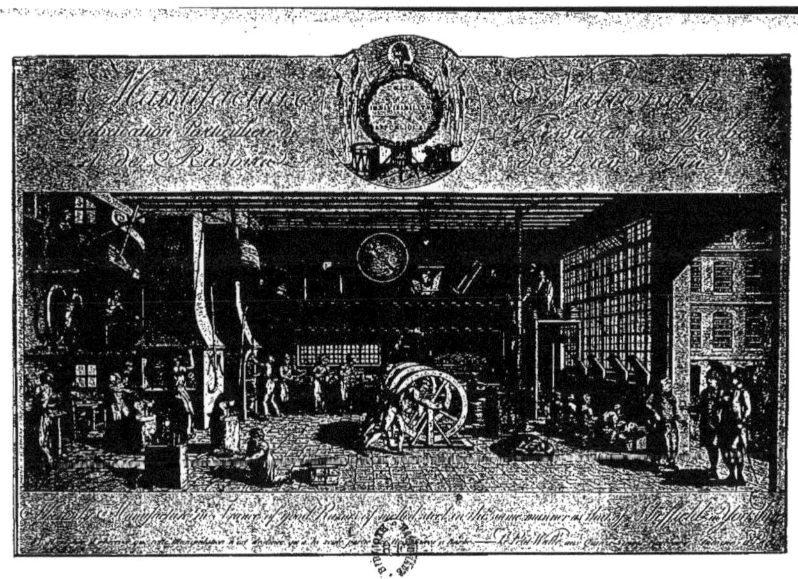

dirige dans le chas. S'il manque le défilé, il le fait franchir avec un petit bout de fil de laiton très mince. Il va s'en dire que la patience ne doit jamais les quitter pour recommencer plusieurs fois s'il le faut.

Les *enfants des pensionnaires* sont l'objet de soins tout particuliers dans l'établissement.

Si l'instruction des enfants d'aveugles existait au xve, xvie et xviie siècles, elle était faite particulièrement par l'Eglise, soit qu'elle formât les enfants de chœur et leur donnât l'instruction élémentaire.

Après l'installation des Quinze-Vingts au faubourg Saint-Antoine, les écoles furent réorganisées et chauffées pendant l'hiver.

Chaque mois, le maître et la maîtresse recevaient 6 livres tournoises destinées à l'achat de prix pour les enfants. Au xviie siècle, les livres sont fournis par l'hôpital. Les ouvrages suivants font partie de l'instruction : dix-huit *Règles Chrétiennes*, quatorze *Anciens Testaments*, vingt *Vertus des Jeunes Filles* et vingt-quatre *Psautiers*. En un mot, cette instruction de l'enfant était faite en dehors de l'enceinte de l'hospice. Les enfants allaient et venaient ou faisaient l'école buissonnière sous la surveillance du bon plaisir et de l'abandon complet.

Au xviiie siècle, les aveugles ont la satisfaction de pouvoir faire donner à leurs enfants dans l'intérieur même de la maison l'instruction religieuse par l'aumônier, l'instruction primaire et professionnelle à leurs filles dans une école-ouvroir tenue par une Sœur.

Ils avaient à Paris les moyens de donner à leurs enfants une éducation plus complète et pouvaient les mettre en apprentissage, l'administration veillait à ces divers placements et en payait les frais.

Il faut arriver à M. Péphau pour voir les brillants résultats obtenus sous sa direction. Quoique surmené par les nombreuses occupations que sa haute situation réclame, il ne perd pas une minute de vue les enfants de ses pensionnaires. Admirablement secondé par un des plus dévoués de ses fonctionnaires, M. Trouillard, il peut, à juste titre, être fier de voir son œuvre grandir tous les jours.

Tout en donnant à l'enfant l'instruction matérielle, il cultive son état moral; les deux réunis forment sa position sociale et il a la douce satisfaction de voir que sa peine n'est pas perdue. La plupart de ces enfants occupent aujourd'hui des positions bien enviables. Les enfants sont surveillés constamment par l'administration. Tous les ans, on donne lecture aux parents de l'instruction suivante :

RAPPEL D'AVIS ESSENTIELS PAR LE DIRECTEUR

1º Les parents des enfants âgés de six ans, pour se conformer à la loi du 28 mars, doivent faire choix d'une école dans le plus bref délai possible et en faire la déclaration à l'administration qui s'occupera de délivrer par la mairie les cartes d'admission nécessaires;

2º Aucun enfant, garçon ou fille, ne pourra être retiré de l'école définitivement sans l'autorisation de la direction;

3º Le secours d'apprentissage s'élevant à 120 francs, accordé autrefois par l'administration indistinctement à tous les enfants des pensionnaires internes, ne sera donné qu'à ceux qui l'auront gagné par leur conduite et qui, au moment où ils cesseront de fréquenter l'école, auront en orthographe, en arithmétique, en histoire, en géographie, etc., etc., les connaissances dont le programme a été arrêté par le directeur;

4º Les enfants retirés de l'école par les parents et auxquels aura été accordé le secours de l'apprentissage pourront être appelés pendant toute la periode de celui-ci, à des époques que le directeur déterminera, pour subir un examen susceptible de prouver que les études

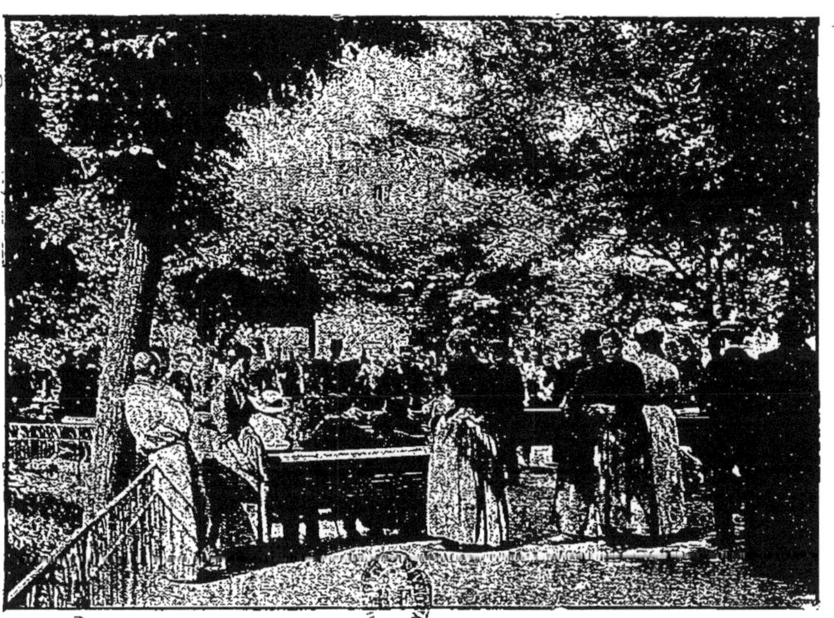

Le jour de la musique à l'Hospice.

sont continuées dans la famille ou à une école du soir ;

5° Les enfants qui, devenus apprentis ou ouvriers, se distingueront par leur zèle, la simplicité de leur mise, leur bonne tenue, une conduite exemplaire et un profond respect pour leurs parents, seront susceptibles de recevoir un livret spécial de Caisse d'épargne de 25 francs au minimum, Ce prix n'est pas annuel.

Chaque enfant, avant d'aller à l'école du quartier, doit passer dans le cabinet de l'économe, M. Trouillard. Là, il subit l'inspection quotidienne au point de vue de la propreté. Ce rôle paternel est d'autant plus utile que les parents étant aveugles les enfants auraient un laisser aller qui, plus tard devenu habitude, serait très difffcile à corriger.

L'administration est encore en rapport direct avec l'école par un livret sur lequel sont les points et les satisfactions qu'ils ont obtenus dans les cours, devoirs, application, absences, retards. Le livre est signé par le directeur ou directrice et contresigné par M. Trouillard.

Ce livret est récompensé suivant le mérite par une échelle de marques distinctives qui sont les suivantes :

Cachet vert signifie point faible.

— rouge forme la double valeur du premier.

— jaune la valeur des deux premiers réunis.

— bleu porte l'inscription : « Témoignage de la plus haute récompense. » Tous les jeudis, M. Trouillard reçoit les notes des enfants et leur fait une petite conférence ainsi qu'une composition à faire. Cette composition est rapportée le soir même et revue par M. Trouillard. Cette série successive de satisfaction au point de vue de l'instruction et de la propreté constitue le droit aux récompenses. Ces récompenses sont transformées en bons de Caisse d'épargne et placés sur un livret au nom de l'enfant. D'autres avantages sont accordés à ces enfants Ainsi, tout certificat d'études donne à l'enfant une gratification de 20 francs. Un enfant reçu à une école supérieure reçoit 30 francs. De plus, tous les ans, a lieu la distribution des prix aux enfants de l'hospice.

Les années 1887-1888 et les suivantes furent honorées de la présidence de M. Liès-Bodard, inspecteur général honoraire de l'Université.

L'invitation faite par M. Péphau fut agrémentée par des morceaux choisis exécutés par les aveugles et leurs enfants.

On relève, en 1887-1888, le programme suivant :

1º *Le Centenaire de 1889,* paroles de Mercier, musique de Ducy, chanté par la Société chorale des Quinze-Vingts.

2º *La Marchande et la Cuisinière,* scène comique jouée par Mlle Decot et Chenet.

3º *Les Derniers 20 sous,* poésie récitée par Mlle Salmon.

4º *La Petite Fille et son Chat,* poésie récitée par Mlle Leclerc.

5º *Comment on a l'air d'un Homme,* monologue récité par Mion.

6º *Arthémise Marmiton,* chansonnette exécutée par Mlle Bonnin.

7º *La Croix du Petit Parisien,* poésie récitée par Mlle Spiezer.

8º *Les Défauts utiles,* poésie récitée par Mlle Tartavalle.

9º *Ma Moustache,* poésie récitée par Leroy.

10º *Un Bon Placement,* chansonnette exécutée par M. Chanel.

11º *Le Vieux Sac de Grand'Mère,* poésie récitée par Mlle Guéraud.

12º *Une Tempête dans un Berceau,* poésie récitée par Mlle Lettry.

13º *L'Epave,* poésie récitée par Mlle Chambault.

14º *Mamzelle Suzon en Chemin de Fer,* chansonnette exécutée par Mlle Coupes.

15º *Le Retour de l'Exilé*, poésie dite par Mlle Bonnin.

16º *L'Ecervelée*, poésie récitée par Mlle Bonnin.

17º *Je serai Soldat*, chansonnette récitée par Mlle Spiezer.

18º *Les Enfants de l'Ivrogne*, poésie récitée par Mlle Rey.

19º *Gasconne et Marseillaise*, duo chanté par Mlles Coupes et Bonnin.

20º Allocution prononcée par Mlle Rey.

21º *Le Triomphe de l'Emulation*, chœur exécuté par les enfants.

22º Discours du Président.

23º *La Tirelire*, chœur exécuté par les enfants.

24º Distribution des livrets de Caisse d'épargne et lecture des notes des élèves.

25º *Les Canotiers*, chœur, par la Société chorale des Quinze-Vingts.

D'une façon générale, on distribue tous les ans à peu près la somme de 250 francs de livrets de Caisse d'épargne. Ces distributions ont lieu depuis 1878, époque de l'installation de la direction de M. Péphau.

Les éloges des palmarès sont faits publiquement. Chaque enfant, en présence des pensionnaires et du haut personnel administratif, entend lire son casier judiciaire. Le style de ces observations est conçu de façon à bien faire comprendre aux enfants qu'ils ne sont pas perdus de vue. Si l'un reçoit ses félicitations méritées, l'autre, à son tour, aura à entendre ses défauts corrigés et ceux qui doivent être modifiés. Grâce à l'obligeance de M. Trouillard, que je tiens à remercier ici, j'ai pu lire et extraire quelques observations à propos de l'enfant L... A... On lit que ses devoirs, leçons, application, conduite portent la note très bien. Le montant de ses bons points est de 16. Cette enfant a beaucoup travaillé pendant l'année, aussi a-t-elle fait de grands progrès. Elle s'est montrée très raisonnable, très soigneuse, très polie, d'une excellente tenue et excellente camarade. Elle a subi avec succès les épreuves du certificat d'études primaires, ce dont elle est félicitée sincèrement.

Une autre élève, B... E..., reçoit ses reproches. Son observation comporte qu'elle a causé beaucoup de peine par sa conduite et son indomptable indolence. Cependant elle s'est montrée plus soigneuse que l'année précédente ; mais il lui reste encore beaucoup à faire pour être citée comme une bonne petite fille, car elle a souvent un caractère désagréable et dissimulé. Enfin, on espère qu'en tenant compte de ces conseils elle se corrigera et s'amendera de manière à mériter l'année suivante les éloges de l'administration.

A propos de l'élève L... L... devenue plus sage dans le courant de l'année, elle aura à entendre les défauts qu'elle n'a pu corriger.

Cependant elle a donné plus de satisfaction pendant l'année scolaire : elle est intelligente, bien élevée, propre, soigneuse, studieuse, appliquée à ses devoirs. Les progrès ont été particulièrement grands en écriture et en calcul. Elle fera sûrement un jour une excellente élève si elle persiste à ne pas manger ses ongles pendant qu'on lui explique ses leçons ou ses devoirs.

Tous les deux ou trois ans, M. Péphau distribue le prix Montyon à celui des enfants le plus méritant et le plns vertueux qui possède l'amour filial.

Les récompenses sont proclamées solennellement au 1er janvier devant tous les pensionnaires et le haut personnel administratif.

La note suivante, lue par M. Péphau à l'occasion de la distribution du prix de vertu, montre pleinement sa haute valeur :

« En 1883, considérant que l'administration avait le devoir de surveiller ses pupilles jusqu'au jour où le règlement lui enlève son droit de tutelle, je décidais qu'une récompense spéciale (livret de Caisse d'épargne

de 25 francs) serait accordée à des époques indéterminées à l'enfant (garçon ou fille) qui, apprenti ou ouvrier,
se ferait le plus remarquer :

« 1º Par son assiduité au travail manuel ;

« 2º La simplicité sévère de sa tenue ;

« 3º Une conduite et une moralité irréprochables ;

« 4º L'affection et le respect pour sa famille.

« Deux fois depuis la séance de la distribution des
prix où je donnais ici même solennellement connaissance de cette décision à la population de cet établissement, j'ai la vive satisfaction de délivrer la récompense
méritée. Aujourd'hui, la fille d'un pensionnaire de cette
maison, qui a rempli toutes les conditions imposées, va
renouveler le plaisir que m'ont procuré autrefois deux
de ses camarades.

« C'est Mlle Henriette Tartavelle, âgée de 21 ans.

« Cette jeune fille, en effet, travaille depuis huit ans
dans la même maison, donnant à toutes ses compagnes
l'exemple de la plus grande exactitude et d'une conduite
absolument irréprochable, en même temps qu'elle n'a
cessé de se montrer bonne autant qu'affectueuse, dévouée pour ses parents qu'elle a fait profiter du fruit
d'un travail incessant, remplissant ainsi un devoir filial
bien fait pour nous réjouir.

« En conséquence, l'administration est heureuse de
lui remettre un livret de Caisse d'épargne de 25 francs
et de lui décerner publiquement les éloges qu'elle mérite, éloges que vous ratifierez tous ici, j'en suis convaincu.

« *Signé* : A. Péphau. »

Police intérieure des Quinze-Vingts

De tout temps, la police intérieure a été sévèrement appliquée. Les grands traits, en ce qui la concerne, n'ont pas varié beaucoup.

L'aveugle ne peut sortir sans l'autorisation du directeur, mais il peut se promener quand bon lui semble. Les jeux dangereux et tout ce qui entrave la libre circulation dans les cours et corridors de la maison sont défendus. Les enfants des aveugles ne doivent pas troubler la tranquillité de la maison; il est défendu de jeter ou de tirer des fusées, d'allumer des feux dans aucune partie de l'enclos. Nul pensionnaire ne pourra découcher sans la permission du directeur, ni accorder l'hospitalité à quelque personne que ce soit sans avoir obtenu une permission.

Toute rixe, violence ou voie de fait, tout bruit susceptible de troubler le repos des habitants de la maison, toute dégradation devront être dénoncées au directeur et suivies de l'application de peine de police intérieure sans préjudice des actions civiles ou correctionnelles qui peuvent résulter de ces faits.

Le concierge ne doit laisser entrer dans l'établissement aucun aveugle étranger ni y laisser circuler aucun marchand forain.

Les aveugles ne pourront donner chez eux à boire ou à manger, ni faire la lessive dans les corridors, cellules ou cabinets. Quant à leur consommation, ils peuvent se pourvoir au dehors ou dans les deux cantines intérieures qui sont seules autorisées, et, quant aux lessivages et savonnages, ils peuvent confier leur linge au dehors à des blanchisseuses de leur choix, ou s'adresser aux blanchisseuses locataires de la buanderie, ou faire eux-mêmes leur savonnage dans les locaux qui dépendent de la buanderie intérieure de l'hospice. Les deux cantines autorisées dans l'enceinte de l'hospice tiennent des boissons en flacons bouchés et des aliments en rations préparés. Ils ne doivent pas permettre à aucun des habitants de la maison de s'asseoir ou à tenir table dans l'intérieur de leurs cantines.

Les contraventions sont punies par des retenues sur les traitements; ces retenues varient de 0 fr. 50 cent. et au delà. Dans des cas graves et après des observations réitérées, les récidivistes peuvent être expulsés de la maison.

Un double du règlement et lecture est faite à l'aveugle au moment de l'admission à l'hospice, et l'aveugle doit remettre à la direction une déclaration authentique passée devant le maire de l'arrondissement où est situé l'hospice, en présence de deux témoins sachant signer, portant que la lecture lui a été faite de ce règlement et qu'il promet de s'y soumettre.

Service médical de l'hospice

Avec une population de près de 800 âmes qui peuple l'hospice des Quinze-Vingts, ainsi que le personnel servant de la clinique et de l'hospice et ses employés inférieurs, il est facile de concevoir que les cas des maladies accidentelles s'y trouvent encore parfois assez fréquents. A cet effet, le service médical est assuré par l'infatigable Dr Bonnefoy, médecin en chef, dont le dévouement et le zèle envers ses malades ne sont plus à faire. L'hospice des Quinze-Vingts peut être fier de ce praticien distingué, dont la vaste érudition est un trésor pour les malades. Il est le type du clinicien modeste et consciencieux. Il est secondé par les Drs Binet et Bérard et un chirurgien consultant, le Dr Petit-Vendol.

Le service médical comprend une consultation externe et l'infirmerie. La consultation externe est donnée par le médecin consultant ou par un de ses adjoints, le matin.

Sur la demande du Dr Bonnefoy et avec le consentement de M. Péphau, depuis quelques mois les pensionnaires de l'hospice ainsi que le personnel servant trouvent les soins concernant les maladies des oreilles, du nez et du larynx et dont le service est assuré par moi, le lundi et le vendredi matin, à partir de 9 heures.

Les affections qu'on y rencontre sont tantôt aiguës, tantôt chroniques. En ce qui concerne les affections aiguës du personnel servant attaché à l'hospice ou à la clinique, le malade est soigné chez lui. Toute affection contagieuse est envoyée dans un hôpital de Paris appartenant à l'administration générale de l'assistance publique.

Toute affection chirurgicale est, sur la demande faite par les médecins de l'hospice, traitée par le Dr Petit-Vendol; ces interventions chirurgicales sont encore assez variées.

L'infirmerie

L'ébauche d'une infirmerie se trouve dès 1340. C'était à la Frémerie, comme on l'appelait jadis, quoique généralement les malades étaient soignés dans leurs chambres.

Ce n'est que vers 1532 que les malades sont transportés à l'infirmerie.

Les frais de médecin étaient supportés par la communauté, qui passait traité avec « un barbier et sirurgien pour panser les malades de céans, faire les barbes, saignées et médicaments aux aveugles et frères de céans ». Les détails suivants nous fixent sur les honoraires de l'époque.

M. Julien Dumoulin touchait 12 livres en 1521; en 1532, 5 livres tournoises (1) pour ses gages d'un an et

(1) La livre tournois = 89.86.
  —   parisis = 112.33.

demi, et, en 1541 pour un an 4 livres, environ 360 francs de nos jours.

Le chirurgien recevait parfois des honoraires pour chaque opération : ainsi une saignée coûtait 12 deniers tournois, mais le prix d'une consultation entre deux praticiens était beaucoup plus élevé et montait à 20 sols 8 deniers tournois.

La maison prenait également à sa charge le salaire de la sage-femme quand la femme mise à point ne pouvait pas la payer.

Dans l'installation de l'infirmerie d'autrefois, on trouve des couchettes en bois garnies de paille souvent renouvelées, des traversins et des oreillers avec des draps en toile de chanvre. Les dessus de lits étaient protégés par des ciels garnis de rideaux. Les objets de toilette au strict nécessaire, mais la cuisine fort complète. Le personnel soignant était très difficile à recruter. Si on voulait s'adresser à une Sœur de l'hospice, c'était avec des moyens les plus violents qu'on y avait recours. Il fallait la réduire à la famine ou autre privation afin de pouvoir compter sur ses services. Si on avait recours à une étrangère, on lui accordait le privilège de la fraternité. Le salaire de l'infirmière au XVIᵉ siècle était de 3 sols 4 deniers par semaine.

Combien loin sommes-nous de ce temps en nous trouvant aujourd'hui en présence d'un personnel admirablement stylé et dévoué

L'infirmerie de nos jours est desservie par quatre Sœurs de l'ordre de Saint-Vincent-de-Paul, secondées par des infirmiers et des infirmières.

La pharmacie de l'infirmerie est alimentée par une pharmacie de dehors. La distribution et la préparation des remèdes usuels est confiée à l'une des Sœurs.

Le régime alimentaire est fixé selon le règlement général et subordonné aux cas qui se présentent et comprend cinq portions.

L'infirmerie de l'hospice se trouve située dans la cour de la clinique et comprend 20 lits en fer entourés de rideaux blancs, comme dans les hôpitaux. L'admissibilité des·malades est en moyenne de 5 par jour.

Tout aveugle ou son conjoint admis à l'infirmerie de l'hospice subit une retenue de 1 fr. 65. Cette retenue est faite sur leur allocation journalière. Les affections qu'on rencontre sont : grippes, asthmes suffocants, bronchites, hypertrophie du cœur, artério-sclérose.

Dans une période décennale, 1899-1900, on rencontre la moyenne de décès de quinze à vingt. Aucune des maladies qui ont enlevé ces aveugles ne saurait être attribuée à l'agglomération de la population. Ce sont des maladies qui affectent généralement les vieillards : apoplexies, cardiaques, asthmes suffocants, congestions cérébrales, cancers, paralysies, ramollissements cérébraux, etc., etc. Ces données sont assez éloquentes pour montrer que la salubrité de la maison est parfaite grâce aux vastes cours et jardins de l'établissement, aux chambres spacieuses et bien aérées occupées par les aveugles, avec soins hygiéniques dont ils sont l'objet.

BIBLIOGRAPHIES par ordre alphabétique ayant contribué à l'amélioration du sort des aveugles

GUADET, 1846. — *L'Institut des Jeunes Aveugles : son histoire et ses procédés d'enseignement.*

GUADET, 1846. — *Les Aveugles musiciens.*

DUFAU, 1850. — *Des Aveugles. Considération sur leur état physique, moral et intellectuel.*

DUFAU, 1851. — *Souvenir d'un Aveugle-né.*

L'ABBÉ PROMPSAULT, 1851. — *Notes et documents sur les Quinze-Vingts.*

1866. — *Maison Impériale des Quinze-Vingts dans la monographie des Établissements généraux de Bienfaisance.*

Dr DESRUELLES, 1879. — *Essai sur l'amélioration du sort des Aveugles.* Paris.

Dr APPIA, 1879. — *De la Corrélation physiologique entre les cinq sens et leurs rapports avec les mouvements volontaires. Application à l'étude de l'Éducation des Jeunes Aveugles.*

L'ABBÉ GRIDEL, 1879. — *Mémoire sur l'Institution et l'Éducation des Jeunes Aveugles.*

PÉPHAU, 1882. — *Relation de la Cérémonie du 9 mai 1880, à l'occasion de la pose de la première pierre de la Clinique nationale des Quinze-Vingts. Discours sur l'aliénation de l'ancien enclos.*

1882. — *Société nationale d'assistance pour les Aveugles. Première assemblée tenue à l'Hospice des Quinze-Vingts.*

MAURICE DE LA SIZERANNE, 1885. — *Les Aveugles utiles.*

MAURICE DE LA SIZERANNE, 1885. — *J. Guadet et les Aveugles.*

1885-1886. — *Compte-rendu des distributions de prix à l'École Braille.*

LE GRAND LÉON, 1887. — *Les Quinze-Vingts depuis leur fondation jusqu'à leur translation au faubourg Saint-Antoine.*

1887. — *Compte-rendu des opérations pratiquées à la Clinique nationale.*

Maurice de la Sizeranne, 1889. — *Les Aveugles par un Aveugle.*

Maurice de la Sizeranne, 1889. — *Dix ans d'études et de propagande en faveur des Aveugles.*

Barbier-Durozier, 1889. *Les Aveugles et les Langues vivantes.*

Kilian, 1891. — *La Question des Aveugles.*

1893. — *Compte-rendu de l'Inauguration officielle du Pavillon d'isolement.*

1893. — *Compte-rendu de l'Assemblée générale de la Société d'Assistance pour les Aveugles.*

1893. — *Bulletin de la Clinique des Quinze-Vingts.*

Welchinger, 1893. — *L'Aveugle,* conférence.

Vicomte Broc, 1894. — *Les Aveugles célèbres.*

Péphau, 1898. — *Monographie de l'École Braille.*

1899. — *L'Assistance des aveugles,* monde moderne.

Péphau, 1901. — *Monographie de la Clinique.*

TABLE DES MATIÈRES

TROISIÈME PARTIE

HOSPICE DES QUINZE-VINGTS MODERNE

BAR-SUR-AUBE, IMP. A. LEBOIS.